スペシャルニーズのある人へ
ライフステージを考えた口腔ケア

一般社団法人　日本口腔ケア学会 編

編集代表　玄　景華

一般財団法人　口腔保健協会

刊行にあたって

　最近の研究により，口腔ケアには国民の健康の維持増進，感染症の予防に有用であるだけでなく，治療における各種合併症の症状の軽減，さらには治療効果の増進の役割も果たしていることが明らかになりました．しかし，いまだに国民も医療者も十分に口腔ケアの効果について理解しているとはいい難く，また，口腔ケアの方法についても毎月のように新たな報告がされ，急速に発展しています．

　一般社団法人 日本口腔ケア学会は医師，歯科医師，薬剤師，言語聴覚士，看護師，歯科衛生士等，多職種の専門家7,000名で構成されるわが国唯一の口腔ケアの学術団体で，これまでに多くの学術図書の編纂を行ってまいりました．

　口腔ケアは多くの場面できめ細やかな対応が必要となりますが，その最重要分野のひとつが，障害のある人びとへの口腔ケアであると考えています．この分野の質の向上をはかるため，本書は一般社団法人 日本口腔ケア学会の学術委員会において，計画立案を手がけ，学会が総力をあげて制作にあたりました．また，障害のある人の口腔ケアに関わりのある一般社団法人 日本障害者歯科学会所属の多くの研究者にもご助力を賜り，わが国のこの分野の最前線で活躍されている先生方にご執筆をお願いいたしました．

　本書「スペシャルニーズのある人へ ライフステージを考えた口腔ケア」が，障害のある人びとの口腔ケアの質の向上の一助となることを願っています．

　本書を制作するにあたり，（一財）口腔保健協会藤沼　聡氏，上原美和子氏ならびにご助力いただきました方々に深く感謝申し上げます．

　平成30年3月

一般社団法人 日本口腔ケア学会
理事長　鈴　木　俊　夫
副理事長・学術委員長　夏　目　長　門
本書編集代表・評議員・学術委員　玄　　　景　華

目 次

Ⅰ 本書の目的 　　　　　　　　　　　　　　　　　　　　　　　　　　　玄　景華　1
1. はじめに／1　　2. スペシャルニーズのある人の口腔ケア／1
3. ライフステージを考えた口腔ケア／2　　4. 口腔機能と摂食嚥下リハビリテーション／2
5. 最後に／3

Ⅱ スペシャルニーズのある人のライフステージ 　　　　　　　　　　　　玄　景華　4
1. スペシャルニーズのある人とは／4
2. 障害者歯科とスペシャルニーズデンティストリー／8
3. ライフステージを考える／11　　4. スペシャルニーズのある人に関わる倫理／12

Ⅲ ライフステージに応じた口腔ケアの考え方 　　　　　　　　　　　　　玄　景華　16
1. 口腔ケアとは／16　　2. スペシャルニーズのある人の口腔ケアの問題点／16
3. 口腔健康管理／17　　4. 口腔健康支援／18
5. 医療保険と介護保険における口腔ケア／20　　6. 口腔ケアに関わる安全の確保／22
7. 口腔ケアに関わる質の担保／24

Ⅳ スペシャルニーズのある人への口腔ケア 　　　　　　　　　　　　　岩沼智美　25
1. 口腔健康管理の現状と口腔ケアの重要性／25　　2. 口腔ケアの実際／25

Ⅴ ライフステージ別の口腔ケア 　　　　　　　　　　　　　　　　　　　　　　　37

1 出生後から乳児期までの口腔ケア ……………………………… 加藤光剛　37
1. 乳児期の1年間／37　　2. 無歯期の口腔ケア（衛生的口腔ケア）／37
3. 乳前歯萌出期の口腔ケア（衛生的口腔ケア）／38　　4. 保護者に対する抱き方指導／38
5. 哺乳指導・訓練／39　　6. 指しゃぶりを促す／40
7. 物しゃぶりへの発達（マウシング）／40　　8. 離乳食準備の指導／41
9. 離乳食の進め方／41

2 幼児期における口腔ケア ………………………………………… 溝口理知子　42
1. 口腔ケアの重要性／42　　2. 乳歯萌出時期の口腔ケア／42
3. おやつの与え方／43　　4. 歯磨剤とフッ化物歯面塗布／44
5. 口腔ケアの実際／44

3 学童期における口腔ケア ・・・・・・・・・・・・・・・・・・・・・・・・・・・・・・・・・・・・ 江草正彦　47
1. 知的能力障害（知的障害・精神遅滞）児への歯科保健指導と口腔ケア／47
2. 自閉スペクトラム症（自閉スペクトラム障害）児への歯科保健指導と口腔ケア／48
3. 肢体不自由児への歯科保健指導と口腔ケア／48
4. 重症心身障害児・病弱児への歯科保健指導と口腔ケア／49

4 成人期における口腔ケア ・・・・・・・・・・・・・・・・・・・・・・・・・・・・・・・・・・・・ 長田　豊　52
1. 歯科疾患の特徴と全身疾患（障害）の発症／52　2. 年代別歯科疾患と対応／52
3. 環境と歯科疾患の実態／53　4. 口腔ケアの困難性と重要性／56

5 高齢期における口腔ケア ・・・・・・・・・・・・・・・・・・・・・・・・・・・・・・・・・・・・ 平塚正雄　57
1. 高齢者の人口推移と超高齢化社会の課題／57　2. 高齢者の特徴／59
3. 高齢者の口腔の特徴と口腔ケア時の配慮／60

6 ターミナル期における口腔ケア ・・・・・・・・・・・・・・・・・・・・・・・・・・・・・・ 永田千里　64
1. ターミナル期とは／64　2. ターミナル期の特徴／65　3. 口腔ケア時の注意点／67
4. 口腔ケア時の配慮／69

VI 在宅・学校・病院・施設等におけるライフステージに合わせた口腔ケア（多職種連携）　71

1 在宅環境 ・・・ 栗木みゆき　71
1. 在宅の現状／71　2. 在宅訪問歯科の重要性／72
3. 在宅での口腔ケアの利点と欠点／72　4. 在宅での口腔ケアのシステムと流れ／73
5. 在宅環境での口腔ケアを円滑に進めるために／77

2 学校環境 ・・・ 岡崎好秀，江草正彦　78
1. 障害特性別と伝え方／78　2. 児童や教職員に理解しやすい伝え方／78
3. 歯垢の付着状態をコップのなかの水に投影する／80　4. 歯ブラシの保持方法と発達／81
5. 学校歯科医の業務／83
6. 特別支援学校の学校歯科健康診断およびその事後措置等の保健業務について／83

3 病院環境 ・・・ 樂木正実　85
1. 口腔ケアの体制／85　2. 口腔ケアに関与する看護師の役割と中心となる組織／85
3. 口腔ケアについての教育・研修システム／86　4. 看護師による口腔ケア／87
5. 口腔ケアに関わる歯科の役割／88　6. 言語聴覚士による口腔ケア／89
7. 作業療法士による訓練／89

4 施設環境 ・・・ 高原　牧　90
1. 短期入所施設における口腔ケア／90
2. 就労支援施設における口腔ケア／90　3. 入所施設における口腔ケア／92
4. 共同生活援助における口腔ケア／94　5. 最後に／94

5 福祉との連携 ･･ 安藤千晶　95
　　1．多職種連携とは／95　　2．事例を通してライフステージを考える／95　　3．まとめ／100

VII　疾病・障害別のライフステージに応じた口腔ケア　101

1 知的能力障害（知的発達症／知的発達障害，精神遅滞）･･････････ 寺田ハルカ　101
　　1．知的能力障害とは／101　　2．本症の特徴／101
　　3．ライフステージに応じた口腔ケア時の注意点および配慮／104

2 Down症候群 ･･･ 小松知子　111
　　1．Down症候群とは／111　　2．本症の特徴／111　　3．口腔ケア時の注意点／112
　　4．口腔ケア時の対応／115

3 自閉スペクトラム症 ･･････････････････････････････････････ 松井かおる　118
　　1．自閉スペクトラム症（自閉症スペクトラム障害）とは／118
　　2．特性に応じた口腔ケア指導／118　　3．困難状況への対処法および注意点／119
　　4．口腔ケア時の配慮／122

4 脳性麻痺 ･･ 中村全宏　124
　　1．脳性麻痺とは／124　　2．ライフステージごとの状態と対応／126
　　3．口腔ケアの重要性と困難性／127　　4．まとめ／131

5 てんかん ･･ 安田順一　132
　　1．てんかんとは／132　　2．本症の特徴／133　　3．口腔ケア時の注意点／134
　　4．ライフステージによる課題／136

6 視覚・聴覚障害 ･･ 村上旬平　138
　　1．視覚・聴覚障害とは／138　　2．本障害の特徴／139
　　3．口腔ケア時の注意点／140　　4．口腔ケア時の配慮／141

7 筋ジストロフィー ･･ 森主宜延　143
　　1．筋ジストロフィー（Muscular dystrophy）とは／143
　　2．口腔領域の特徴と歯科疾患との関係／143　　3．口腔ケアの実際と配慮／148
　　4．まとめ／150

8 脊髄損傷 ･･････････････････････････････････････ 二宮静香，平塚正雄　153
　　1．脊髄損傷とは／153　　2．本症の症状／153　　3．口腔の特徴／156
　　4．口腔ケア時の注意点／156

9 関節リウマチ ･･ 平塚正雄　159
　　1．関節リウマチとは／159　　2．本症の特徴／159　　3．口腔の特徴／162
　　4．口腔ケア時の注意点と配慮／164

10 パーキンソン病 ･････････ 鈴木大路, 服部直樹, 鈴木俊夫, 鈴木 聡　166
　1. パーキンソン病とは／166　　2. 本症の特徴／166　　3. パーキンソン症候群／170
　4. 口腔ケアのワンポイント／170

11 脊髄小脳変性症 ･････････ 鈴木大路, 服部直樹, 鈴木俊夫, 鈴木 聡　171
　1. 脊髄小脳変性症とは／171　　2. 本症の特徴／172　　3. 口腔ケアのワンポイント／175

12 筋萎縮性側索硬化症 ･･･ 柴田享子　176
　1. 筋萎縮性側索硬化症（ALS：Amyotrophic lateral sclerosis）とは／176
　2. 本症の特徴／176　　3. 口腔ケア時の注意点／177　　4. 口腔ケアの方法／178
　5. 口腔ケア時の配慮／182

13 統合失調症 ･･･････････････････････････････････････ 福本 裕, 中村廣一　183
　1. 統合失調症とは／183　　2. 口腔の特徴／183　　3. 口腔ケアの問題点と対応／184
　4. 非定型抗精神病薬の口腔ケアへの影響／185　　5. 口腔ケアの実際／186
　6. 終わりに／186

14 うつ病 ･･･ 福本 裕, 中村廣一　188
　1. うつ病とは／188　　2. 口腔の特徴／188　　3. 口腔ケアの問題点と対応／189

15 内部障害 ･･･ 玄 景華　192
　1. 内部障害とは／192　　2. 分類と定義／192
　3. 実態と対応／196　　4. 内部障害に関わる医療費制度／198
　5. 内部障害に対する福祉サービス／199　　6. 内部障害児・者のライフステージと予後／199
　7. 内部障害別の口腔ケア／199

16 難　病 ･･･ 玄 景華　217
　1. 難病とは／217　　2. 歴史／217　　3. 難病法による医療費助成／217
　4. 小児慢性特定疾病対策／219　　5. 障害者総合支援法による難病対策／220
　6. 難病患者の生活環境とライフステージ／221　　7. 難病患者の口腔ケア／222

17 重症心身障害児・者 ･･･ 松井かおる　223
　1. 重症心身障害とは／223　　2. 全身状態についての情報収集／223
　3. 問題の明確化／225　　4. 口腔ケアの実施／226
　5. 困難状況への対処法および注意点／226　　6. 口腔ケア時の配慮／226

18 気管切開児・者 ･･･ 加藤 篤　230
　1. 気管切開とは／230　　2. 適応／230　　3. 気管カニューレの種類／230
　4. 合併症／231　　5. 口腔の特徴／232　　6. 口腔ケアの手順と注意点／233
　7. 摂食嚥下障害／234

19 病弱児・者 ･･･ 加藤 篤　236
　1. 病弱とは／236　　2. 病弱児・者数の推移／236　　3. 口腔の特徴／237
　4. 対象疾患と口腔ケア時の注意点／238　　5. 多職種連携の重要性／240

20 医療的ケアを必要とする児・者 ･････････････････････････････ 玄　景華　242
　1. 医療的ケアとは／242　　2. 経緯と実態／242
　3. 法律上の問題点／247　　4. 医療的ケアの対象となる児・者／251
　5. 医療的ケア児・者のライフステージ／251　　6. 医療的ケアの内容／254
　7. 口腔環境とその問題点／262　　8. 口腔ケアと注意点／263
　9. ライフステージに応じた口腔ケア／266

21 口唇口蓋裂 ･････････････････････････････ 夏目長門，井村英人，佐久間千里　269
　1. 口唇口蓋裂とは／269　　2. 本症の特徴／269　　3. 口腔ケア時の留意点／274

＜付表＞身体障害者障害程度等級表 ･･･280
索　　引 ･･･282
執筆者一覧 ･･･292

I 本書の目的

1. はじめに

　一般社団法人 口腔ケア学会から「スペシャルニーズのある人へ ライフステージを考えた口腔ケア」というタイトルの書籍を上梓することになった．「口腔ケア」の冠がついた学会からの出版であり，スペシャルニーズのある人を対象とした口腔ケアに特化した専門書は初めてである．現在，高齢者や要介護者への口腔ケアや摂食嚥下リハビリテーションに関わる出版物は多い．一方で知的能力障害，自閉スペクトラム症，脳性麻痺などの従来からの障害児・者を含めて日常生活上のさまざまなスペシャルニーズのある人を対象にした口腔ケアの書籍は少ない．本書は医療，保健，介護，福祉および教育の幅広い領域から口腔ケアを概説した．そのため本書の36項目にわたる分担執筆者は32名にのぼり，歯科医師および医師（22名）のみならず，歯科衛生士（9名）や社会福祉士（1名）など多岐にわたっている．また執筆者の所属も大学関係が6か所，口腔保健センターや病院歯科関係が13か所，一般歯科診療所が3か所，その他が3か所などの構成からなり，幅広く現場で精力的に取り組んでいる口腔ケアの専門家にご執筆いただいたのも特徴である．一般社団法人 日本口腔ケア学会会員のみならず，一般歯科医師，歯科衛生士，医師，看護師，介護職，教員などの幅広い読者層にお読みいただければ幸いである．

2. スペシャルニーズのある人の口腔ケア

　以前から障害者歯科（Disability and oral health）は，知的能力障害，自閉スペクトラム症，脳性麻痺などのセルフケアが困難な障害のある人たちへの歯科医療を担っていた．そのなかで歯科保健については「口腔ケア」という用語が普及する以前から，さまざまな歯磨き介助を含めて独自に歯科衛生に対する取り組みを行っていた．一方で「障害」というマイナスイメージの概念から，「スペシャルニーズ」という日常生活のしづらさへの支援という概念に変わりつつある．そのために従来の「障害者歯科」は，「スペシャルニーズデンティストリー（Special needs dentistry）」へと発展しつつある．

　本書のⅡ「スペシャルニーズのある人のライフステージ」では，前述の障害とスペシャルニーズの考え方やその違いなどを概説した．特に障害者の日常生活障害は広い意味でのスペシャルニーズであり，障害者の生活を支援する観点からもさまざまな法律や福祉制度などを詳細に概説した．

　本書のⅢ「ライフステージに応じた口腔ケアの考え方」では，口腔ケアの定義に言

及しながらスペシャルニーズのある人への口腔ケアの考え方についても概説した．医療者側からみた「口腔健康管理」と，生活者側からみた「口腔健康支援」の両者の口腔ケアの考え方を解説した．スペシャルニーズのある人への口腔ケアの考え方としては，歯科医師および歯科衛生士が医療者の立場を維持しながらも，生活支援者としての関わり方が重要である．

　本書のⅣ「スペシャルニーズのある人への口腔ケア」は，日常的口腔ケアや専門的口腔ケアを中心に総論的に概説した．最初に本章から通読すると，スペシャルニーズのある人への口腔ケアの全体像が把握しやすい．

3．ライフステージを考えた口腔ケア

　スペシャルニーズのある人へのライフステージに関する記載は，本書の大きな特徴のひとつでもある．それぞれの疾患や障害もライフステージに応じて，その問題点や対応が異なってくる．本書のⅤ「ライフステージ別の口腔ケア」では，出生後からターミナル期までの年齢によるライフステージを記載しており，全体の流れのなかで口腔ケアのあり方が理解しやすい．本書のⅥ「在宅・学校・病院・施設等におけるライフステージに合わせた口腔ケア（多職種連携）」では，生活環境によるライフステージを概説した．疾患や障害のライフステージだけではなく，生活支援の視点から年齢によるライフステージとともに生活環境の違いがあっても途切れのない（シームレスな）支援を実践していくための理解の一助となる．

　本書のⅦ「疾病・障害別のライフステージに応じた口腔ケア」では，21項目にわたる個別の疾患や障害などについて各論的に概説した．知的能力障害，Down症候群，自閉スペクトラム症，脳性麻痺などの代表的な障害について関心のある項目から通読してください．そのほかに身体障害者福祉法に規定されている内部障害，障害者総合福祉法の難病や医療的ケア児・者，最近急増している重症心身障害児・者，病弱児・者に対する口腔ケアについても詳細を記述した．福祉や生活面からさまざまな制度の理解が重要であり，医療，保健，福祉，介護などの連携をわかりやすく記載した．なお本書では「脳血管障害後遺症」と「認知症」についてはふれなかった．スペシャルニーズの範疇に入るが，すでに両者とも優れた成書が発刊されている．

4．口腔機能と摂食嚥下リハビリテーション

　スペシャルニーズのある人の口腔ケアでは，器質的口腔ケアを中心に歯科疾患の予防やその重症化予防が大切である．一方で口腔機能は呼吸，摂食嚥下，言語などの生命維持に重要な機能であり，口腔機能の獲得，維持，向上でそれぞれ異なる時期に問題点が生じる．

　口腔機能低下は加齢に伴うサルコペニアや全身機能の低下などと相関しており，これは障害児・者も同じ状況である．また重症の障害などにより口腔機能獲得不全があ

れば，呼吸管理や経管栄養管理などが必要になる．そのため口腔ケアを通じて口腔機能の評価を行いながら，可能な限り摂食嚥下リハビリテーションの導入を検討する．これは本書から「口のなかから摂食嚥下リハビリテーションを！」の実現に向けて参考になると考える．

5. 最後に

スペシャルニーズのある人への口腔ケアに関するEBM（Evidence based medicine：根拠に基づく医療）はまだまだ十分ではなく，今後の大きな課題である．口腔ケアを行うにあたって，このEBMによるサイエンスの根拠は少ないが，NBM（Narrative-based medicine：物語に基づいた医療）によるアートとしての口腔ケアの実践が重要である．医療関係者はスペシャルニーズのある人の病気や障害の背景や人間関係を理解し，その人の抱えている問題に対して全人的（身体的，精神・心理的，社会的）にアプローチしていくことが求められる．

スペシャルニーズのある人への口腔ケアは，「いのち」を育み支える大切なケアのひとつであると考える．「いのち」を守る口腔ケアには，感染予防や免疫力向上の役割がある．また「いのち」を育てる口腔ケアには食べる力などの摂食嚥下力の獲得もある．そして「いのち」を支える口腔ケアには摂食嚥下機能を維持しながら，障害者や高齢者の生命予後やQOLを改善する重要な役割がある．このようにスペシャルニーズのある人への口腔ケアの実践を通じて，多くの人々の喜びを感じ取っていただけると幸いである．

最後に本書の出版にあたり，（一財）口腔保健協会 藤沼 聡氏，上原美和子氏に厚く感謝申し上げる．（一社）口腔ケア学会での出版企画が決定されてから本書が上梓されるまでには，粘り強いご支援とご助言を頂かなければ発刊できなかったことを申し添える．

　　　　　玄　景華（朝日大学歯学部口腔病態医療学講座障害者歯科学分野，歯科医師）

II スペシャルニーズのある人の ライフステージ

1. スペシャルニーズのある人とは

1）スペシャルニーズとは

　医療や福祉の領域では，障害のある人やその家族からさまざまな要望（ディマンズ：demands）が出される．その顕在化したディマンズへの対応は基本的な事柄であるが，障害のある人に特有な潜在化している問題点（ニーズ：needs）を見つけ出し，それを解決することが求められる．

　ニーズとは，ディマンズを生じさせている背景因子について，専門的視点から観察，分析することで明らかになってくる問題点のことである．障害や病気のある人に対して歯科保健や治療を行うときに，特に配慮を必要とするニーズ（スペシャルニーズ）への対応が重要である．スペシャルニーズに対応できれば，障害や病気のある人がもっている潜在的能力も引き出されてリハビリテーションの効果も促進する．特に安全で適切な歯科診療が行えるよう心身の状態を調整するための行動調整に対してスペシャルニーズの把握と分析，その対応が重要である．小児や高齢者を含めてこのように障害や病気があって，スペシャルニーズに対する配慮や対応が必要とする人を「スペシャルニーズのある人」といい，「障害のある人」よりその対象範囲が広い（**図1**）[1]．

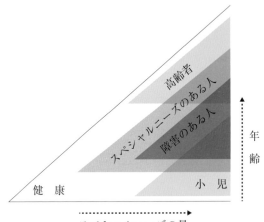

（森崎市治郎：歯科医療におけるスペシャルニーズ，スペシャルニーズデンティストリー障害者歯科（日本障害者歯科学会編），第2版，p.2，医歯薬出版，東京，2017より）

図1 スペシャルニーズのある人（酒井信明：日歯麻誌，5：1977．を改変して作成）

2）国際障害分類から国際生活機能分類へ
(1) 国際障害分類（International Classification of Impairment, Disability and Handicap；ICIDH）（**図2**）[2]

国際連合総会決議における障害者の権利宣言（1975年12月9日）で，「障害者」とは「先天的か否かにかかわらず，身体的または精神的能力の不全のために，通常の個人または社会生活に必要なことが自分自身では完全にまたは部分的にできない人」と定義された．世界保健機構（WHO）は，国際障害者年に先駆けて1980年に障害のある人の問題として，国際障害分類を提唱した．ICIDHにおける障害は，機能・形態の異常（Impairment），能力不全（Disability）と社会的不利（Handicap）の3つのレベルとした．社会的不利は個人に関する問題ではなく，個人が属する社会が対応すべき問題であると考え，それ以降は障害のある個人に対しては「スペシャルニーズのある人（Person with disabilities, special needs person）」と表現されるようになった．

(2) 国際生活機能分類（International Classification of Functioning, Disability and Health：ICF）（**図3**）[2]

前述のICIDHの障害の概念は，心身の疾病や変調の後遺症であるというマイナスイメージや，障害が固定したものではなく変化するものであることがわかりにくい，

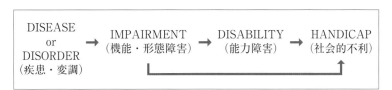

図2　ICIDH：WHO国際障害分類（1980）の障害構造モデル

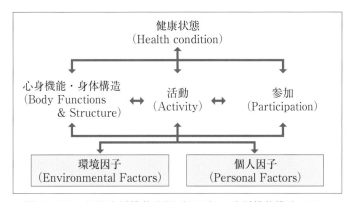

図3　ICF：国際生活機能分類（2001）の生活機能構造モデル

障害の程度はその人の社会環境によって変化することが反映されにくいなどの欠点があった．そのために2001年のWHO総会で新しく国際生活機能分類が採択された．

この分類では，人が生きている姿の全体を「生活機能」として捉え，障害は個人だけに付帯する問題ではなく，個人と社会との関係のなかで考えるべき問題とした．ICIDHの生物（生命）レベル，個人（生活）レベル，社会レベルに対応して，それぞれ「心身機能・身体構造」，「活動」，「参加」の3つの要素で説明した．このICFでは，病気や障害だけでなく，妊娠や老化などの生理的変化も健康状態に影響を及ぼし，心身機能・身体構造から活動および参加までの生活機能の全体にわたって変化を生じさせることも説明できる．現在はこのICFモデルを使って，さまざまなリハビリテーションや生活上の対応に応用されている．

3）障害者の定義とスペシャルニーズのある人

(1) 障害者基本法による障害者

日本では障害者の定義は障害者基本法（平成25年6月改正）のなかに規定されている．それによると障害者は，「身体障害，知的障害，精神障害（発達障害を含む）その他の心身の機能の障害がある者であって，障害および社会的障壁により継続的に日常生活または社会生活に相当な制限を受ける状態にある者」をいう．さらに社会的障壁として，「障害がある者にとって日常生活または社会生活を営む上で障壁となるような社会における事物，制度，慣行，観念その他の一切のもの」とした．さらに「何人も，障害者に対して，障害を理由として，差別することその他の権利利益を侵害する行為をしてはならない」ことが改正し追加された．そのため従来であれば障害者に含まれないような「性同一性障害」なども同法の対象となった．これは障害者の捉え方が，心身の機能的損傷という「医学モデル」から，社会的障壁から障害状態の判断をする「社会モデル」に大きく転換した．

(2) 身体障害者福祉法による障害者

この法律における「身体障害者」とは，付表（p.280）の身体上の障害がある18歳以上の者であって，都道府県知事から身体障害者手帳の交付を受けたものをいう．

(3) 知的障害者福祉法による障害者

この法律による知的障害者の定義規定はない．いわゆる「身体障害者手帳」のような手帳所持のための明文化された法律上の規定はない．そのために知的障害のための「療育手帳」制度があり，児童相談所または知的障害者更生相談所において知的障害であると判定された者に対して手帳が交付される．この療育手帳制度は法律に基づく根拠はなく，国通知による「療育手帳制度要綱」にて各県ごとに実施を図るように指導されている．そのため手帳には「愛の手帳」や「緑の手帳」といった別名の併記もある．

(4) 精神保健及び精神障害者福祉に関する法律（精神保健福祉法）による障害者

この法律による「精神障害者」とは，「統合失調症，精神作用物質による急性中毒又はその依存症，知的障害，精神病質（反社会的人格の一種）その他の精神疾患を有する者」をいう．精神保健福祉法での知的障害は精神障害とされるが，知的障害と精神障害が重複する場合の具体的な支援についてはそれぞれ分けて対応する．

(5) 児童福祉法による障害児

この法律での「障害児」とは，「身体に障害のある児童，知的障害のある児童，精神に障害のある児童（発達障害者支援法に規定する発達障害児を含む）又は治療方法が確立していない疾患その他の特殊の疾病であって，障害者の日常生活および社会生活を総合的に支援するための法律（障害者総合支援法）の政令で定めるものによる障害の程度が厚生労働大臣が定める程度である児童」をいう．なお2016（平成28）年5月に急増する児童虐待への対応を強化するための法改正が行われた．

(6) 障害者総合支援法（障害者の日常生活および社会生活を総合的に支援するための法律）による障害者

この法律による「障害者」とは，「身体障害者福祉法に規定する身体障害者，知的障害者福祉法にいう知的障害者のうち18歳以上である者および精神保健福祉法に規定する精神障害者のうち18歳以上である者をいう．さらに治療方法が確立していない疾病その他の特殊な疾病であって政令に定めるものによる障害の程度が厚生労働大臣が定める程度である者であり，18歳以上である者」をいう．本法は2013（平成25）年に施行された．同法の前身である障害者自立支援法の施行（2006（平成18）年）により，従来の障害種別（身体障害・知的障害・精神障害）に関わらず，必要なサービスを利用しやすくするために，身近な市町村が責任をもって一元的に障害福祉サービスを提供するシステムに再編された．またサービスの必要性を検討するために6段階の「障害程度区分」の審査・判定を行う「審査会」が各市町村に設置された．本法では障害の内容は同質・一様ではないために，「障害程度区分」は「障害支援区分」に改正された．

(7) 発達障害者支援法

この法律による「発達障害」とは，「自閉症，アスペルガー症候群その他の広汎性発達障害，学習障害，注意欠陥多動性障害その他これに類する脳機能の障害があって，その症状が通常低年齢において発症するものとして政令で定めるもの」をいう．本法は2005（平成17）年4月に施行され，最近は2016（平成28）年5月に改正された．

(8) スペシャルニーズのある人の対象

日本における障害者は前述のようにさまざまな障害者福祉法のなかで規定されている．特に障害者基本法にあげられている「障害者」が中核となるが，法律の谷間で規定されていない障害や疾病のある人や障害の程度が軽度の場合に障害が認定されないなどの実態もある．さらに障害者手帳の交付のために所管の申請手続きなどが必要な

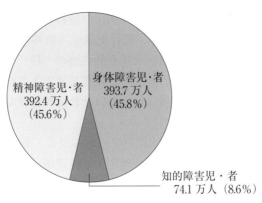

(平成28年版障害者白書，参考資料：障害者の状況より作成)
図4 日本における障害のある人の状況

際，その環境にない場合には障害者福祉サービスが受けられない状況も生じる．このような環境下にあって「生活しづらさ」や「困り感」のある人たちにも，さまざまなスペシャルニーズがあり，これらの人たちも含めて「スペシャルニーズのある人」としての対応が求められる．そのことを念頭におきながら，口腔ケアを含めた口腔保健や歯科治療の実施が重要である．

(9) 日本における障害者の実態

日本における障害のある人の状況を**図4**に示す[3]．身体障害者手帳所持者数は年々増加傾向にあり，なかでも「内部障害」の増加率が高い．それには少子・高齢社会の進行による影響が大きい．療育手帳所持の在宅の知的障害者数は2011（平成23）年に約62万人で，施設入所の障害者は16％程度であった．精神障害では2014（平成26）年に精神障害により入院している患者数は約31万人，外来患者数は約361万人とされ，入院では約5割が統合失調症で，外来では気分障害が約3割，統合失調症と神経性障害がそれぞれ約2割となっている．

2. 障害者歯科とスペシャルニーズデンティストリー

1) 障害者歯科

障害や病気などのために，スペシャルニーズのある人を対象に口腔保健指導や歯科治療，専門的な口腔ケア（スペシャルデンタルケア）を行うのが障害者歯科である．口腔保健や治療を計画したり実施するときには，対象となる個人や集団の年齢，障害や病気，生活機能の面からそのニーズ（スペシャルニーズ）に合わせて対応すること（スペシャルケア）が重要である．

2) スペシャルニーズデンティストリー

「障害者歯科」と「スペシャルニーズデンティストリー」の明確な使い分けはなく，

ほぼ同義語として使われている場合が多い．しかし従来からの障害者に対する行動調整や医学的管理を応用する場合は，「障害者歯科」として対応している．

「スペシャルニーズデンティストリー」は「障害者歯科」を含めた幅広い歯科的対応を行う場合，すなわち主だった障害や疾病を認めない人で「歯科的ニーズ」が高い場合には「スペシャルニーズデンティストリー」として対応する．「スペシャルニーズデンティストリー」の用語はカタカナ表記（英語）であり，適切な日本語表記がみあたらないことが大きな課題である．

3）さまざまな障害者福祉の関わりと視点

(1) 医学モデルから生活モデル

「医学モデル」は，医学で患者を診断・治療する場合に患者自身の病状を重視することで，病因を探ろうとするモデルをいう．社会福祉の個別援助の場合，問題を抱える利用者自身が動機をもち自ら希望して援助を受けるような伝統的なモデルであった．しかし実際には利用者の生活や環境も関係しているため，対象や機能を幅広く考慮しなければ実効性のある援助には結びつかないことが多かった．そのため伝統的な「医学モデル」に反省・批判が加えられ，現在は新しく「生活モデル」の実践体系化が提言された．

「生活モデル」は，人間と環境との相関関係と，それを基盤として展開される人間の現実の日常生活に着目し，社会福祉援助を行うことをいう[4]．「生活モデル」は人，物，場所，組織，価値などの環境上の要素との相互作用による生活の問題として捉え，人間と環境との間に注目し調整・援助していこうとする特徴がある．最近は「生活モデル」を視点にしたさまざまな援助活動が展開されており，スペシャルニーズのある人への歯科的なアプローチを行う場合でも参考になる．

(2) 障害・病気と健康

医学の進歩に伴い，多くの障害や病気が治癒し改善できるようになってきた．一方で慢性疾患や重症の障害のある人も増加している．さらに超高齢社会の進展により，加齢による心身機能の低下や障害の発生も急速に増加している．このように障害と病気の関係は，医学・医療の発展や社会環境の変化によって，その概念や対応が変化していく．

①病気とは独立した障害：先天性の形成不全や染色体異常などでみられる心身機能が不全の状態．
②病気と共存する障害：慢性疾患に伴って生じている心身の機能不全で，生活に制限を伴うような状態．
③病気のあとの後遺障害：急性疾患や事故，手術のあとに残った治癒不全，心身機能の不全状態．

「健康」の概念は1948年の設立におけるWHO憲章の前文に「身体的・精神的・社会的に完全に良好な状態であり，単に病気あるいは虚弱でないことではない」とさ

れた．1999年のWHO総会では「健康とは身体的・精神的・霊的・社会的に完全に良好な動的状態であり，単に病気あるいは虚弱でないことではない」と提案された．すなわち健康の概念は社会的決定要因に強く影響を受けていることが考えられる．障害のある人の「健康」である状態は，十分に可能であり社会環境にその役割が求められる．

(3) QOL（Quality of life：クオリティ・オブ・ライフ）

QOLは，「生活の質・人生の質」と訳されるが，国際生活機能分類（ICF）と対照して考える．

①生命の質：心身機能・身体構造のレベルで，呼吸器や循環器の機能不全，栄養不良や疼痛などがみられる．歯科領域ではう蝕や歯周疾患の罹患などが該当する．

②生活の質：個人の日常生活レベルで，身体移動や会話などの日常生活活動や日常生活動作（ADL）にみられる．歯科領域では，食事や歯磨きなどの日常生活が該当する．

③人生の質：社会参加のレベルで，人が社会的存在として行う職業・就労，奉仕・団体活動，趣味，生きがいなどにみられる．歯科領域では「食べる楽しみ」が該当する．

スペシャルニーズのある人に対して，QOLの維持と向上は重要であり，歯科領域では「口腔ケア」を通じたQOLの保証が支援の中心となる．

4）障害者歯科の特異性と理念

障害者歯科を含めたスペシャルニーズデンティストリーは，一般の歯科医療と異なる概念や対応が必要である（図5）[5]．

①医療安全：患者の特異性から障害や疾病に対する安全管理が必要である．

②診断・治療方針：障害特性から十分な治療方針と治療上のさまざまな配慮が必要である．

③行動調整：意思疎通が困難であったり，こだわりなどにより全身麻酔を含めたさまざまな行動調整が求められる．

④歯科保健の維持：肢体不自由や知的能力障害によって口腔清掃の不良などがあり，十分な口腔保健指導の配慮が必要である．従来から障害者歯科領域で「口腔ケア」が導入されていた経緯である．

以上の4つの概念でのスペシャルニーズがあり，さらに障害者の権利擁護やノーマライゼーションを担保しながら，障害の種類と程度に配慮が必要である．

一般社団法人 日本障害者歯科学会は，2012（平成24）年に障害者歯科の理念を次のように提言した．障害者歯科とは「障害者を対象として，障害者の健康な生活を支援するために必要なリハビリテーションを含めた歯科医療を提供するとともに，その人の生き方に沿った口や歯の健康のプランを提示し，それを支援する考えを心に置いて障害の特性に配慮した歯科医療を提供すること」とした[5]．障害のある人の口腔の

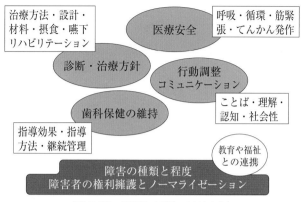

(緒方克也：障歯誌, 35(2)：2014 より)
図5　障害者歯科の特異性

健康を支援するためには，治療だけではなく日常生活のなかの歯科的支援に対する関わりを含めた歯科医療を提供することを指している．

3．ライフステージを考える
1) スペシャルニーズのある人のライフステージ

障害や疾病に対する口腔ケアでは，それぞれの状態に応じた対応がなされることが多い．しかし障害児・者の場合，加齢に伴う影響を強く受けることがあり，さらにライフステージに応じた環境変化（病院，学校，施設など）によっても，スペシャルニーズが変化して対応に苦慮することが多い．例えば Down 症候群の場合は出生時には先天性心疾患などへの医学的管理が必要であるが，学童期に入ると行動適応の問題が出現し，成人から高齢期では退行や生活習慣病の発症などさまざまな問題点がみられる．そのために途切れのない支援の確立や障害者の高齢化への早期対応などが求められる．出生時からの生命予後や将来の予測も含めて，スペシャルニーズのある人のライフステージに配慮した対応は重要である．本書ではⅤ「ライフステージ別の口腔ケア」として，出生後から幼児期，学童期，成人期，高齢期，ターミナル期までの6時期のライフステージに分けて，そのスペシャルニーズと口腔ケアのあり方について概説している．

2) リハビリテーション

障害のある人や疾病の後遺症などに対しては，リハビリテーションが導入されている．目的は身体的健康の回復や生活機能の回復，精神障害のある人の社会復帰などがあげられる．現在は障害を治す視点から，障害がありながらも障害の内容や程度に応じて社会参加を目指した医療や療育が行われる．脳性麻痺や自閉スペクトラム症などで機能獲得が困難な障害では，その状況を判断してその人のもつ機能の発達に焦点を

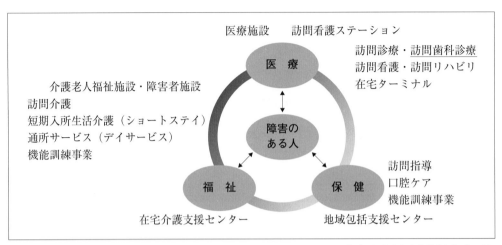

(長田　豊：地域における障害者歯科, スペシャルニーズデンティストリー障害者歯科（日本障害者歯科学会編），第2版，p.30, 医歯薬出版，東京，2017より）

図6　地域における保健・医療・福祉のネットワークとサービス

あわせて，機能の有能化をしていくことが必要になる．

3) ネットワークと地域包括ケアシステム

関係職種のつながりにおいて，医科では医師を中心に薬剤師，栄養士，看護師，療法士などが連携して，チーム医療を形成する．スペシャルニーズのある人に対しては，歯科チーム（歯科医師，歯科衛生士，歯科技工士）もチームを組んで対応するが，歯科治療や口腔ケアなどの業務に限定されることが多い[6]．そのため総合病院などでは医科チームとの連携が重要で，施設関係ではさまざまな福祉サービスのなかでの連携が求められる．保健や福祉では地域包括支援センターや在宅介護支援センターなどへの連携を強化し，口腔ケアなどの歯科的対応を積極的に推進していくことが必要である（図6）[6]．

地域包括ケアシステムは高齢者のみならず難病者，重症心身障害児・者，精神障害者など，地域生活を営むうえで支援を必要とするすべての人を対象にしている．このシステムの構築により形成される地域ごとのサービスのネットワークは，子ども・子育て支援，障害者福祉，困窮者支援などにおいて貴重な社会資源になる．

4. スペシャルニーズのある人に関わる倫理

1) ノーマライゼーションと共生社会

「ノーマライゼーション」とは，障害のある人にも1日，1週間，1月，1年の単位で普通の生活のリズムがあり，生活を通してその人の年齢にふさわしい生活体験ができ，個人の尊厳と自己決定の権利があり，男女がいるところで普通の経済と環境水準のもとで生活することを保証しようとする考え方である[1]．障害のある人もない人も

社会環境を整備し，ともに生きられる社会，「共生社会」を作ることがノーマルな社会である．日本でも障害者基本法のなかにこの理念を取り入れており，共生社会の基盤作りが強化されている．

歯科医療でも共生社会における社会資源としての役割を担ううえで，多くの歯科医療関係者が障害のある人への対応ができる環境作りが重要である[1]．それは誰でも安心して良質の歯科医療が受けられるよう努めていくことによって，ノーマライゼーションの理念を追求することになる．

2）ヘルシンキ宣言

1964（昭和39）年に世界医師会が「ヒトを対象とする医学研究の倫理的原則」として採択された倫理規範であり，37項目からなる．

はじめに，「私の患者の健康を私の第一の関心事とする」ことを医師に義務づけ，また医師の国際倫理綱領は，「医師は，医療の提供に際して，患者の最善の利益のために行動すべきである」と宣言している．

社会的弱者グループおよび個人に対しては，「あるグループおよび個人は特に社会的な弱者であり不適切な扱いを受けたり副次的な被害を受けやすい．すべての社会的弱者グループおよび個人は個別の状況を考慮したうえで保護を受けるべきである」とされている．さらに「研究がそのグループの健康上の必要性または優先事項に応えるものであり，かつその研究が社会的弱者でないグループを対象として実施できない場合に限り，社会的弱者グループを対象とする医学研究は正当化される．さらにそのグループは研究から得られた知識，実践または治療からの恩恵を受けるべきである」とされている．

3）障害者権利条約

2006（平成18）年12月に国連総会に国際人権法に基づく人権条約が採択された．あらゆる障害者の尊厳と権利を保証するための条約である．日本では障害者基本法や障害者差別解消法の成立に伴い2013（平成25）年12月に批准した．

第1条（目的）に「すべての障害者による人権および基本的自由の完全かつ平等な享有を促進し，保護し，および確保すること並びに障害者の固有の尊厳の尊重を促進することを目的とする．障害者には，長期的な身体的，精神的，知的または感覚的な機能障害であって，さまざまな障壁との相互作用により他の者との平等を基礎として社会に完全かつ効果的に参加することを妨げ得るものを有する者を含む」とされ，第2条には語句の定義として，「意思疎通」「言語」「合理的配慮」「ユニバーサルデザイン」の説明を加えている．

日本ではこの障害者権利条約の批准に伴い，さまざまな障害者福祉法も整備された．

4）障害者差別解消法

正式には「障害を理由とする差別の解消の推進に関する法律」と呼ばれ，2016（平成28）年4月に施行された．この法律による障害者は，身体障害，知的障害，精神

障害（発達障害を含む），そのほかの心身の機能の障害がある者であって，障害および社会的障壁により継続的に日常生活または社会生活に相当な制限を受ける状態にある者をいう．また社会的障壁は，障害がある者にとって日常生活または社会生活を営むうえで障壁となるような社会における事物，制度，慣行，観念そのほか一切のものをいう．

この法律による「合理的配慮」とは，障害者ひとり一人の必要性や，その場の状況に応じた変更や調整など，それぞれ個別な対応となる．障害者が合理的配慮を求めた場合，その要求は広く一般の人に法的拘束力を有する．過度の負担を立証できない限り拒否できないとされている．合理的配慮の「合理的」という語は，「理にかなった」という意味で，「当然の，法的に正当な」という意味もある．

障害者歯科領域では，診察の予約と受諾，診療所でのバリアフリー，医療面接での配慮，治療に対する合理的配慮などが求められる．障害のある人の特性に応じてさまざまな対応が必要であり，歯科医療関係者側が適応しやすい環境整備に責任を負うことになる．

5）虐待（障害者・高齢者）

障害のある人や要介護高齢者などでは，その障害特性や生活環境などにより虐待を受けやすい状況がある．さらに虐待を受けても自らが通報や対応する能力が低いために，見逃される危険性も高い．

障害者虐待防止法（障害者虐待の防止，障害者の養護者に対する支援等に関する法律）は2011（平成23）年12月に施行された．すでに児童虐待防止法は2000（平成12）年11月に，高齢者虐待防止法（高齢者虐待の防止，高齢者の養護者に対する支援等に関する法律）が2006（平成18）年4月に施行されている．この法律の虐待を受ける「障害者」の定義は，障害者基本法にある身体障害，知的障害，精神障害である．虐待の種類を，身体的虐待，性的虐待，心理的虐待，放置，経済的虐待の5分類としている．虐待の起こる場所を家庭内に限定せず，福祉施設や職場も想定し，虐待を行う者として，養護者のほか，福祉施設の職員や職場の上司なども想定し対策の必要性を明記した．

虐待問題は虐待者と被虐待者の関係だけにとどまるものではなく，社会全体で共有すべきという視点から，虐待を発見した国民には市町村や都道府県に通報する義務を課している．国と地方公共団体は，障害者虐待の防止，養護者への支援を進める義務を負う．

歯科医療関係者においては，口腔内の状態から多発う蝕や未治療歯，口腔清掃不良，歯の外傷，口唇・口腔粘膜・顎顔面・頭頸部の不自然な損傷や火傷などから虐待の早期発見や対応を行う．特に1歳6か月や3歳児の歯科検診では口腔内と全身状態をチェックする．さらにデンタルネグレクトのある被虐待児は，保護者による口腔管理がされず，多発かつ重度のう蝕や歯肉炎があり，治療を受けずに放置されている．虐

待の可能性があった場合の関係機関への連絡・通告する体制を整えておくことも大切である.

　　　　　　玄　景華（朝日大学歯学部口腔病態医療学講座障害者歯科学分野，歯科医師）

文　献

1) 森崎市治郎：歯科医療におけるスペシャルニーズ，スペシャルニーズデンティストリー障害者歯科（日本障害者歯科学会編），第2版，2〜12．医歯薬出版，東京，2017.
2) 国際障害分類初版（ICIDH）から国際生活機能分類（ICF）へ—改定の経過・趣旨・内容・特徴— http://www.dinf.ne.jp/doc/japanese/prdl/jsrd/norma/n251/n251_01-01.html
3) 平成28年版障害者白書（平成27年度障害者施策の概況），参考資料：障害者の状況（基本的統計より）http://www8.cao.go.jp/shougai/whitepaper/h28hakusho/zenbun/pdf/ref2.pdf
4) 末田邦子：社会福祉士・精神保健福祉士養成教育における「生活モデル」用語の検討，愛知淑徳大学論集—福祉貢献学部篇—第4部，43〜55，2014.
5) 緒方克也：障害者歯科医療のCore Value，障歯誌，35(2)：85〜88，2014.
6) 長田　豊：地域における障害者歯科，スペシャルニーズデンティストリー障害者歯科（日本障害者歯科学会編），第2版，26〜33．医歯薬出版，東京，2017.

ライフステージに応じた口腔ケアの考え方

1. 口腔ケアとは

　はじめは「口腔ケア」という用語は,「口腔のケア」と考えられていた.そのため現在も「口腔ケア」ではなく,「口腔のケア」という用語を用いる専門家もいる.「口腔ケア」の定義が多様で,一定の見解を得ていないのが現状である.「皮膚・排泄ケア」は褥瘡などの創傷ケアで専門性が高い一方,「皮膚のケア」はお肌の手入れ(化粧など)のニュアンスがある.

　一般社団法人 日本口腔ケア学会は,「口腔ケアとは,口腔の疾病予防,健康保持・増進,リハビリテーションによりQOL (Quality of life) の向上を目指した科学であり技術である」と定義した[1].さらに口腔ケアを「器質的口腔ケア」と「機能的口腔ケア」に分類し,それぞれ口腔衛生と口腔機能を担うケアとして位置づけられている.また実施者によって「セルフケア」,「日常的ケア」,「専門的ケア」と分類されている.ただし,それぞれの用語についてその定義や内容がわかりにくい点もあり,まだ一定のコンセンサスが得られていない.

　「口腔ケア」の効果が口腔内環境の維持のみならず,全身に及ぼす影響が初めて証明された研究は米山論文[2]である.高齢者施設における専門的口腔ケアの導入により誤嚥性肺炎の罹患や発熱などの減少が科学的に立証された.その後に「口腔ケア」の用語は一般的に普及し,一定の理解は得ているが,その内容については十分に周知されていないのが現状である.

2. スペシャルニーズのある人の口腔ケアの問題点

　スペシャルニーズのある人はさまざまな障害や内科疾患(内部障害)を有している.そのなかで口腔の健康維持を妨げる要因として[3],知的能力障害,実行機能障害や意欲の低下などの中枢性障害によるもの,視覚障害や聴覚障害などの感覚障害によるもの,上肢の運動障害や栄養障害,常用薬・不適切な生活習慣などによるものや口腔機能障害があげられる.スペシャルニーズのある人の障害特性に起因する要因もあり,十分な配慮が求められる.また全身疾患を合併している障害者や高齢者も多く,内部障害や難病の場合はさらに日常生活上の支障をきたしているため厳重な全身管理下での口腔ケアを実施することになり,困難が伴うことも考えられる[4].内科疾患では,主に循環器疾患,呼吸器疾患および代謝内分泌疾患に合併症が起こりやすい.循環器疾患として,高血圧症に狭心症・心筋梗塞・不整脈・脳血管障害,虚血性心疾患に狭心症・心筋梗塞・不整脈,心臓弁膜症に狭心症・急性心不全,心筋症に急性心不全,

脳血管疾患に脳血管障害などの合併症が生じる．呼吸器疾患として，気管支喘息に喘息発作，慢性気管支炎・慢性肺気腫に急性呼吸不全，慢性呼吸不全に急性呼吸不全，過換気症候群に過換気発作などの合併症が生じる．代謝内分泌疾患として，糖尿病に低血糖・高血糖・糖尿病性昏睡，副腎機能低下症に副腎クリーゼ，甲状腺機能亢進症に甲状腺クリーゼなどの合併症があげられ，それぞれの内科疾患に対して口腔ケアを実施する際にも注意が必要である．スペシャルニーズのある人のセルフケアを妨げる要因と問題点として，精神障害と身体障害のそれぞれから起因しセルフケアが困難になり，その結果口腔衛生状態が維持できない環境になることがあげられる（図1）[3]．

3．口腔健康管理
1）健康管理とは

　健康管理とは，疾病を予防し，健康を保持・増進するという目的を達成するために行われる管理のことを指し，個人の保健行動と医師，歯科医師，保健師，助産師，看護師，栄養士，ケースワーカー，薬剤師などの専門家の保健活動によって達成される．

　広義の健康管理は，狭義の健康管理と疾病管理が包含され，健康現象全般が対象となる．健康管理の場としては，地域・学校・職場などが主体となる．乳幼児や未成年者などに対しては保護者が，身体障害者や高齢者の場合は社会福祉の観点から保護者がそれぞれの条件を整える．

　日本の場合，幼稚園・保育園や学校・会社などにおいてはその施設の管理者が，ま

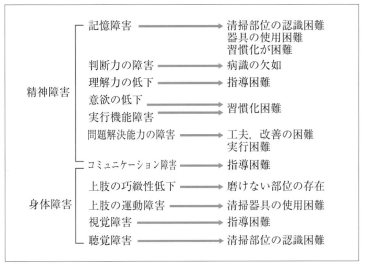

（小笠原 正：スペシャルニーズのある人の健康支援, スペシャルニーズデンティストリー 障害者歯科（日本障害者歯科学会編），第2版，p.245，医歯薬出版，東京，2017. より）
図1　スペシャルニーズのある人のセルフケアを妨げる要因と問題点

た地域社会にあっては各地方自治体が健康診断という形式で医学的な検査を行い，疾病異常の発見に努めることが義務づけられている（学校保健安全法や労働基準法など）．しかしながら，健康は最終的には各個人の意識を高めて個人の責任において保たれるものであり，学校における教育のみならず，生涯を通じての健康教育が重要である．

2）口腔健康管理としての口腔ケア

日本歯科医学会を中心に「口腔健康管理」が提言され，口腔や全身の健康を維持・増進し，QOLの維持・向上を目指している．生涯を通して口腔の問題に苦しむことなく人生を楽しめるようにすることが大きな目標であり，その基本は口腔衛生と口腔機能の維持・向上である（表1）[5]．具体的には口腔衛生管理としてセルフケア（本人によるケア），日常的ケア（介護者によるケア），および専門的ケア（歯科医師・歯科衛生士によるケア）を通じて，歯や粘膜の清掃を行い，口腔の清潔を維持・向上させる（表2）[5]．口腔機能管理は咀嚼機能，摂食嚥下機能および発声・構音機能の評価を行い，それぞれに合わせたリハビリテーションを導入し，口腔機能の維持・向上をはかる．

4. 口腔健康支援

1）健康支援とは

健康支援学とは，「高齢者および障害者の健康生活を保持する活動を支援する術を

表1 口腔健康管理の意義

口腔の健康の維持・増進	・口腔疾患の予防・治療：う蝕，歯周病，義歯性口内炎，口臭，ビスフォスフォネート関連顎骨壊死など ・口腔機能の維持・向上 ・口腔感覚の鋭敏化 ・爽快感の獲得
全身の健康の維持・増進	・疾病予防：誤嚥性肺炎，人工呼吸器関連肺炎，歯周病が関連する全身疾患，感染性心内膜炎など ・栄養改善 ・老年症候群の防止 ・周術期口腔機能管理：術後合併症の減少，入院在院日数の短縮
生活に与える影響	・生活意欲の向上 ・日常生活リズムの確立 ・人間（家族）関係の確立
終末期における家族ケア（家族への支援）	・患者の苦痛緩和につながるケアを家族とともに実施する

（下山和弘：高齢者の口腔ケアの重要性．花王ハイジーンソルーション，15：3，2014．より）

表2 口腔衛生管理

セルフケア	・本人によるケア ・歯科医師・歯科衛生士による指導に基づくケア ・意欲および機能の向上を目指す
日常的ケア	・介護者などによるセルフケアの補完 ・歯科医師・歯科衛生士との協働に基づくケア ・意欲および機能を奪わないように配慮する ・口腔機能の維持・向上を含む
専門的ケア	・歯科医師・歯科衛生士によるケア ・口腔衛生に関連する評価を行う ・効果的な口腔清掃法の提案・指導を行う ・歯石除去・バイオフィルムの除去を行う ・口腔機能の維持・向上を含む

(下山和弘:高齢者の口腔ケアの重要性,花王ハイジーンソルーション,15:2,2014.より)

中心に学び研究する学術領域である」とされている(図2)[6].障害の有無にかかわらず,健康生活を保持する支援が必要な人または加齢によって虚弱になることが予測され予防する必要性が高い中高齢者が対象で,中高齢者・障害者本人のみではなく,その家族や地域を支援する術も学修し,体力低下の予防・体力増進,介護予防,生活習慣病の予防など心身の向上のための活動を支援する.

さらにスペシャルニーズのある人への健康支援として,居住環境と社会制度のなかで多職種の連携による支援が必要である[3].居住空間では家族や施設職員を中心に,医師,歯科医師,看護師,保健師,歯科衛生士,栄養士,薬剤師,言語聴覚士,理学療法士,作業療法士,介護支援専門員,ヘルパーなどの多くの連携が求められる.

2) 口腔健康支援としての口腔ケア

スペシャルニーズのある人への口腔の健康支援方法として,セルフケア,家族・施設職員によるケア,公的サービスの利用,歯科医療スタッフによる支援,他職種との連携などが必要である[3].歯科医療スタッフによる支援では,定期検診のための環境づくり,口腔内状態の評価と指導,本人のセルフケアの評価と陽性強化,身近な人の評価と陽性強化,予防指導と治療などが求められる.特に支援者(キーパーソン)の設定は重要で,在宅であれば保護者,施設入所では担当施設職員であり,居住環境によって異なる.また経年的にキーパーソンの口腔ケアへの関心度や熱心さなどは変化するので,絶えず歯科医師や歯科衛生士が中心となって積極的に口腔健康支援を継続することが求められる.さらにスペシャルニーズのある人の生活環境別における口腔ケア対応の問題点と利点の比較を,居宅,施設,グループホーム,病院環境のそれぞれでセルフケア,支援を要する場合,プロフェッショナルケア,食事管理の観点から

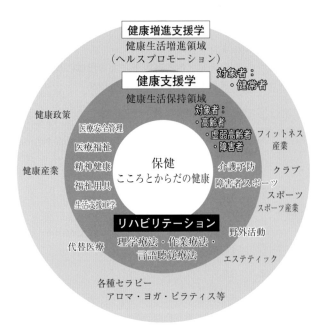

(星城大学 健康支援学とは (http://www.seijoh-u.ac.jp/graduate/graduate-area/index.html) より)

図2　健康支援学の概念図

示した (**表3**)[7].

　スペシャルニーズのある人の口腔ケアは,「口腔健康支援」という用語が適切と考える.「口腔健康管理」は全体に広く医療者側による対応が中心で,「口腔健康支援」は障害のある人や要介護高齢者などに対する支援が中心になり,あくまでもスペシャルニーズの部分への支援・援助による口腔ケアが実施されることになる.

5.　医療保険と介護保険における口腔ケア

1) 医療保険としての口腔ケア

　医療保険制度は2年ごとの見直しがあるために,その都度医療行為の変遷はあるが,基本的には口腔ケアの導入により誤嚥性肺炎の予防や口腔機能の向上による摂食嚥下機能改善などがみられ,全身の疾病の減少や入院期間の短縮などによる医療費の軽減や一定の保健対策の効果を認めている.

　医療保険上の口腔ケアと関わりのある項目を次にあげる.

　①歯科疾患管理料,②周術期口腔機能管理料,③歯科衛生士による口腔衛生実地指導料,④機械的歯面清掃,⑤歯科訪問診療に関わる算定,⑥摂食機能療法など

2) 介護保険としての口腔ケア

　直接,歯科に関わる管理料を次にあげる.

表3 スペシャルニーズのある人の生活環境別における口腔ケア対応の問題点と利点の比較

	居 宅	施 設	グループホーム	病 院
セルフケア	・歯磨きの習慣づけは保護者の口腔衛生に対する意識に依存するところが大きい. ・本人任せになることもあるが，口頭指示したり，仕上げ磨きや部分的に介助磨きが可能な場合がある. ・保護者が歯ブラシ等の選択，取り換え時期などについてアドバイスしやすい.	・日課として歯磨きが習慣化されるが，職員が要介助者に対応するため，軽度の人は本人任せになりやすい. ・洗面場の物理的条件などにより短時間で終わってしまいがちになる. ・歯ブラシの選択や交換時期が個々で対応しにくい. ・集団生活のため他者の歯磨き行動から誘導されやすい面もある.	・日課として歯磨きが習慣化されやすいが，世話人の口腔衛生に対する意識が低ければ本人任せになりやすい. ・他の利用者の歯磨き行動に誘導されやすい面もある. ・世話人の意識の程度によって，歯ブラシの選択や交換時期に差が出る.	・ある程度自立している場合，歯ブラシの管理等も含めて，本人任せになりやすい.
支援を要する場合	・独居者や介護する家族が高齢のとき支援が必要になる.	・歯磨きを拒否したり，不随意運動がひどく介助者一人ではできない場合，複数の職員で行うことが可能である（ただし，職員の勤務体制に左右される）.	・歯磨き拒否が強い場合は，世話人一人では限界があり不十分になりがち.	・介助を要する場合は，最低限の範囲で口腔ケアが行われるが，個別対応は難しい.
プロフェッショナルケア	・定期的な歯科受診による専門的なケアや指導を受ける機会は，保護者の意識に大きく左右される. ・ケアの持続のためには家族の口腔衛生に対する十分な認識と協力などが必要になる.	・定期的な歯科受診は，施設側の職員の口腔ケアに対する意識や通院のための種々の条件に左右されやすい. ・利用者の定期的な健診，職員への口腔衛生指導は，集団で一度に実施しやすい.	・定期的な歯科健診を受け，口腔管理がしやすい面もあるが，世話人の意識による. ・個別対応が難しい.	・歯科衛生士が常勤する病院等では，定期的なケアが行いやすいが，常駐しないあるいは非常勤では，対応が難しい. ・看護師や他職と連携したケアが行いやすい.
食事管理	・食事や間食の時間が家族の都合で不規則になりやすく，食事内容も好みの物に偏りやすい. ・食事量の管理が家族では行いにくいことがある. ・摂食嚥下障害がある場合は毎食家族とは別の調理を要し，炊事を担当する者の負担が大きくなる. ・摂食嚥下機能に応じた食形態の調理や食事介助の方法が適切に行われにくい.	・食生活は規則正しく管理され，栄養管理も実施されているのでバランスをとりやすい. ・食事量の管理は行いやすい. ・施設によっては摂食嚥下機能や肥満に応じ食事の形状や量を変えることができるが，個々の機能評価や食事場面を観察しにくい.	・食事や間食が規則正しくとれる．多くは勝手な飲食ができない. ・食事量の管理は，世話人によって異なる. ・摂食嚥下機能や肥満に応じ食事の形状や量を変えることができるが，個々の機能評価や食事場面を観察しにくい.	・食事や間食が規則正しくとれる．多くは勝手な飲食ができない. ・食事量の管理は行いやすい. ・摂食嚥下機能や肥満に応じ食事の形状や量を変えることができるが，個々の機能評価や食事場面を観察しにくい.

（石黒　光：スペシャルニーズのある人の健康支援．スペシャルニーズデンティストリー障害者歯科（日本障害者歯科学会編），第1版．p.276, 医歯薬出版，東京，2009．より）

①歯科医師居宅療養管理料，②歯科衛生士等居宅療養管理料，③歯科医師介護予防居宅療養管理指導，④歯科衛生士等介護予防居宅療養管理指導

なお歯科と関連する加算として，口腔衛生管理体制加算と口腔衛生管理加算があり，介護老人福祉施設，介護老人保健施設，介護療養型医療施設において算定する．

3）歯科口腔保健法による口腔ケアへの関わり

厚生労働省は地域住民の歯科疾患の予防などの口腔の健康保持を増進させる観点から，地域の状況に応じた歯科口腔保健施策の推進に関する法律「歯科口腔保健法」を2011（平成23）年に施行した．その後，各都道府県では「歯科口腔保健に関する条例」の制定が進んでいる．これによって，「障害のある人，介護を必要とする高齢者が定期的に歯科検診または歯科医療を受けることができるようにする」ことになり，さらに条例を策定した地域では「口腔保健支援センター」の設置を推進し実施している．障害のある人や要介護高齢者に対して，定期的に歯科検診を実施し，歯科治療や定期口腔管理のサービスを提供することができ，口腔の健康から全身の健康増進に寄与することができる．

6. 口腔ケアに関わる安全の確保

スペシャルニーズのある人のリスク管理は重要な課題である．特に身体障害，知的能力障害，精神障害ごとにさまざまな医療事故が発生しやすい[8]．口腔ケアの実施中においては，誤飲あるいは誤嚥，嘔吐，口腔ケア器具による組織の損傷，転倒，転落などの事故が発生しやすい．医療事故の要因として，障害の特性に対する知識不足や経験不足，技術の熟達度の低さなどがあげられ，スペシャルニーズのある人の対応においては十分な注意が必要である[9]．先天性心疾患を合併しているDown症候群児・者では，口腔ケア時の号泣や抵抗によって循環器系に大きな負担がかかり，チアノーゼや心不全を発症することがある．不随意運動のある脳性麻痺児・者では，口腔ケア時に動揺が大きい交換期乳歯の咽頭への落下や誤飲・誤嚥などの偶発症が生じる．また，知的能力障害児・者や脳性麻痺児・者の口腔ケア時の開口困難な場合に，開口器を使用することが多いが，不適切な使用により歯の脱臼や破折，粘膜損傷が生じることもある．

スペシャルニーズのある人への口腔ケアの実施にあたっては，十分な安全管理が求められている．その事故の予防法と具体的な対応は**表4**[9]に記載した．さらに身体障害，知的能力障害，精神障害などの障害特性から考えられるリスクを事前に把握し，その安全管理対策を十分に検討する[9]．スペシャルニーズのある人が偶発症や全身状態の悪化が生じた場合にその対応は困難なことが多く，全身管理による未然の対応が重要である．特に口腔ケア時の唾液や洗浄液などによる誤嚥や誤飲がもっとも多く，直接呼吸状態の悪化や誤嚥性肺炎の罹患に繋がるため，吸引など安全対策をしっかりと行う．

表4 医療安全管理の概要

医療事故の予防法	具体的な対応
安全管理マニュアルの作成	医療安全管理マニュアルの作成は,病院だけでなく地域の診療所においても義務づけられている.この目的は医療環境を見直し,事故の発生要因となる部分を抽出することである.マニュアルの作成は事故の予防という視点から意味が大きい*.
ヒヤリ・ハット報告書	事故やトラブルには至らなかったが,それにつながる可能性の大きな出来事(ヒヤリ・ハット)を報告するものである.報告によって問題点を抽出し,システム変更などで予防できるものと,偶発的要素が強く,予防が困難なものとに分ける.この報告書は懲罰や人事考課の対象としないことが大切とされる**.
障害への理解と特性を知る	障害のある人の特性を知ることが安全につながる.日常の治療を通してコミュニケーションのとり方,身体の機能,言葉の理解,行動の特異性などを観察・記録し,診療時の安全管理に取り入れる.
術者,介助者の力量を上げる	歯科医師,歯科衛生士,歯科助手らの障害者歯科の経験を積み,力量を上げる.診療時はチームワークによって事故を防ぐ.患者や保護者などとの信頼関係は安全管理の基本である.
診療環境の整理整頓	器具や薬物の配置,内容の明記,整理された収納が事故を予防することになる.治療器具,建具などの定期的な整備と安全確認が必要である.
医療面接による情報収集	病歴や現症だけでなく,障害の発生や受容について,常用薬の種類と服用量,日常生活の状況から歯科治療との関係を把握する.不十分な情報では偶発症に遭遇したとき,的確な判断ができないこともある.
的確な全身状態の評価	特に重度の障害のある人や高齢者では,その日によって体調が異なることがある.気候や生活リズムの微妙な違いに体調が左右されやすい.担当の歯科医師や歯科衛生士が変わることも患者にとってはストレスとなりやすい.患者を治療前から注意深く観察し,必要なら保護者への確認やモニターによる管理を行う.
多重の安全確認	発生し得る事故を予測し,複数の安全対策を立てておく.器具や薬物の受け渡しは,渡す物の名称を声を出して確認しながら渡すなどの方法を取り入れる.清潔域と不潔域は色をつけて視覚的に峻別できるような工夫を施す.
予見をたてる習慣	その日の治療予定を事前に確認し,また患者の全身状態や精神状態を把握し,処置担当者間の共通認識とする.そして可能性のあるトラブルを予見し,未然に防ぐ体制を整えておく.

*　嶋田昌彦:手術危険度.歯科麻酔学,第6版,p.277-292,医歯薬出版,東京,2003.
**　黒田　勲:医療事故が発生する背景要因.歯科医療事故予防学(青柳公夫,鈴木俊夫編著),医歯薬出版,東京,2003.
(緒方克也:リスク評価と安全管理,スペシャルニーズデンティストリー障害者歯科(日本障害者歯科学会編),第2版,p.316,医歯薬出版,東京,2017.より)

　スペシャルニーズのある人に対して,感染予防は安全確保の基本である.感染症に罹患している人や免疫力が低下している人などが多いため,必ず標準予防策(スタンダードプリコーション)に基づく院内感染対策を実施する.スタンダードプリコーションは感染症病原体の存在が疑われるかどうかに関わらず,すべての人にわけへだてなく行う感染予防策である.原則としては,①手洗いの励行,②個人の防御具の着

用（手袋，サージカルマスク，ゴーグル，ガウンなど），③滅菌済みディスポーザブル器具の使用，④治療器具の滅菌の徹底と使用済み器具の安全な処理，⑤滅菌ができない器材・物品の毎日の清拭，清掃などである．日常的な口腔ケアの場合にも，介護者に歯ブラシなどの消毒や管理法などを指導する．医療安全の管理のためには，上記の具体策の確実な実践が重要である．

7．口腔ケアに関わる質の担保

　口腔ケアには専門的口腔ケアと在宅や施設環境における日常的口腔ケアがあげられる．口腔ケアに関わる質の担保については，保護者や介護者による口腔ケアで，その手順や内容についての指導をしっかりと行うことにより口腔ケアの効果を持続させる．歯科医師や歯科衛生士による専門的口腔ケアはさらに徹底した口腔衛生管理を行い，器質的口腔ケアのみならず蝕予防や歯周疾患の予防に繋げていく．そのうえで口腔機能の向上や改善についても評価をしながら，リハビリテーションを導入した機能的口腔ケアを実施することが望ましい．口腔ケアの実施にあたっては，必ず短期，長期にわたる口腔内環境の評価を行うことにより，口腔ケアの質の担保が確保できると考える．

　　　　　玄　景華（朝日大学歯学部口腔病態医療学講座障害者歯科学分野，歯科医師）

文　献

1) 夏目長門：口腔ケアの歴史と定義，口腔ケアガイド（日本口腔ケア学会学術委員会編），7〜8，光文堂，東京，2012．
2) 米山武義ほか：要介護高齢者に対する口腔衛生の誤嚥性肺炎予防効果に関する研究，日歯医会誌，20：58〜68，2001．
3) 小笠原　正：スペシャルニーズのある人の健康支援，スペシャルニーズデンティストリー障害者歯科（日本障害者歯科学会編），第2版，245〜250，医歯薬出版，東京，2017．
4) 一戸達也：リスク評価と医療事故の予防，スペシャルニーズデンティストリー障害者歯科（日本障害者歯科学会編），第2版，322〜326，医歯薬出版，東京，2017．
5) 下山和弘：口腔衛生管理の基本．基礎からわかる高齢者の口腔健康管理，2〜48，医歯薬出版，東京，2016．
6) 星城大学　健康支援学とは　http://www.seijoh-u.ac.jp/graduate/graduate-area/index.html（2017.10.3.アクセス）
7) 石黒　光：スペシャルニーズのある人の健康支援，スペシャルニーズデンティストリー障害者歯科（日本障害者歯科学会編），第1版，276，医歯薬出版，東京，2009．
8) 白川哲夫：医療安全管理体制，スペシャルニーズデンティストリー障害者歯科（日本障害者歯科学会編），第2版，320〜322，医歯薬出版，東京，2017．
9) 緒方克也：リスク評価と安全管理，スペシャルニーズデンティストリー障害者歯科（日本障害者歯科学会編），第2版，316〜319，医歯薬出版，東京，2017．

IV スペシャルニーズのある人への口腔ケア

1. 口腔健康管理の現状と口腔ケアの重要性

　生涯にわたり健やかな生活を過ごすためには，口腔が健康で口腔機能が十分発揮されることが大切である．しかしスペシャルニーズのある人の口腔の健康管理は，表1にあげるさまざまな要因により困難な場合がある．口腔の健康が保たれないと口腔疾患の痛みから情緒が不安定となり，生活リズムが乱れる，口臭により他者から敬遠される，口腔機能低下により誤嚥性肺炎を起こすなどのような悪循環が起き，本来抱えている疾患や障害に加え二次的な問題が引き起こされ，QOL（Quality of life：生命・生活・人生の質）が低下する．そのため二次的な問題を未然に防ぎ，QOLが維持・向上するよう，個々に適した口腔ケアを行うことが重要である．

2. 口腔ケアの実際

　口腔ケアを行うには，初めに情報収集（表2）を行い，専門職が本人と介助者（保護者や介護者）を十分理解し信頼関係を築くことが大切である．そのうえで，得られた情報を評価し個々に適した口腔ケアを検討する．ホームケアでは，生活の場が在宅であれば介助者，入所施設であれば施設職員などがキーパーソンとなり，まずそのキーパーソンに口腔ケアの重要性を理解してもらうことが大切である．口腔ケアの効果を上げるためには，実行可能な課題からスモールステップで進め，安心できる生活の場で信頼できる人たちにより，繰り返し口腔ケアを積み重ねていくことが必要である．

　ホームケアと並行して専門職によるプロフェッショナルケアを定期的に行い，口腔の健康の維持・増進を図っていく．口腔内の変化や現状維持ができている状況，行動

表1　スペシャルニーズのある人の口腔健康管理が困難な要因

本人の問題	生活環境の問題	
	在宅の場合	施設入所の場合
・知的能力障害 ・運動機能の遅れや制限 ・全身状態，合併症 ・服薬の影響 ・口腔機能や構造 ・疾患特性による影響（固執，反芻，異食，偏食など） ・加齢による身体的，機能的，心理的変化 ・意欲の低下	・保護者，介護者の意識，意欲 ・保護者，介護者の体調の変化，高齢化 ・家事や育児，介護負担 ・障害の受容段階	・施設の方針，体制 ・職員の知識や意識，意欲 ・マンパワー

表2 情報収集項目

1. 主訴，要望
2. 口腔衛生
   ・口腔内状況（歯科疾患，歯垢付着，歯石沈着，舌苔，口臭，咬合，口腔乾燥，過敏，舌や口腔周囲筋の状態など）
   ・歯磨き習慣の有無と時間，場所，かかわる人　・使用器具と選択の理由
   ・セルフケア（義歯，洗口含む）の状況　　　　・セルフケアに対する介助の有無と介助内容
   ・介助者による歯磨きの状況（姿勢，清掃方法，本人の受け入れの様子）
   ・間食の習慣（時間・場所・内容・量）　　・食生活（時間，場所，食形態，偏食の有無と内容）
3. 環境要因
   ・生活リズム　・保護者，介護者の状況　・障害の受容段階
4. 全身状態
   ・体調　　　・日常生活動作の自立度　・麻痺の有無　　・誤嚥の有無
   ・過敏の有無と部位　・全身疾患（てんかん，心疾患，糖尿病など）の有無と状態
   ・服薬の有無と内容
5. 対応時の配慮
   ・発達段階　　　　　・生活意欲（興味や関心ごとなど）
   ・不安や恐怖の対象　・パニックの有無と対応方法

変容がみられた時などは本人と介助者へ伝え，その喜びを共有し，口腔の健康に対する動機づけを強化する．

日常的に口腔ケアが継続されるためには，歯科医師，歯科衛生士のほか本人にかかわる多職種（看護師や学校教職員，作業療法士など）との連携と協働が必要となる[1]．口腔内状況は，年齢や疾患の特徴，全身状態，服薬内容，介助者の状況，生活環境などにより変化するため，口腔ケアのプログラムをライフステージごとに再評価する．これらにより，表3にあげる意義や効果が得られる[2]．

1）ホームケア

（1）セルフケア

歯磨き行動は，ほかの日常生活動作と同様に学習により獲得・再獲得されるが[3]，排泄や食事といった生きること，生活することに直接かかわりがないため，介助者の知識や意識，育児や介護の状況により経験が少ない，または未学習な場合もある．発達に障害のある人を対象とする場合，全体の発達と現在の歯磨き行動を比較することが必要である．歯磨き行動は，認知機能，運動機能の発達と情意機能から捉えると把握しやすい（図1）．小笠原の報告[4]では，学習により認知できる歯磨き行動は一定の方向性を持ち，発達順序があるとされている．歯磨き行動の獲得過程は定型発達児とほぼ同様と考えられるので[5]，定型発達児の認知機能や運動機能の発達を参考にすると良い（表4）[2]．洗口についても荒木ら[6]は，洗口の習得段階と発達年齢の関連について報告しており，発達年齢が2歳0か月を目安に水を吐き出す練習，2歳6か月

表3 口腔ケアの意義と効果

1. 口腔疾患の予防
    ・う蝕,歯周病,口内炎,口腔カンジダ症など
2. 全身の健康への効果
    ・覚醒を促す ・生活リズムが整う ・呼吸器感染症や感染性心内膜炎などの予防
3. 口腔機能の維持・向上・回復
    ・摂食嚥下機能 ・発声,発語機能 ・唾液分泌 ・呼吸機能 ・情動表出機能
4. 口腔衛生に対する意識や意欲の向上
    ・爽快感の体験 ・口腔疾患による痛みからの解放 ・自己効力感や褒められる体験
5. その他の波及効果
    ・発達支援によるセルフケアの向上 ・情緒の安定 ・対人関係の確立
    ・介助者の負担軽減 ・歯科診療への適応力の向上
    ・良質なプロフェッショナルケアの提供 ・日常生活動作の自立度の向上

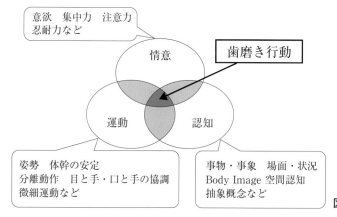

図1 歯磨き行動の獲得

を目安に頬を動かす練習を行うと効果が期待できるとされている．高齢者が対象の場合は，口腔清掃の自立度判定（BDR指標：表5）などを参考に[7]，歯磨き行動の自立度を評価し，ほかの日常生活動作の自立度と合わせ残存機能を把握するとよい．

このように，発達や自立度に即したセルフケアを継続することにより，各機能の発達促進や維持・回復につながり，生涯を通して自己健康管理の力を養うことができる．

①知的能力障害がある人に対する留意点

知的能力障害がある人は，環境の変化に適応することが難しいため，指示や支援方法のパターン化を行い生活リズムに組み込むと歯磨きの習慣や動作が定着しやすい（図2）．セルフケアの質を高めるためには，歯磨き動作だけではなく，口腔衛生の目的や重要性を理解する必要がある．わかりやすい言葉で繰り返し説明を行い，興味をもちながら学習できるよう，発達段階にあわせた媒体を活用する（図3）．

表4 認知発達と歯磨き行動の発達過程

認知発達段階	歯磨き行動の発達過程	目標および支援方法（例）
感覚運動的操作期 0〜2歳	歯ブラシを舐めたり，噛んだり，しゃぶったり，机に叩いたりなどの探索行動を行いながら環境を認知する段階．後半は，歯磨きという手段と目標関係の認識が始まり，試行錯誤や探索，模倣（即時）などの意図的調整が行われる段階．	習慣化の形成：日常生活を通してさまざまな刺激に慣れ，歯磨きの楽しさや爽快感を体験する． ・介助者磨きによる適切な感覚刺激の入力 ・歯ブラシによる感覚遊び ・手添えにより歯磨き動作を引き出す
前概念的思考段階 2〜4歳	象徴的思考の段階といわれ，遊びの途中で歯磨き行動が出る（遅延模倣）．木の棒を歯ブラシに見立てる，歯磨きごっこをする（象徴遊び），描画で表現できるようになる．	歯磨き動作の獲得：自我の芽生えを活かしながら，基本的生活習慣として歯磨きを習慣づける． ・遊びを通して，歯・口の概念，歯磨きの大切さを伝える ・手添えや模倣により歯磨き動作を獲得
直感的思考段階 4, 5〜6, 7歳	判断や推理が直感作用に依存し，歯磨きを客観的に思考せず，直感的に「歯磨き」という事象を捉える段階．意図的，合目的意味に乏しく，映像的表象に依存してしまう．口腔内の汚れなどには，直感的に判断できる．	歯磨きの目的を理解，歯磨き動作の習熟期：歯，口の役割や大切さを知り，健康を守る手段を学ぶ． ・歯と口の観察とスケッチ ・染色剤を用いたプラーク除去 ・絵カードや順番表を用いた歯磨きの習得
具体的操作期 6, 7〜11, 12歳	具体的な事柄との関連で論理的思考が可能となる段階．歯の形態や配列，汚れのつき方など具体的に指摘することにより判断ができ，解決の手段がとれる．	自己健康管理への働きかけ：歯，口の構造，役割を理解し，う蝕や歯周病の予防方法を習得する． ・図鑑や模型で歯，口の構造や機能の学習 ・自分にあった歯，口の清掃の工夫，検討
形式的操作期 11, 12歳〜	言語的な仮説や命題をたて，事象を抽象の世界で駆使する段階．口腔の健康の意義を考え生活態度を反省することができる．	自己健康管理の習熟期：生活習慣と口腔の健康との関連性を理解し，自律的な歯，口の健康づくりを確立する． ・歯周病と生活習慣病との関連について理解する ・自分に適した器具の選択と清掃の確立

((公社) 東京都歯科医師会監修：スペシャルニーズデンティストリーハンドブック，東京都立心身障害者口腔保健センター，2015. を一部改変)

表5 口腔清掃の自立度判定基準（BDR指標）

項目		自立	一部介助	全介助	介護困難	
B. 歯磨き		a：ほぼ自分で磨く 1. 移動して実施する 2. 寝床で実施する	b：部分的には自分で磨く 1. 座位を保つ 2. 座位は保てない	c：自分で磨かない 1. 座位，半座位をとる 2. 半座位もとれない	有	無
D. 義歯着脱		a：自分で着脱する	b：外すか，入れるかどちらかはする	c：自分では全く着脱しない	有	無
R. うがい		a：ブクブクうがいをする	b：水を口に含む程度はする	c：口に水を含むこともできない	有	無
歯磨き状況	巧緻度	a：指示どおりに歯ブラシが届き，自分で磨ける	b：歯ブラシが届かない部分がある．歯ブラシの動きが十分にとれない	c：歯ブラシの動きをとることができない．歯ブラシを口に持っていけない	有	無
	自発性	a：自分から進んで磨く	b：いわれれば磨く	c：自発性はない	有	無
	習慣性	a：毎日磨く 1. 毎食後 2. 1日1回程度	b：ときどき磨く 1. 一週1回以上 2. 一週1回以下	c：ほとんど磨いていない	有	無

（植松　宏ほか監修：高齢者歯科ガイドブック，p.333，医歯薬出版，東京，2003．を一部改変）

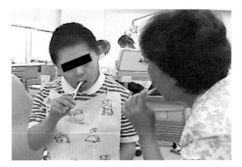

図2 モデリング（観察学習）によるセルフケアの支援
動かし方や歯ブラシをもつ手（本人が右利きならば，介助者は左手で歯ブラシをもつ），介助者の位置（対面）など手本がわかるよう配慮し，歯磨き動作を練習する．

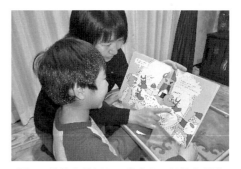

図3 媒体を使用し，歯磨きの目的を説明
絵本の読み聞かせにより，口腔内の細菌を意識させる．

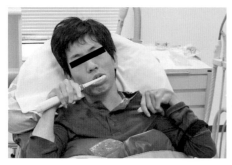
図4 脳性麻痺者のセルフケア
細い柄の手用歯ブラシは握りにくく操作が難しいため，運動機能に合わせ電動歯ブラシを利用する．電動歯ブラシは柄が太いため握りやすく操作しやすい．

②肢体不自由のある人に対する留意点

　肢体不自由のある人は，運動機能の発達がゆっくりで運動機能の制限がみられる．気持ちの焦りや不安定な姿勢により精神的・身体的な緊張が引き起こされ，不随意運動や原始反射が生じ，理解していても歯磨き動作が難しくなる場合がある．そのため，気持ちを落ち着かせるようなかかわりと，安定した姿勢作りが大切である．また現在の運動機能に適した清掃方法や清掃用具の選択・工夫が必要である（図4）．

③高齢者への留意点

　高齢者は，加齢による身体機能の低下や精神的変化に加え，疾患の後遺症による運動機能障害や認知機能の低下がみられ，これらの変化が生活全般の活動性に影響を与える．また歯の喪失や咀嚼機能低下は，生活の満足感も低下させてしまう[8]．セルフケアを通していきいきとした生活を送ることができるよう，これまで本人が行ってきた歯磨き行動を尊重し，自立度に合わせた自助具や清掃用具の選択または工夫を行うことが大切である．食事中のむせや飲み込みが悪いなどの症状がある場合は，口腔機能の低下防止のために，口唇，頬，舌のストレッチ（図5）なども有効である[9]．

(2) 介助者による口腔ケア

　スペシャルニーズのある人は，自己管理だけでは口腔の健康を維持・増進することが困難な場合があるため，介助者による口腔ケアが必要である．快適な口腔ケアを行うためには，まず本人の体調や機嫌など全身状態の確認と，口腔ケアを行うことを説明し，心の準備をさせる．次に口腔内の観察を行い，口腔内の変化や拒否につながる要因を確認する．さらに，口腔内状況に適した清掃用具・薬剤を選択し（図6），安全で安定した姿勢の確保と不安や恐怖心を軽減するよう配慮しながら口腔ケアを行う．スペシャルニーズのある人は多剤服用や口呼吸などにより，口腔乾燥を認めることがある．乾燥した口腔粘膜は傷つきやすく介助者による口腔ケア時に痛みを与える可能性があるので，口腔内の湿潤と水分蒸発防止のため口腔ケア前後に保湿剤を使用する．食物残渣や舌苔などを認める場合，口腔機能や自浄作用の低下が考えられるので，唾液腺マッサージ（図7）なども行い[9]，口腔機能の維持・回復を目指す．

　介助者による口腔ケアを拒否する場合，拒否の要因（口腔内の痛み，咬反射の残存，

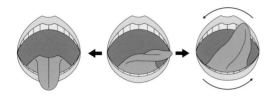
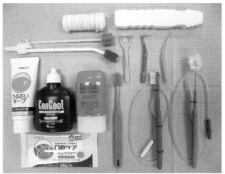

図5 舌のストレッチの一例
口を大きく開け舌をできるだけ前方に出す．出した舌を左右に動かしたり，口唇に沿ってゆっくり舌を回し，舌の可動域を維持する．

図6 各種清掃用具と薬剤，開口保持器

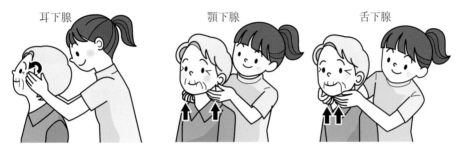

図7 唾液腺マッサージの一例
手指の腹を使い各唾液腺をゆっくりマッサージし，唾液分泌を促す．

過敏，見通しが立たないことによる不安，不適切な歯磨きを経験したことによる恐怖，生理的欲求が満たされていない，自我の芽生えなど）を把握し，これらの要因に沿った対応を行う．

①触覚過敏への対応

触覚過敏は口腔ケアの拒否につながるだけでなく，摂食機能や言語機能にも影響を与えるため，過敏を除去することが必要である．過敏を除去するには，生活リズムを整え生理的成熟を促し，日常生活のなかでさまざまな感覚（味覚・嗅覚・視覚・触覚・聴覚）を経験させることが大切である．口腔内に触覚過敏がある場合は手指による脱感作を行い（図8），手指の感覚に慣れたら毛質の軟らかい歯ブラシを使用し歯ブラシを動かさず当て，次に実際の歯磨きへと徐々に刺激を強いものにステップアップさせ口腔ケアを行う[10]．

②誤嚥のリスクへの対応

誤嚥のリスクがある場合，なるべく意識を覚醒させ誤嚥しにくい姿勢の確保を行い，頭部を後屈させないよう注意する．歯ブラシは，小まめにゆすぎ水分をよく切り，浮遊したプラークが拡散しないよう吸引や清拭しながら使用する．口腔ケア後はむせや発熱の有無を確認する．

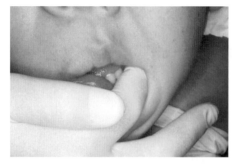

図8　脱感作の方法
指の腹全体をずらさないよう歯肉を圧迫し弱い刺激を与える[10]．緊張していた力が抜けたら，ゆっくりと指を離す．痛点が少ない下顎臼歯部から始め，上顎臼歯部，下顎前歯部，上顎前歯部と進める．

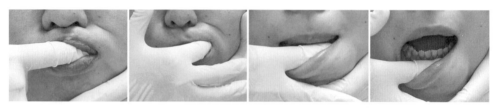

図9　開口誘導
人差し指を上顎前歯唇側より挿入し，下顎前歯口腔前庭に指の腹全体を滑らせ，声かけとともに下顎を引き下げる．

③開口の誘導

　開口の拒否がある場合は，拒否の要因（前述）を把握し開口を誘導する．開口を誘導する際は，声かけをしながら下顎を下方に引き下げる（図9）．開口維持が困難な場合は，歯の脱落，呼吸の状態，口唇や頬粘膜の損傷に注意をしながら開口保持具を使用する．

2）プロフェッショナルケア

　スペシャルニーズのある人の口腔疾患のリスクファクターは，自己健康管理の困難さや食生活の問題などだけではなく，エナメル質形成不全や永久歯の先天欠如，免疫力の低下による易感染性，服薬の副作用，麻痺による咀嚼力の低下など，疾患から派生するものも多数あり，ホームケアのみでは口腔の健康を守ることが困難な場合がある．そのため，ホームケアの支援と併せ専門職によるプロフェッショナルケア（器質的口腔ケアと機能的口腔ケア）を行い，ホームケアを補完する必要がある．プロフェッショナルケアを進めるには，まず本人の口腔内状況や口腔機能，体調，生活環境，食生活，ホームケアの状況などを把握しプロフェッショナルケアの計画を立案する．次に本人と介助者へ説明を行い，同意のもと口腔ケアを行う．実際の口腔ケアでは誤嚥しないよう安定・安全な姿勢を確保し，過敏がある場合は過敏が残っている部位を確認し，脱感作を行う．

　定期的なプロフェッショナルケアを行うことにより，口腔内の痛みや不快症状が解消され情緒が安定する．介助者による口腔ケアの拒否が軽減し介助者の負担が軽減さ

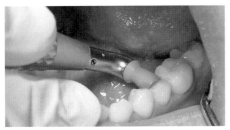

図10 プロフィー用コントラを使用しPMTCを行う．全歯面とキーリスク部位の歯肉縁上と歯肉縁下1〜3ミリまでのプラークをフッ化物含有のペーストを使用し，機械的，選択的に除去する．プロフィー用コントラヘッドは通常のコントラヘッドと比べて小さいため，小児や開口量が小さい人へも操作しやすい．

れる．咀嚼機能の回復により食事の幅が広がり栄養状態が良好になる，など日常生活に変化がみられる．歯科診療に対する協力性が向上すると，さらに質の高いプロフェッショナルケアを提供することが可能となる．

(1) 器質的口腔ケア

①う蝕管理

う蝕管理では，う蝕予防効果が高いProfessional mechanical tooth cleaning（PMTC）にて[11]，ホームケアでは困難な部位やキーリスク部位のプラークコントロールを行う（図10）．PMTCは比較的刺激が弱いため，歯科治療への導入にも応用できる（図11）．PMTC後は，エナメル質の石灰化・再石灰化の強化や根面う蝕の予防のため，必要に応じてフッ化物歯面塗布を行う．う蝕リスクの高い小窩裂溝にはシーラントを行う．

②歯周病管理

歯周病管理では，歯周病検査後，歯周基本治療（PMTC，スケーリング，スケーリング・ルートプレーニング，歯肉縁下デブライドメント）を行い，炎症のコントロールを行う．プラークコントロールが不良な場合は，短期間で全顎の歯周治療を終了させ，歯周組織が改善しやすい環境を作る[12]．歯周組織改善後は，口腔内とホームケアの状況を考慮し短期間でのサポーティブペリオドンタルセラピー（SPT：Supportive periodontal therapy）を継続し病状の安定を図る（図12, 13）．

③粘膜・舌のケア

口腔機能の未発達や低下などにより，口腔前庭や舌背部・口蓋に食物残渣の停滞や舌苔を認めることがある．その場合，口腔内を湿潤させた後に水分をしっかりと絞ったスポンジブラシや舌ブラシ，粘膜ブラシ，口腔ケア用ウエットティッシュなどを用いて口腔ケアを行う．

(2) 機能的口腔ケア

口腔機能には，生きていくために欠かせない「食べる，飲み込む，話す，呼吸をする，表情を作る」などの機能がある．これらの口腔機能が何らかの原因により獲得されていない，または低下が認められる場合，機能の発達を促したり維持や回復を目指す機能的口腔ケアが必要となる．機能的口腔ケアには，リラクゼーションや筋肉拘縮防止のための筋刺激訓練（図14）[9]，咳嗽訓練，嚥下促通訓練，食環境や食物形態，

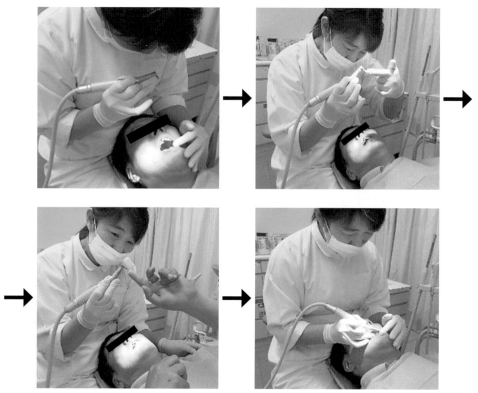

図11 スペシャルニーズのある人へのPMTC
Tell-Show-Do法にTouchも加え，歯科器具に慣れさせながらPMTCを行う．

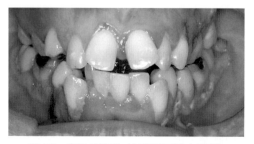

図12 歯周病管理（初診時口腔内写真）
44歳の女性，自閉スペクトラム症（療育手帳2度）広汎型重度慢性歯周炎．「歯ぐきが腫れている，歯周病が気になる」という母親の主訴で来院．15歳より抗てんかん薬服用．1日1回の介助者による歯磨き習慣はあるが，口唇緊張が強くプラークコントロールが行いにくい．

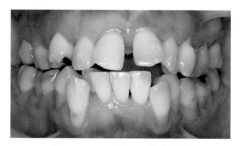

図13 SPT時の口腔内写真
初診（図12）より2年3か月経過．全顎的な歯周治療により歯肉の炎症が改善した．介助者による歯磨きの拒否は軽減されたが，プラークコントロールの徹底は困難なため，1〜2か月間隔でSPTを継続している．

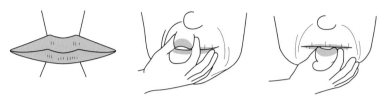

図14　筋刺激訓練の一例
口唇周囲を上下それぞれ3等分に分ける．上唇周囲の筋肉を1/3ずつ指の腹で厚くつかみ，5秒間たったらパッと離す．下顎も同様に行い，口腔周囲筋の拘縮防止を行う．

食事介助法の指導などがあり，本人に適した口腔ケアを選択し口腔内環境や口腔機能を整えることが大切である．

3）定期管理

定期管理では，医療面接や口腔内診査と検査，ホームケアの支援，プロフェッショナルケアを行う．口腔清掃が困難なスペシャルニーズのある人においても，専門家による継続的な定期管理を行うことにより，長期的に安定した口腔内環境を維持することができる[13]．定期管理を行うことは介助者の負担軽減になるばかりではなく，本人や介助者のモチベーションの維持や歯科診療への慣れの持続，他者とのかかわりを通して社会性を養う機会にもなる．

岩沼智美（東京都立心身障害者口腔保健センター，歯科衛生士）

文　献

1) 日本障害者歯科学会編：スペシャルニーズデンティストリー障害者歯科，第1版，260〜261，医歯薬出版，東京，2009.
2) 東京都歯科医師会監修：スペシャルニーズデンティストリーハンドブック，東京都歯科医師会，東京，2015.
3) 緒方克也監修：歯科衛生士のための障害者歯科　第3版，136〜144，医歯薬出版，東京，2006.
4) 小笠原　正：発達障害児のブラッシング行動におけるレディネスに関する研究　第1編　健常児の認知行動，障歯誌，10(2)：1〜20，1989.
5) 小笠原　正：発達障害児のブラッシング行動におけるレディネスに関する研究　第2編　発達障害児への認知行動，障歯誌，10(2)：21〜37，1989.
6) 荒木麻美，名和弘幸ほか：自閉スペクトラム症児における洗口の習得段階と発達年齢との関連，障歯誌，37(2)：134〜141，2016.
7) 植松　宏ほか編：高齢者歯科ガイドブック，第1版，331〜333，医歯薬出版，東京，2003.
8) 吉田光由，中本哲自ほか：歯の欠損が高齢者の生活の満足感に及ぼす影響について—広島県呉市在住高齢者に対するアンケート調査より—，老年歯学，11(3)：174〜180，1997.
9) 東京都立心身障害者口腔保健センター：リーフレット　高齢者の口腔のケア（機能編），2016.
10) 田角　勝ほか編著：小児の摂食嚥下リハビリテーション，第2版，176〜178，医歯薬出版，東京，2014.

11) Axelsson P, et al：The effect of a preventive programme on dental plaque, gingivitis and caries in schoolchildren. Results after one and two years, J Clin Periodontol, 1：126〜138, 1974.
12) Magnusson I, et al：Recolonization of a subgingival microbiota following scaling in deep pockets, J Clin Periodontol, 11(3)：193〜207, 1984.
13) 関野　仁，山崎正登ほか：障害者における歯科定期健診の有用性の検討，障歯誌，34(3)：387，2013.

参考文献
1) 平野浩彦ほか監修：実践！介護予防　口腔機能向上マニュアル，東京都高齢者研究福祉振興財団，東京，2006.
2) 全国歯科衛生士教育協議会監修：最新歯科衛生士教本　高齢者歯科，医歯薬出版，東京，2011.
3) 全国歯科衛生士教育協議会監修：最新歯科衛生士教本　障害者歯科　第2版，医歯薬出版，東京，2015.
4) 才藤栄一ほか監修：摂食・嚥下リハビリテーション　第2版，医歯薬出版，東京，2013.

V ライフステージ別の口腔ケア

1 出生後から乳児期までの口腔ケア

1. 乳児期の1年間

　出生後1年間（乳児期）の発育・発達は目覚ましく，たった1年間で体重は約3倍に発育する．そのため，体重あたりの必要栄養量は成人の約3倍にものぼり，発育・発達を支える乳児期の哺乳・摂食機能は重要である．生後1年間の短い期間に栄養摂取は高エネルギー量を確保しながら，液体による哺乳栄養摂取から固形物による離乳食栄養摂取に変換され，1歳頃までに哺乳は終了する．このため，病気や障害がありながらも摂食機能を発達させることが必要で，有病・障害乳幼児の機能的口腔ケアは大変重要である．

　乳児期には，物質の感覚特質を口で楽しむ口腔探索活動が始まる．さらに探索活動より生じた物質世界への興味が外界世界を知ること，運動機能発達の原動力となり歩行運動へと導く．

　また口腔探索期の豊富な口腔運動学習が，摂食機能や発声発語機能の基礎となる．以上のように，乳児期は発育・発達に口腔機能が大変重要な役割を果たす時期であり，有病・障害乳幼児では乳児期から早期の歯科的支援が大切である．

2. 無歯期の口腔ケア（衛生的口腔ケア）

　基本的に無歯期の衛生的口腔ケアは必要としない．著しく唾液分泌が少ない場合や，口腔運動が著しく乏しい重度の疾患や障害の場合，気管挿管されている場合は口腔ケアが必要になる．なお定型発達児の場合は，口腔内の自浄作用が働くため，口腔ケアを必要としない．口腔ケアが必要な場合は，水綿球で口腔内を保湿するなど乾綿と湿綿を使い分け粘膜残渣を除去する．綿球を口腔内に落下させないよう，注意が必要である．口腔ケアナップ（口腔ケア用不織布）や手袋を使用したうえでの指マッサージも有効である．市販のスポンジ製の口腔ケアグッズは乳児には大きすぎて目が粗いため，乳児の柔らかい口腔粘膜には適さない場合が多い．

　指しゃぶり，物しゃぶりによる唾液分泌の促進と口腔運動の増加は，乳歯の萌出前に自浄作用を高める．乳歯未萌出の時期から口腔内に触られることに慣れさせたり，安全に配慮しながら歯ブラシをもたせ，歯ブラシの刺激に慣れさせ将来の歯磨きに備える．

　また，生後1か月までの新生児期には口腔カンジダ症が生じやすい．さらに免疫能

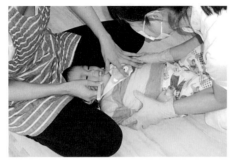
寝かせられること，触られること，静止することに事前に慣れさせて，コミュニケーションをとりながら歯磨きを行う．指で口唇や頬粘膜の圧排をすることにも慣れさせておくことが必要である．

図1　母親への歯磨き指導

の低下や，新生児期の感染症による抗生剤投与で発生率が上昇する．全身的に問題がなく，症状が軽度であれば投薬せず経過観察を行う．必要に応じて抗真菌薬を投与する．

3. 乳前歯萌出期の口腔ケア（衛生的口腔ケア）

　下顎乳前歯が萌出を開始すると，歯ブラシを使用した歯磨きが必要となる．乳歯が萌出してからいきなり歯磨きをするのではなく，前述のように乳歯の萌出前から寝かせて口に触られることに慣れさせておくことが大切である（図1）．

　上顎乳前歯部は自浄作用が及びにくいため，食物残渣や粘膜残渣が残りやすく，細菌も繁殖しやすい．このため，う蝕も発生しやすく，歯ブラシで歯を磨くことが重要である．しかし上唇や上顎乳前歯歯肉の感覚は鋭敏なため嫌がりやすいので，上顎乳前歯萌出前から歯磨きに慣れさせておく．保護者からのミュータンス連鎖球菌の感染防止のためには，保護者に対してブラッシング指導を行い，保護者や兄弟など家族全員の口腔内細菌を減少させておくことも大切である．

4. 保護者に対する抱き方指導

　正しい抱っこ姿勢は，発達のために重要である．満期産では屈筋緊張が亢進して手足は屈曲し，重力に負けないよう抗重力姿勢を取り，抱きやすい状態で生まれてくる．しかし未熟児や先天性の障害により屈筋緊張が弱く，低緊張ないわゆるフロッピーインファントの状態や，後弓反張などで反り返りが強く突張ると，抱っこ姿勢の確保が困難となる．対称性の崩れた体幹がねじれた抱き方，伸展姿勢の抱っこはハンドリガード[*1]など手の観察発達や正中位指向性[*2]が障害され，手と手を合わせたり，指しゃぶりなどができなくなり発達が遅れるため，保護者に対する抱き方の指導が必要となる．

＊1　ハンドリガード：乳児が自分の手を顔の前にかざして，じっと見つめる行為
＊2　正中位指向性：正中位方向へ向かう姿勢と運動発達

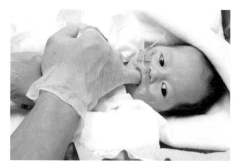 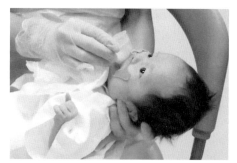

図2　フィンガーチェック　　　　図3　ニップルミルク滴下診査

　満期産定型発達児であれば，自ら屈筋緊張させるとともに静止状態となり，哺乳時には自ら哺乳姿勢を取り哺乳準備をする．しかし前述のように抱き方が困難な場合，保護者は普段から正しい抱き方を習得し，哺乳姿勢を確保する必要がある．

5．哺乳指導・訓練

　未熟児や有病乳児では，新生児期に哺乳困難な場合があり，経鼻経管栄養が使用されていることが多い．直接母乳から哺乳するのは困難なため，哺乳瓶哺乳による経口哺乳訓練を行う場合が多い．

1）哺乳診査の手順

①フィンガーチェック：指で口唇に触れ哺乳反射の診査を行い，指を口腔内に入れ哺乳運動や吸啜圧の診査を行う（図2）．

②空ニップル診査：哺乳運動診査やホールド圧（吸啜運動をしていない時の吸引力），吸啜運動の持続性，吸啜音の確認，吸啜圧をニップル内の舌運動を観察して哺乳運動と哺乳力を評価する．

③ニップルミルク滴下診査：吸啜・呼吸・嚥下協調をモニターで確認しながら，吸啜運動を観察する．哺乳力微弱性や易疲労性，覚醒度の低下性などを時間を測り観察・評価する．哺乳困難なケースでは，この段階での練習が必要な場合が多い（図3）．

④哺乳瓶哺乳の診査：ニップルミルク滴下診査と同様の診査を哺乳瓶にミルクを入れて行う．ミルクを少量から暫時増量して，哺乳状態を診査し，適切な哺乳1回量を決定する．

2）口蓋裂の哺乳

　哺乳床やホッツ床を使用しても，完全な鼻咽腔閉鎖機能の獲得は困難なため，母乳哺乳や通常の哺乳瓶での哺乳ができず，逆流防止弁付の口蓋裂用哺乳瓶が必要となる場合が多い．哺乳床などを使用しなくても，多くは口蓋裂用哺乳瓶の使用で哺乳可能となる．唇裂のみの場合や唇顎裂であっても，唇裂や顎裂部から空気が漏れ吸引圧が

確保できない場合もあり，口唇テーピングや顎裂部閉鎖のための哺乳床，口蓋裂用哺乳瓶が使用される．また哺乳・呼吸・嚥下協調が可能で哺乳力の微弱な弱吸啜力児にも口蓋裂用哺乳瓶が有効な場合もあるが，誤嚥には注意が必要である．
(なお，口唇口蓋裂については「21．口唇口蓋裂」p.269 を参照.)

6．指しゃぶりを促す

指しゃぶりには，発達の変化がみられる．定型発達児では手指機能などの発達に伴い，指しゃぶりのパターンは変化し発達する．発達遅滞児などでは指しゃぶりを促すために，前述のように保護者に対する抱き方指導が重要である．正しい抱っこ姿勢のもとで正中指向性を促し，肩甲帯から上腕，手指を口へと誘導して指しゃぶりを促す．そして，げんこつしゃぶりから拇指しゃぶりへの移行を促す．手が開くとほかの指もしゃぶるようになり，指の吸啜運動から自己感覚遊びへと変化して，口腔内構造の理解や口腔内感覚の自己理解が促される．

また唾液分泌も促進され唾液遊びによる唾液移送，唾液嚥下促進など口腔運動機能の向上や，離乳食開始のための口腔運動の基礎を作る．このように，指しゃぶりの発達は大変重要である．定型発達児では，指しゃぶりを促さなくてもその運動は発達するが，指しゃぶりができない発達に遅れのある児では，指しゃぶりを促す指導訓練は重要である．他動的に児の指を口腔内に誘導して入れたり，保護者などの指を口に入れて感覚入力を行う．生理的に感覚過敏が生じている場合は，感覚入力の前に脱感作を行う．感覚入力を行うことが不快刺激となり，心理的過敏とならないように注意する．

7．物しゃぶりへの発達（マウシング）

指しゃぶりの発達から物質への興味が生じると物しゃぶりへと発達し，物の感覚特質を楽しむ感覚遊び（マウシング）へと発展する．この探索行動の意欲が将来の身体移動などの運動の原動力となるとともに，外界の物質世界の物質特性学習を行い，外界世界で生活するための基礎を形成する．

物しゃぶりにより，口腔内で物質を移送する練習や歯肉や歯での咬合感覚など自己感覚理解がなされる．さらに唾液分泌が促進され，唾液遊びはより発達し，唾液の出し入れや「ブーブー」と唾液を飛ばすことで，ブローイング（吹く動作）や吸引運動を発達させる．このように，物しゃぶりと物への興味拡大・促進はとても大切である．この運動感覚練習がその後の摂食・水分摂取・構音運動の基礎となる．

ダウン症候群など，口唇低緊張で安静時舌位が前方位の場合には，舌を突き出し探索する習慣がつきやすく，注意が必要である．舌尖が口腔外に出ると口腔内の舌運動が中舌や奥舌の使用となり，舌は前後運動だけしか行えず，側方運動や回旋的な運動が困難となる．このため口腔内で探索できるサイズの物で口腔内探索を誘導するとと

もに，口腔周囲を舐めることが誘発されないような指導も大切である．

8. 離乳食準備の指導

前述したように，乳児は離乳食開始前に摂食準備のための自己学習を行う．準備ができていない場合は，指しゃぶり，物しゃぶりなどの発達を促す．哺乳にかかわる原始反射が消失することや離乳食摂取の姿勢が一定時間とれ，その姿勢に慣れることが必要である．さらにその姿勢で対人的な気持ちのやり取りができ，保護者や食事介助者などと一緒に楽しく遊べることも重要である．このため，離乳食開始までに離乳食を摂食できる姿勢の確保が必要になる．定頸していない場合は，摂食姿勢が保持できるように，抱っこ姿勢や椅子を調整してポジショニングを行い，姿勢の確保とヘッドコントロール（頭部の安定）を行う．

離乳食開始期には母乳・哺乳瓶による哺乳や経管栄養からの栄養に依存し，経口摂取を心理的に拒否する場合がある．離乳食の開始には離乳食を望むような楽しい時間にすることも大切である．Cornelia de Lange 症候群，Williams 症候群，自閉スペクトラム症，重度先天性心疾患，消化器系疾患，未熟児などでは摂食の心理的拒否を生じやすく，注意が必要である．

9. 離乳食の進め方

離乳食の進め方は成書に譲る．

加藤光剛（静岡県立こども病院歯科，歯科医師）

参考文献
1) 厚生労働省雇用均等・児童家庭局母子保健課：授乳・離乳のガイド（2007.3），厚生労働省，2007.
2) Suzanne E. Morris, Marsha D. Klein：摂食スキルの発達と障害 原著 第2版 子どもの全体像から考える包括的支援（金子芳洋訳），医歯薬出版，東京，2009.

2　幼児期における口腔ケア

1．口腔ケアの重要性

　幼児期は，乳児期に続く生後1年から学齢に達する6歳までの期間を指す．この時期の口腔ケアは，母親・家族の歯科保健に対する意識・価値観に大きく左右されることから，母親・家族への動機づけがきわめて重要である．またスペシャルニーズのある人の歯磨き習慣や口腔ケアは，年齢とともに自然に身につくものではなく，幼児期から日々の生活のなかでのさまざまな「働きかけ」や「繰り返し練習する」ことで徐々に自主性が養われ，習慣として定着し，技術的にも習熟していく．そのため幼児期から障害の程度，生活環境，ライフサイクルを考慮して支援内容や方法，到達目標を設定し，個々の状況に適した口腔ケア支援が必要である．

2．乳歯萌出時期の口腔ケア

　乳歯のはえ始めの頃は感覚器官の発達の時期でもあり，感覚過敏が強いことから頬ずりや口周辺を触れるなどのスキンシップから行う．ひざのうえに寝かせ口腔内の観察，機嫌のよい時にはガーゼを口腔内の温度と同じくらいのお湯で湿らせて清拭する．口腔内に触れるための口腔ケアの準備期である．毎回終われば必ず，頑張れたことや上手にできたことなどを伝え，快い気持ちを抱かせて終わるようにする．

　乳歯がはえたら保護者磨きの練習開始である．歯ブラシという異物に慣れさせながら，お母さんの歯磨きは気持ちよく，楽しいと印象付ける段階である．嫌がればすぐに止め，泣かせない工夫をする．タイミングは，1日のなかで本人の機嫌のよい時間を見計らって行うようにする．この時期は，まだ寝ている時間の方が長く，睡眠中は唾液の分泌量が減少し，う蝕が発生しやすい口腔環境になる．哺乳瓶や母乳を含んだまま寝かせたり長時間過ごすと，いわゆる哺乳瓶う蝕（ボトルカリエス）の発生につながる[1]．

　スペシャルニーズのある児では，一般的な離乳時期[2]に比べ大きく遅れており（図1），卒・離乳の時期が遅れるに従い，う蝕罹患児率，一人平均う蝕歯数とも増加傾向を示し，2歳以降では顕著な増加を示している（図2）．このことから，う蝕予防の見地から卒乳時期を考えると，スペシャルニーズのある児は遅くとも2歳までには卒乳を完了するよう支援していく必要がある[3]．自然卒乳を待ちたいと望む母親へは，う蝕の有無にかかわらず食生活と口腔ケアの両面から問題の抽出と解決方法について一緒に考える．就寝時や夜間の哺乳瓶によるミルク摂取は，ミルクの濃度を徐々に薄める工夫や昼間の活動についても確認するなど，ライフステージに寄り添った支援が不可欠である．また離乳食の開始時期には，う蝕原因菌の母子感染についても認識させ，保護者の唾液の付着した食器具の共用を避け，保護者自身の口腔清掃も徹底するような支援も重要である．

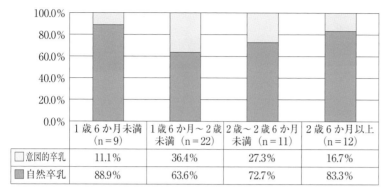

図1　授乳終了時期別卒乳方法の割合

意図的卒乳：親の意志など何らかの理由で意図的に授乳を終了した状況
自然卒乳：自然に子どもから乳離れし，吸わなくなった状況

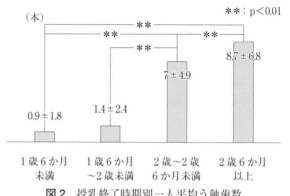

図2　授乳終了時期別一人平均う蝕歯数

3．おやつの与え方

　心身の発育・発達が目覚しい時期で，栄養学的にも幼児のしつけの面でも食事や間食について正しい習慣を身につけるように援助する時期でもある．例えば，間食を与える時は，次の食事とのあいだを2時間以上あけるようにする[4]．この年齢では，ジュースや乳酸飲料，イオン飲料などを摂取し哺乳瓶やストロー付マグカップで飲んでいる場合も少なくない．これらの飲料はpH3〜4以下の酸性であるため，だらだら摂取すると酸により歯が直接溶かされる酸蝕症が起こりやすくなる（**図3，表1**）[5]．また甘味飲料でカロリーを取ることで，食事時の食欲の減退や食事量の減少につながる．

　個人差はあるが乳歯のう蝕好発部位は乳前歯隣接面，第一乳臼歯咬合面である．間食も補食的な位置づけから「楽しみ」の要素が多くなるので，甘いお菓子類に偏らないように，おやつと飲み物の組合せを助言する必要がある．さらに隣接面はデンタルフロスを使用するが，まずは保護者が自ら使用し体感してから子どもへ使用するよう，その段階についても丁寧に伝える．

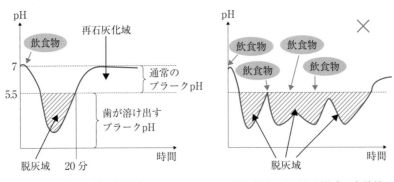

図3 飲食後のプラーク中のpH変化

（Marsh PD, Martin MV：Oral Microbiology, 2009より）

表1 市販飲料のpH

pH	飲　料
2.0〜3.0	コーラ飲料，栄養ドリンク
3.1〜4.0	炭酸飲料，乳酸飲料，スポーツ飲料，グレープ・リンゴ・オレンジジュース，野菜・果実ミックスジュース
4.1〜5.0	ヨーグルト飲料，トマトジュース

4．歯磨剤とフッ化物歯面塗布

う蝕予防手段としてフッ化物歯面塗布があり，普及促進は「健康日本21」幼児期のう蝕予防が目標のひとつにあげられている[6]．フッ化物歯面塗布は，乳歯から学齢期の永久歯，成人期・高齢期の隣接面・歯根面まで継続させる．塗布の回数は，う蝕リスクが高ければ3〜4か月に1回行う．塗布することに拒否を示す場合は，塗布部位をブロックごとにガーゼで乾燥させ，ロールワッテで防湿しながら塗布剤を綿球，綿棒，歯ブラシなどで塗布する方法もある[7]．

家庭で簡単にできる予防方法にフッ素配合歯磨剤の使用がある．しかしスペシャルニーズのある児や低年齢の子どもはうがいができないことから，使用できない場合もある．フッ素配合歯磨剤使用のう蝕抑制効果は20〜40％であり，通常にうがいしたあと1〜2割の歯磨剤が口腔内に残留するとの研究もある[8,9]．その1〜2割残留するといわれている少量のフッ素配合歯磨剤を，口腔ケアの最後に使うことや初期う蝕歯だけでもフッ化物塗布するなどの工夫も忘れてはならない．

5．口腔ケアの実際

保護者による歯ブラシを使った口腔ケアを定着させていく時期であるが，寝かせて

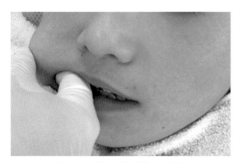
図4　口腔内脱感作の方法

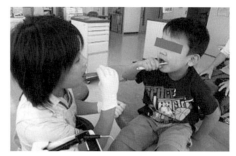
図5　対面で歯磨き指導
歯磨き部位，歯ブラシの動かし方を教える．

の保護者磨きの受け入れを嫌がり，激しく拒否することが多くみられる[10]．そのため保護者の困惑は大きく，口腔ケアの必要性は理解できても対応の仕方がわからないまま口腔ケアを次第に諦めることもある．過敏な反応（嫌がり）を示す原因のひとつに，中枢神経の未成熟や口腔周囲筋を使う経験不足，生理的過敏性の残存があるといわれている[11]．この過敏性を軽減するために，まずは生活リズムを整え生理的成熟を促すことや日常生活場面を通していろいろな感覚に慣れさせていくことを伝える．

例えば，遊びの場面では「ダルマさん，にらめっこしましょ」の模倣遊びやシャボン玉遊びなど口腔周囲筋へのアプローチを意識した関わりを積極的に取り入れる．また，やさしい声かけとともに，人差し指を口腔内にゆっくり挿入し，指の腹を歯肉にあて，指は動かさずに口唇や頰の緊張が緩和するまで歯肉に一定の圧を加える．痛みを感じる痛点が少ない奥歯から始め，最後に前歯を行い，口腔内のマッサージを行うなど適切な触覚刺激で脱感作していくことが効果的である（図4）．歯ブラシを使った保護者磨きは，無理をせず母と子の楽しい雰囲気での関わりを大切にしながら，短時間で終了する．進め方は10カウントなど終了の目安を伝え，その時の歯磨きは同じ部位ばかりではなく，歯磨きに耐え得る時間を考慮して分割磨きや歯磨きの順番を伝える．徐々に磨ける部位を増やし，歯磨き時間の延長を図るよう工夫する．歯磨きを嫌がる時に押さえつけて強引に行うと，歯肉や軟組織を傷つけ不要な痛みを与え，激しい拒否や歯磨き嫌いの原因となるので注意を要する．

毛先が短く弾力性のある歯ブラシでやさしく丁寧な保護者磨きを行い，歯磨きや清潔の意味を体感させながら習慣づけをしていくことに主眼をおく．歯磨きにより口のなかがさっぱりして気持ちがよいこと，「虫バイキン」がいなくなったことなど歯磨きの意義などをわかりやすく教えることも，歯磨きへの子どもの理解と協力を引き出すうえで重要である．

保護者による口腔ケアに対する子どもの反応をみながら，本人磨きの練習を始める．その子どもがもつ能力を最大限に発揮できるように，歯磨きの自立支援をすることが

重要である．

　例えば，浴槽にコップ・歯ブラシを持ち込み，兄弟や保護者と一緒に模倣磨きやうがいの練習をする．最初は保護者が手を添えて本人磨きを介助し，腕の位置や歯ブラシの音・歯面に歯ブラシの毛先が当たっている感覚を体感させ，少しずつ手添えの介助を減らし，対面で模倣で教える．最終段階は口頭での指示へと変えていく（図5）．また絵本や絵カード，模型を使って歯磨きとその意義，う蝕のでき方などを教えたり，絵書き遊びで口や歯のイメージを育てるように日常のさまざまな場面を通して，口腔や歯科保健に関心をもたせることも大切である．この時期の本人磨きは練習段階で，プラーク除去は完全にはできず，保護者による仕上げ磨きが必須である．

　う蝕がない幼児期から定期的に歯科受診し，定期的・継続的に歯科保健管理を行うことにより，同年齢の定型発達児より良好な口腔内環境を維持することも可能になる[12]．

　　　　　　溝口理知子（豊田市こども発達センターのぞみ診療所小児歯科，歯科衛生士）

文　献

1) 兼坂博之：乳幼児期における栄養摂取状態からみた小児齲蝕について，小児歯誌，15：198～204，1977．
2) 厚生労働省雇用均等・児童家庭局母子保健課：授乳・離乳のガイド（2007．3），厚生労働省，2007．
3) 岡本卓真，溝口理知子ほか：広汎性発達障害児に卒乳時期がう蝕罹患に及ぼす影響，障歯誌，33(4)：216～625，2012．
4) 川端輝江，山中由紀子：性・年齢・身体活動レベル別食事摂取基準値早わかり，女子栄養大学出版部，東京，2010．
5) Marsh PD, Martin MV：Oral Microbiology, 5th ed., Churchill Livingstone, London, 2009.
6) 厚生労働省：健康日本21―21世紀における国民健康づくり運動―，2000．
7) 須藤明子，小林清吾ほか：歯ブラシを用いたフッ化物ゲル歯面塗布法の口腔内残留フッ素量，口腔衛生会誌，42：387～392，1992．
8) フッ化物応用研究会編：齲蝕予防のためのフッ化物配合歯磨剤応用マニュアル，社会保険研究所，東京，2006．
9) 草部能孝，岡本卓真ほか：自閉症児のフッ化物配合歯磨剤の使用状況，愛院大歯誌，47(4)：441～446，2009．
10) 加藤孝明，岡本卓真ほか：障がい児における仕上げみがき・介助みがきの受容に影響する要因―第1報　開始期の状態との関連―，障歯誌，30(3)：440，2009．
11) 田角　勝，向井美恵：小児摂食・嚥下リハビリテーション，第1版，166～167，医歯薬出版，東京，2006．
12) 溝口理知子，岡田和子ほか：早期療育施設における歯科保健管理　第4報　3年間の継続管理の効果，療育紀要　2003，36～38，豊田市こども発達センター，愛知，2005．

3 学童期における口腔ケア

1. 知的能力障害（知的障害・精神遅滞）児への歯科保健指導と口腔ケア

　学童期は歯の交換期であり，幼弱永久歯のう蝕予防に注意が必要である．発達年齢に応じた自立のためのブラッシング指導を行う．

　学童前期は健常児の場合と同様，本人は特定部位のみを磨いてすべての部位は磨けないため，保護者の介助磨きが必要である．歯磨きの目的を理解し，歯磨き動作の習熟期でもあるので，第一大臼歯萌出の気づきと予防の重要性を説明し，う蝕の原因と予防法，歯磨き習慣の確立を保護者とともに学んでもらう．

　学童後期は口腔内の歯の形や歯列，汚れのつき方などを具体的に指摘することによって，どのようにしたらよいか判断できるようになる．きれい，汚い，気持ちよいや悪いに対する解決手段がとれる．自己健康管理への働きかけをすることで，歯や口の構造・役割を理解し，う蝕や歯周病を予防する方法を習得する．

　1）口腔ケアの注意点

　知的能力障害児の場合は本人の能力つまり，歯磨きに対するレディネス（準備性）の把握が必要である．部分介助あるいは発達年齢が3歳以上の児では自分自身でもある程度は磨くことができるが，全介助や発達年齢が1歳代以下の児では保護者に対する介助磨きの指導を主体とした方がよい[1]．まずは現在の歯磨きの状態を把握することが重要である．

　小笠原は，発達障害児の発達年齢で1歳6か月から歯ブラシを自分で口に入れ始め，発達とともに段階的に歯磨きができるようになり，自分で全歯の歯磨きができるようになるのは5歳以上であることを明らかにした[1]．つまり知的能力障害児も発達年齢を基準にすれば，歯磨きがどのくらいできるか予測可能となる[2]．知的能力障害児は，口腔感覚の未発達あるいは口腔周囲筋や舌の低緊張を示し，食物が口腔内に滞留していることが多い．特に頰側の口腔前庭部や歯面・歯間部に食物が付着し滞留していても，本人はそれを意識しておらず，いつまでも滞留してしまう．そのため軽度の知的能力障害児は一見自立しているようにみえても，実際は磨けていないことが多く，何らかの形で口腔ケアの介助は必要である．

　2）歯磨き指導の配慮

　歯ブラシの大きさや刷毛部の硬さより本人の能力の方が効果を左右し[2]，歯ブラシのもち方を指導しても効果は一定ではない[3]．時間をかけて磨かせるだけでは清掃効果はあがらないため[4]，短い時間でタイマーなどを使用しながら行う．部位を示す言葉を添えて磨き直しをさせると効果的で，部位は「上下」「前後」のような簡単なものを使い[5]，模型や図で示すとさらにわかりやすい．しかし指導したことは数日間で忘れてしまうため[4]，指導は繰り返し行うことが大切である．具体的には磨き残し部位の指導は歯垢染色剤で染め出し，汚れの部位を鏡で確認して，さらに模型や絵カー

ドを使用すると効果的である．支援方法は，手添え，手添え誘導，指あて，模倣，言葉かけの順に行う．また歯磨き行動における歯面の認知部位には，一定の発達順序があるとされているため[6]，認知しやすい部位から順に磨けるよう指導していく．

この時期の保護者へは本人の歯磨き能力の段階と家庭での指導の重要性を説明し，家庭における歯磨きの保護者の介入程度と支援すべき内容の要点と方法を教える．本人の能力，家庭での歯科保健管理状況などを再確認するとともに，定期的な歯科受診と専門的歯科保健管理の意義と必要性を保護者に十分理解させることが重要である．

2. 自閉スペクトラム症（自閉症スペクトラム障害）児への歯科保健指導と口腔ケア

障害の特徴は固執的で，新しい環境への適応性が低くコミュニケーションが困難などがある．また味覚・嗅覚・触覚などの感覚刺激に過敏がある場合はさらに仕上げ磨きが困難になる．知的能力障害を合併している場合は，情報の理解や学習能力が乏しく，健康や清潔に対する認識もあまり高くない．

1）口腔ケアの注意点

視覚からの情報が優位で，同じことを行うのが得意な障害特性を生かして，絵カードや写真，模型など理解しやすいコミュニケーション方法を用いた視覚支援やブラッシング行動をパターン化して指導し，習慣づけていくことが効果的である．また，食行動の異常（甘味食品ばかり食べるなどの偏食，反芻（はんすう）や食物を口腔内へ溜めるなど）がみられることもあり，食事指導も必要になってくる．

学童後期の思春期最初の頃は精神的不安などでパニックになったり，口腔内には自傷行為による粘膜・歯肉の損傷を認めることもある（図1）．

2）歯磨き指導の配慮

歯磨きは毎回の課題を少なくし，絵カードなどで視覚支援を行いながら指導は短く行う．歯磨き方法のパターン化や本人が満足するご褒美を決めるなどモチベーションを高めながら自主性を育てていくことは大切である．

3. 肢体不自由児への歯科保健指導と口腔ケア

姿勢と運動に障害のある肢体不自由児に対する歯科保健指導においては，口腔清掃を行う時の姿勢や反射，開口保持，自助具や介助具などに注意・工夫が必要である．脳性麻痺などによって，顔面・頸部や上肢にも運動障害のある児，下半身不随の脊髄損傷の児，手指機能に障害のある児，筋ジストロフィーのように進行性に筋力が低下する児など，障害による特徴とその日常生活動作能力に合わせた対応・指導が大切である[7]．

1）脳性麻痺など緊張や不随意運動の強い場合の口腔ケアの注意点

全身の神経・筋の異常な反射や緊張，不随意運動があるため，開口保持は困難なことが多い．また驚愕反射や咬反射などで急に口を閉じることがあるため，口腔清掃を

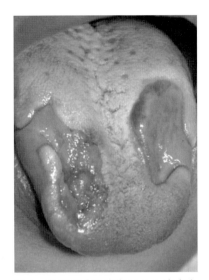

図1 自傷で舌に咬傷による潰瘍を認める

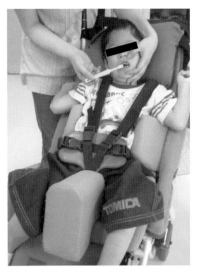

図2 脳性麻痺児における介助磨き

行う時，口腔内への器具の挿入には注意を要する．開口と閉口のコントロールがうまくいかず，口を開けようとしてもなかなか開かない．そのため全身が緊張して頭部が安定せず，また開けると過開口になってしまい，呼吸困難や顎関節の脱臼を生じることがある．脳性麻痺児の介助磨きをする時は，反射抑制姿勢（神経生理学的な体動のコントロール）の応用を基本とする．仰臥位なら顔を横向きに，座位なら顔をうつ向き加減にして顎をひいた方が緊張が少なくなる．バギーや車椅子に座らせた状態が児にとって楽な姿勢なら，そのまま後ろから抱え込むようにして磨く（図2）．磨いている最中に突然のけぞってしまう場合は，首の後ろに介助者の腕がくるように，児の肩のほうから腕を回し，首の後方部を伸ばしてあげるようにして上体を丸めて行うとよい[8]．口腔やその周囲に過敏がみられる場合は，歯磨きは脱感作から始める．

　口唇や口腔粘膜などに触れられると，反射や緊張が生じやすい（接触過敏性）場合は，過敏反応をなくすよう脱感作が必要である．そのために，日常的に顔に触れ口唇マッサージを行ったり，歯ブラシで口腔粘膜や歯面に触れながら徐々に刺激に慣れさせる[7]．脳性麻痺児の歯科保健指導と口腔ケア時の注意点は，緊張による不随意運動，過緊張による過開口，咬反射などである．また知的障害などを合併した場合に支援が必要となる．学童期は基本的には知的障害児と同様の歯科保健指導と口腔ケアを行う．

4．重症心身障害児・病弱児への歯科保健指導と口腔ケア

　重症心身障害児は知的障害・身体障害とも重度で，日常生活において全介助が必要である．呼吸管理，吸引，経管栄養，胃ろうなど医療的ケア（p.242）を必要とする

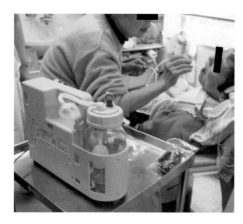

図3 口腔ケア後の汚染物を吸引

場合もあり，口腔ケアにおいても全介助が必要で，口腔ケア時には筋緊張の亢進や異常反射，不随意運動によるくいしばりや顎の異常運動，咬反射を認めることがある．

経口摂取の場合，軟食が中心で咀嚼不全や口腔周囲筋の機能障害などにより，自浄作用が低く不潔になりやすい．また口唇閉鎖機能の障害や開口に起因する口呼吸，歯列不正，抗てんかん薬による歯肉増殖，くいしばりによる歯周組織への過重負担など歯周疾患に罹患しやすい傾向にある．経管栄養の場合，経口からの摂取を行っていなくても，胃食道逆流もあり口腔ケアは必要である．

将来的な歯周病の予防のためにも，早期から専門的な口腔衛生管理，専門的な口腔ケアは必要である．学童期は家庭・学校での口腔ケアが困難な場合，医療サイドによる短い間隔でのプロフェッショナルケアが必要になる．

1) 口腔ケアの注意点

触覚過敏により顔面や口腔周囲に触れただけで全身の筋緊張が亢進することがあるため，口腔ケア前には手や腕に触れながら緊張をとっていき，顔・口腔周囲のマッサージをしながら口唇・歯肉へと接触し脱感作を行う．また姿勢や異常反射，不随意運動の特徴と緊張の強さ，過敏な部位について把握し，筋緊張のコントロールを考慮した姿勢の指導，呼吸抑制や誤嚥への配慮などは脳性麻痺児（Ⅶ-4, p.124）と同様に行う．開口保持によって呼吸抑制が生じたり，不随意運動のコントロールが困難な場合は，鎮静法を用いて筋緊張を軽減した状態で，歯石除去や機械的歯面清掃を行うこともある．

2) 誤嚥のリスクがある場合の注意点

誤嚥のリスクがある場合は，歯磨きや舌・粘膜のケアにより汚れを除去し，浮遊した汚れを誤嚥させないよう誤嚥防止の姿勢を確保し，意識が覚醒した状態で行う．

また吸引器がある場合は，吸引チューブ付き清掃用具を使用したり，頻繁に口腔ケア後の汚染物を吸引することは重要である（図3）．

江草正彦（岡山大学病院スペシャルニーズ歯科センター，歯科医師）

文　献

1) 小笠原 正：発達障害児のブラッシング行動におけるレディネスに関する研究　第2編　発達障害児の認知行動，障歯誌，10(2)：21〜37，1989.
2) 寺田ハルカ，縄田優子ほか：精神薄弱者の歯磨きにおける歯ブラシの大きさと刷掃効果の関係について，障歯誌，14(1)：23〜32，1993.
3) 河野幸子，高瀬紅実ほか：精神薄弱者における歯ブラシの持ち方と清掃効果について，障歯誌，11(1)：47〜52，1990.
4) 寺田ハルカ，道脇信恵ほか：知的障害者における歯磨き効果の持続性について，障歯誌，16(2)：180〜185，1995.
5) 寺田ハルカ，道脇信恵ほか：知的障害者における歯磨き反復指導の効果に関する研究—口腔内の認知状況の重症度別比較—，障歯誌，19(1)：16〜23，1998.
6) Ogasawara T, Watanabe T, et al：Readiness for toothbrushing of young children, ASDC J Dent Child, 59(5)：353〜359, 1992.
7) 全国歯科衛生士教育協議会監修：最新歯科衛生士教本　障害者歯科　第1版，134〜141，医歯薬出版，東京，2008.
8) 酒井信明，緒方克也ほか：歯科衛生士のための障害者歯科　第1版，177〜179，医歯薬出版，東京，1996.

4 成人期における口腔ケア

1. 歯科疾患の特徴と全身疾患（障害）の発症

成人期には糖尿病や心血管疾患などの生活習慣病の罹患率が上昇するが，歯科疾患の特徴としては，生活習慣病でもある歯周病の発症と進行である．特に，生体側の抵抗力が低下する40歳以上の歯周病の有病者率は約8割と高率である（図1）[1]．

う蝕に関しては，歯磨き習慣や加齢などにより歯肉が退縮し，根面う蝕が発生する時期でもある．またストレスなどから誘発されるブラキシズムによる歯の咬耗や歯頸部の楔状欠損などがあげられる．

成人期に発症する疾患（障害）としては，統合失調症，うつ病，脊髄小脳変性症，関節リウマチ，ベーチェット病，重症筋無力症，筋萎縮性側索硬化症，パーキンソン病，骨粗鬆症および生活習慣病（糖尿病，心疾患，高血圧症，脳血管障害）などがあげられる（図2）．これらの疾患のなかには進行する疾患も多く，手指の運動機能が低下してくると口腔清掃の自立が困難になる場合も多い．摂食嚥下機能障害も発症しやすくなる．さらに既にある障害の変化としては，ダウン症候群の早期退行変化や歯周病の進行，脳性麻痺の筋緊張や口腔機能の変化など二次障害が発生しやすい時期でもあるので注意する必要がある（各障害や疾患に応じた口腔ケアについてはⅦ章を参照）．

2. 年代別歯科疾患と対応

1) 20〜40歳：清掃不良によるう蝕や歯肉炎の発生が増加する．抗てんかん薬や降圧薬による薬剤性歯肉増殖や，女性では妊娠時における歯肉炎がみられる．また象牙質知覚過敏などもみられる．

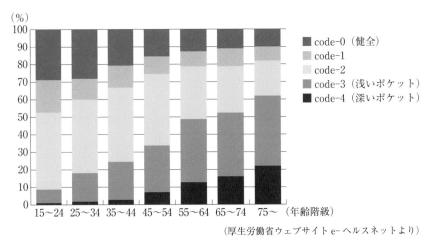

（厚生労働省ウェブサイトe-ヘルスネットより）

図1　年代別歯周組織の状態（CPI個人最大コードの分布）

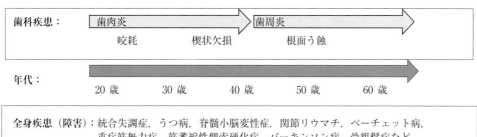

図2　年代別歯科疾患と全身疾患の発症時期

→う蝕および歯肉炎の予防を重点とした口腔ケアと定期健診により対応する.

2) 40～50歳：歯周炎や生活習慣病が発症する時期である．ブラキシズムによる歯の咬耗などもみられる.

→生活習慣病予防（食習慣の改善，運動など），歯周病予防を重点とした口腔ケアと定期健診により対応する.

3) 50歳～：脳血管障害や骨粗鬆症，根面う蝕，摂食嚥下機能障害が発症しやすくなる時期である.

→生活習慣病予防，根面う蝕の予防や摂食機能を重点とした口腔ケアと定期健診により対応する.

3. 環境と歯科疾患の実態

1) 環境

スペシャルニーズのある人は，学校を卒業し成人になると，多くは障害者施設か在宅という環境で生活する．施設に入所している人は規則正しい生活を送っている．食後の歯磨き習慣があり，セルフケアが困難な場合には職員による介助ケアを実施している施設が多い．施設により差はあるが，歯科医師，歯科衛生士による定期的な歯科検診，口腔清掃指導なども実施されている場合が多い．歯科受診の際には，通院介助などのサービスも利用できる.

在宅障害者の場合では，保護者や介護者の歯や口腔に関する関心度により口腔内の清掃状態は大きく変わる．成人期では，学校健診のような歯科検診を行う機会がないので，歯科疾患の早期発見や予防をするのは困難となる（図3）．重度の障害で通院困難な場合には，訪問診療時の口腔ケアで対応することとなる（施設や在宅におけるライフステージに合わせた口腔ケアについてはⅥ章を参照，p.71).

2) 歯科疾患の実態

障害者通所施設の利用者を対象とした歯科検診では，健常者に比べう蝕や歯周病の

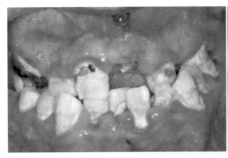
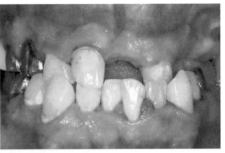

図3 在宅障害者（28歳男性，知的能力障害）の口腔内の変化
口腔ケア前（左）とケア後（右）

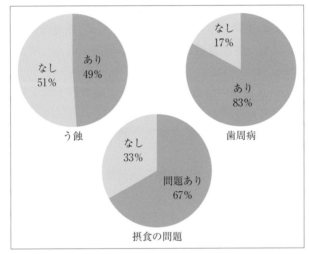

（長崎県，長崎県歯科医師会編：平成23年度8020運動特別推進事業「障害者施設口腔機能向上モデル事業」報告書，2012. より）

図4 障害者通所施設における歯科検診結果

有病者の割合は高く，約7割に摂食の問題があった（図4）と報告されている[2]．

摂食嚥下障害に関しては，身体の成長に伴う姿勢や筋緊張の変化，口腔形態の変化，変形，関節拘縮，呼吸機能の低下，摂食機能の低下など二次障害が生じやすい時期でもある．このように，成人期では環境の変化により歯科疾患が発症し，重症化する可能性がある．

3）歯周病

障害者施設入所者を対象とした歯周病の罹患状況の調査では，入所者の歯周組織の状態は健常者と比較すると，清掃状態が悪い，歯石の沈着が多い，歯肉の炎症が強い，歯周ポケットも深かった（図5）．歯周病罹患率は90％以上と高く，年齢とともに歯肉炎が減少，歯周炎が増加し，健常者と比較すると若年層においても歯周炎は高率で

あったと報告されている（図6）[3]．この結果からもスペシャルニーズのある人では健常者に比べ，歯周病罹患率は高いことが確認された．

歯周病は，細菌因子，生体因子，環境因子，咬合因子などの多因子性疾患であるといわれている．スペシャルニーズのある人の歯周病には特有な特徴があり，清掃不良だけでなく，生体側の因子すなわちDown症候群やPapillon-Lefèvre症候群などの遺伝疾患，糖尿病や骨粗鬆症などの全身疾患により影響を受ける．てんかんや高血圧症，心疾患の者は抗てんかん薬や降圧薬による薬物性歯肉増殖症がみられる．脳性麻痺による筋の緊張がブラキシズムを誘発し，咬合性外傷を生じ歯周病が重症化することもある．これらの生体因子，咬合因子，環境因子が歯周病の発症や進行に関与するので，口腔ケアを行う場合には障害別やリスク因子別に対応することが必要となる．

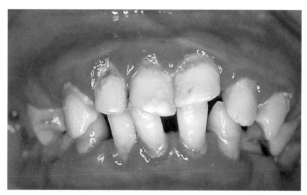

図5 障害者施設入所者（38歳女性，知的能力障害）の歯周組織の状態（重度歯周炎）

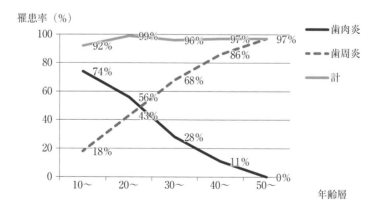

（長田 豊，ほか：日歯周誌，32：1990．を改変）

図6 障害者施設入所者の年齢と歯周病罹患率

4. 口腔ケアの困難性と重要性

1) 口腔ケアの困難性

成人期に発症する疾患とその疾患の進行程度，加齢による障害の重度化などにより，口腔ケアや歯科治療がより困難になることがある．

困難要因としては，知的能力障害（Ⅶ-1，p.101）や自閉スペクトラム症（Ⅶ-3，p.118）では口腔ケアに対する理解と適応行動，コミュニケーションの困難性などがあげられる．脳性麻痺（Ⅶ-4，p.124）や脳血管障害後遺症，パーキンソン病（Ⅶ-10，p.166）では運動と姿勢制御の困難性，内部障害（Ⅶ-15，p.192）では医学的管理の困難性などがあげられる．これらの困難要因に対しては，障害や成人期に発症する疾患について理解し，個別に対応する．知的能力障害や自閉スペクトラム症者では，発達レベルに応じた各種の行動調整法を用いて口腔ケアを行うと円滑にいくことが多い．

2) 口腔ケアの重要性

重症心身障害者，脳性麻痺者，要介護高齢者（寝たきり障害者），脳血管障害後遺症者には嚥下障害を有する割合が高く，口腔ケアが適切に行われていないと口腔内細菌による誤嚥性肺炎も生じやすい．重症心身障害者入所施設における口腔ケアの効果に関する研究によると，歯科衛生士が介入し専門的口腔ケアを実施した結果，口腔清掃状態が改善し発熱日数も有意に減少したと報告されている[4]．この結果から，誤嚥性肺炎の予防のためには口腔ケアや歯周治療が必須である．

口腔ケアは本人，保護者，介護者，歯科医療従事者だけでなく，ほかの医療・福祉施設などと連携しながら，ライフステージに応じた口腔ケアが必要である．われわれ歯科医療従事者は，ノーマライゼーションの考えに立ち，成人期のスペシャルニーズのある人に対して的確な口腔ケアを実践することにより，口腔の健康を維持するとともに全身の健康の増進に寄与できる．

長田　豊（長崎県口腔保健センター，歯科医師）

文　献
1) 厚生労働省 生活習慣病予防のための健康情報サイト 歯周疾患の有病状況　https://www.e-healthnet.mhlw.go.jp/information/teeth/h-03-004.html
2) 長崎県，長崎県歯科医師会編：平成23年度8020運動特別推進事業「障害者施設口腔機能向上モデル事業」報告書，14，九州印刷，長崎，2012．
3) 長田　豊，田中克憲ほか：長崎県における心身障害者の歯周疾患の罹患状況について，日歯周誌，32：698〜705，1990．
4) 平岡俊章，山内香代子ほか：重症心身障害者入所施設における口腔ケアの効果，障歯誌，29：126〜132，2008．

参考文献
1) 長田　豊：障害のある方の歯と口のガイドブック，デンタルダイヤモンド，東京，2014．
2) 長田　豊，長田侑子：障害のある方の歯と口の問題と対応法，口腔保健協会，東京，2015．

5 高齢期における口腔ケア

1. 高齢者の人口推移と超高齢化社会の課題

人口推計の出発点である2010（平成22）年のわが国の総人口は1億2,806万人であったが，その後は長期の人口減少の過程に入る[1]．2050（平成62）年には1億人を割り，2060（平成72）年には8,674万人になると推計されている[1]．一方，老年（65歳以上）人口の推移では，2042（平成54）年には3,878万人でピークを迎え，2060年には3,464万人となり減少する（図1）[2]．老年人口の割合は2015（平成27）年には25％を上回り，2060年には39.9％で2.5人に1人が老年人口になると推定されている[1]．

一方，わが国の障害者の数も年々増加し，厚生労働省の調査では2011（平成23）年の障害者の総数は787.9万人（人口の約6.2％）で，そのうちの50％は65歳以上に達していると報告されている[3]．平成25年版障害者白書によると「在宅の身体障害者357.6万人の年齢階層別内訳（平成18年）」では，65歳以上が221.1万人（61.8％）（図2）[3]，70歳以上は177.5万人（49.6％）となっている．一方，「在宅の知的障害者41.9万人（平成17年）の年齢階層別の内訳では，65歳以上は1.5万人（3.7％）（図

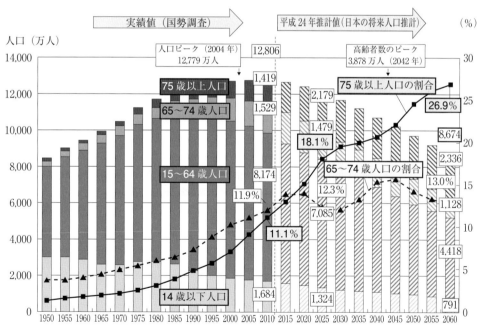

出典：総務省統計局「国勢調査」，国立社会保障・人口問題研究所「日本の将来推計人口」（平成24年1月推計）出生中位（死亡中位）集計

（厚生労働省．高齢者の地域における新たなリハビリテーションの在り方検討報告書より）

図1 高齢者人口とその推移

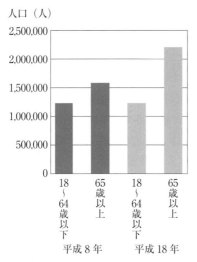
図2 在宅における身体障害者数の推移

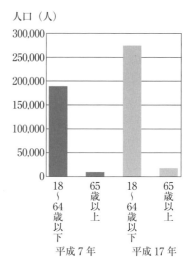
図3 在宅における知的障害者数の推移

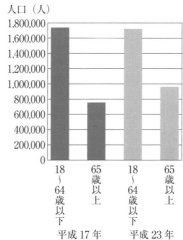
図4 外来における精神障害者数の推移

（障害者関連団体連絡協議会　障害者の高齢化に関する課題検討報告より）

3)[3],「65歳以上の割合の推移」では平成7年から平成17年までの10年で2.6％から3.7％へ増加している．また「外来の精神障害者287.8万人の年齢階層別の内訳（平成23年）」では，65歳以上は97.4万人（33.8％）で（**図4**)[3]，平成17年から平成23年までの6年間で，65歳以上の割合が28.6％から33.8％へと上昇している．

このように，障害者を含めたわが国の高齢化に対して，高齢者が障害者にならないための対策や，障害があっても健康で過ごせるための対策がリハビリテーション医療における重要な課題となっている[2]．特に後期高齢者（75歳以上の高齢者）の社会環境を考えると，加齢に伴う生理的変化を背景とした生活機能の低下[4]などを含めた

障害という視点からの全体像を見据えた時に，歯科医療従事者が社会資源のひとつとして責任を果たすことは言及するまでもない．

わが国では，「団塊の世代」が75歳以上となる2025（平成37）年に向けて，たとえ重度の要介護状態となっても，住み慣れた地域で自分らしい暮らしを人生の最後まで続けることができるよう，医療・介護・予防・住まい・生活支援が一体的に提供される「地域包括ケアシステム」の構築が急務となっているが，老老介護や独居老人の問題は地域で生活することの可否を左右する大きな要因になっている．

2．高齢者の特徴

高齢者が要介護状態などになることを予防，または要介護状態などを軽減させ，もしくは悪化を防止することを目的とした介護予防では，身体機能を改善することを目的とした機能回復訓練に偏りがちであったことから，今後の介護予防では得られた活動的な状態をバランスよく維持するための活動や社会参加を促す取り組みが課題となっている．これからの介護予防は高齢者本人への取り組みだけでなく，生活環境の調整を行い，生きがいや役割をもって生活できるような地域づくりなど，高齢者本人を取り巻く環境への取り組みも重要になっている．そのためには地域リハビリテーションによる自立支援を推進し，要介護状態になっても，生きがいや役割をもって生活できる地域社会を目指す必要があり[2]，歯科を含めた多職種による生活支援が求められる．

加齢に伴う生理的機能の低下には，筋萎縮と筋力低下，骨塩量の低下，運動時の最大心拍数や心拍出量の低下，肺活量の低下，免疫機能の低下などがあり[4]，これらの機能低下に加え，内部障害や変形性関節症などの運動器疾患，脳血管疾患などの神経疾患などのさまざまな疾患が重なり，その結果，生活機能はさらに低下することになる．高齢者の生活機能を低下させる代表的な疾患に誤嚥性肺炎がある．高齢者では心理的な変化により，生活機能や疾患の症状が影響を受けやすい特徴がある．

スペシャルニーズのある高齢者では，日常の運動活動の低下や摂取カロリーと運動を含む消費カロリーのアンバランスによる生活習慣病の有病率が健常者よりも高いと考えられており[5]，高脂血症や耐糖能障害を中心とする代謝性疾患に加え，冠動脈疾患の合併にも注意が必要である．

一方，活動性の低い障害のある高齢者では，生活不活発による廃用性変化，低栄養や貧血などがあり，特に高齢者になると容易に廃用症候群に陥りやすい（**表1**）[6]．廃用症候群に関連する病態概念としては，以下のものがある[6]．

①サルコペニア

高齢者に生じる筋肉量減少を指し，純粋な加齢による筋肉量減少を一次性サルコペニア，疾患などによる筋肉量減少を二次性サルコペニアという．廃用症候群は二次性サルコペニアに該当する．

表1 廃用性変化で生じる廃用症候群の臨床的な所見と症状

筋	筋萎縮,筋力低下,酸素摂取量低下
関節	拘縮・強直
骨	骨吸収亢進・形成低下(この結果,尿中Ca排泄亢進→尿路結石),骨粗鬆症
循環器系	心拍出量低下,起立性低血圧,循環血液不均衡
内分泌・代謝系	ホルモン分泌低下,Ca減少,HDL減少,インスリン抵抗性出現,肥満
腎泌尿器系	腎血流量低下,尿路結石,尿路感染,尿失禁
消化器系	食思不振,消化・吸収不良,便秘,便失禁
皮膚	褥瘡,菲薄化・裂傷
精神・神経系	精神発動性低下,不眠,不安,うつ,せん妄,認知機能低下

(馬渡敏也:地域包括ケアを支える医科歯科連携実践マニュアル,p.26,三輪書店,東京,2014より)

②フレイル(frailty,虚弱)

加齢に伴うさまざまな機能低下を広範囲に包括する概念を指し,サルコペニアもフレイルの要因のひとつになる.

③低栄養

栄養摂取不足が慢性的に持続した状態である飢餓や,疾患・炎症に関連した侵襲や悪液質などが原因となる場合がある.

3. 高齢者の口腔の特徴と口腔ケア時の配慮

1) 口腔の特徴

高齢者の口腔の特徴としては,①加齢や服用薬剤による唾液分泌量の減少,②口腔器官のサルコペニア,③日常化した軟らかい食材の摂取による刺激唾液分泌量の減少[7],④不十分な口腔のセルフケアなどが誘因となる根面う蝕などの増加である.さらに加齢や基礎疾患,服用薬剤などが誘因となる摂食嚥下機能の低下や障害の問題が加わる.加齢に伴う摂食嚥下機能の問題では,唾液分泌機能の低下による影響のほかに,①咬合力の低下,②味覚の変化,③喉頭下垂,④呼吸と嚥下の調節性の低下などがある[8].このように摂食嚥下機能が低下する高齢者の口腔ケアでは,口腔衛生管理を中心とした従来の口腔ケアに加え,摂食嚥下機能の低下や障害の程度に合わせて,口腔機能の維持や廃用を予防することも大切になる.自立した高齢者の口腔ケアではセルフケアの指導とプロフェッショナルケアの2本立てが基本となるが,要介護高齢者の口腔ケアでは介助による口腔ケアの比率が大きくなるため,介助者への口腔ケアの知識と技術の指導が必要になる.

唾液分泌量の低下や口腔乾燥症では,舌苔の付着(図5)や根面う蝕(図6)が生じやすくなるため,根面う蝕の予防は咀嚼機能を維持するためにもきわめて重要である.根面う蝕の進行により歯冠部の破折や歯冠修復物が脱離し,誤飲や誤嚥(図7)[9]を引き起こすこともあるため,残存歯の根面う蝕の状態については,定期的な観察と

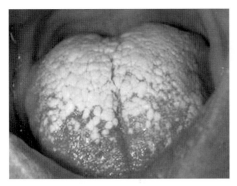

図5　唾液分泌低下による舌苔の付着

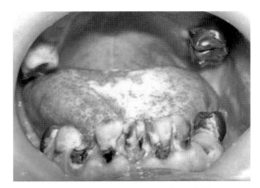

図6　高齢者にみられる根面う蝕
下顎前歯の歯頸部に根面う蝕が認められる

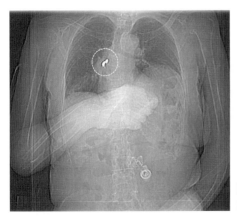

(平塚正雄：障歯誌，31(1)：2010.より)
図7　歯冠修復物を誤飲嚥した患者の胸部X線写真
右気管支に連結クラウンの誤嚥が認められる（丸印）

予防処置が必要になる．服用している薬剤の散剤が口腔前庭に残留し，粘膜の損傷や潰瘍を引き起こすこともあり（図8）[10]，薬剤師を含めた他職種への情報提供や服薬指導に対する助言も必要である．

　2011（平成23）年，日本人の死亡原因の第3位に，脳血管疾患に代わって肺炎が浮上した．肺炎で亡くなる人の90％以上は高齢者であり，誤嚥性肺炎が加齢に伴って発症することを考えると高齢者の口腔ケアの重要性はますます高まる．

　2）口腔ケア時の配慮

　口腔ケア時の配慮では，口腔ケア開始前に高齢者の全身状態や体調について確認し，高齢者が安楽で誤嚥しにくいポジショニングの設定が必要である．体位変換による起立性低血圧の発症にも注意が必要であり，介護者や主治医への確認が必要である．体位変換による血圧変動や呼吸変動では，血圧，脈拍および動脈血酸素飽和度（SpO_2）によるモニタリングが有効である．要介護高齢者では口腔内を触られると痛みや触覚過敏などの感覚異常により，口腔ケアを拒否する症例もあることから，脱感作療法が

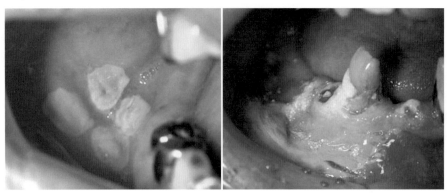

(平塚正雄:脳血管障害後遺症 スペシャルニーズデンティストリー障害者歯科, p.84, 医歯薬出版, 東京, 2017より)

図8 服用薬剤の口腔内残留
要介護高齢者の口腔前庭に服用している散剤が残留し,粘膜表面の一部に壊死を引き起こしている(下剤の酸化マグネシウム).

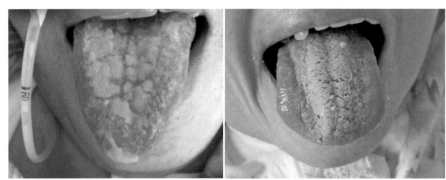

図9 経管栄養者にみられた栄養剤の口腔内への逆流と嘔吐
経鼻経管栄養者(左)と胃瘻者(右)の舌に胃から逆流した栄養剤が付着している.

必要になる場合も少なくない.

　摂食嚥下機能の低下や障害のある高齢者では,口腔ケア時の誤嚥対策は特に重要である.摂食嚥下機能障害の評価に加え,咳・排痰能力の評価も必要になる.長期臥床状態(寝たきり状態)の高齢者では,十分な腹圧が得られず,強い咳や排痰が困難になることから,口腔ケア時には的確な吸引操作が求められる.胃ろうや経鼻胃管による経管栄養を受けている高齢者では,胃内容物の逆流(**図9**)や嘔吐もみられる.したがって,口腔ケア時の胃内容物の逆流や嘔吐に対しても迅速に対応できる準備と体制が必要であることから,十分な医療安全管理体制で口腔ケアに取り組むことが大切である.

平塚正雄(福岡リハビリテーション病院歯科,歯科医師)

文　献

1) 国立社会保障・人口問題研究所：日本の将来推計人口（平成 24 年 1 月推計）　国立社会保障・人口問題研究所 HP http://www.ipss.go.jp/syoushika/tohkei/newest04/sh2401top.html
2) 高齢者の地域における新たなリハビリテーションの在り方検討会報告書，2015．厚生労働省 HP http://www.mhlw.go.jp/stf/shingi2/0000081906.html
3) 障害関係団体連絡協議会　障害者の高齢化に関する課題検討報告：（社福）全国社会福祉協議会，2，2015．
4) 大隈秀信：高齢障害者の特性，総合リハ，36(8)：731〜735，2008．
5) 佐久間　肇：障害者における生活習慣病の実態，臨床リハ，14(9)：792〜797，2005．
6) 馬渡敏也：廃用症候群とリハビリテーション．日本リハビリテーション病院・施設協会 口腔リハビリテーション推進委員会編，地域包括ケアを支える医科歯科連携実践マニュアル，26〜31，三輪書店，東京，2014．
7) 平塚正雄，山本幸枝：脳血管障害患者の刺激唾液分泌に関する検討―第 1 報　食形態の影響について，障歯誌，25(1)：6〜10，2004．
8) 井上　誠：高齢者の嚥下障害の実態，臨床リハ，25(8)：742〜752，2005．
9) 平塚正雄：脳卒中患者の歯科治療―亜急性期，回復期および維持期での対応―，障歯誌，31(1)：11〜20，2010．
10) 平塚正雄：脳血管障害後遺症　スペシャルニーズデンティストリー障害者歯科，第 2 版，81〜89，医歯薬出版，東京，2017．

6 ターミナル期における口腔ケア

1. ターミナル期とは

　ターミナルの語源は境界という意味で，ターミナル期はあの世とこの世の境目，人生の最後の時を表しており，時間的な概念である．同じ意味の終末期は疾病や患者の状況により急性型（救急医療など），亜急性型（がんなど），慢性型（高齢者，認知症など）に分類[1]される（表1）[2]．ターミナル期と終末期は同義とされているが，ターミナル期は時間的な概念で，終末期は疾病や患者の状況により分けて考えられている．ターミナル期とは，老衰や認知症，がんなどの疾患により治癒が困難と診断され，人生の最後を迎えるまでの余命数週間から半年程度の時期をいう．ターミナル期は，全身状態の変化はもちろんのこと，精神的にも不安定な時期となる．ターミナル期の患者へのケアをターミナルケアといい，その苦痛を和らげてケアを行うことを緩和ケアという．

　2002年にWHO（世界保健機関）が「緩和ケアとは，生命を脅かす疾患による問題に直面している患者とその家族に対して，痛みやそのほかの身体的問題，心理社会的問題，スピリチュアルな問題を早期に発見し，的確なアセスメントと対処（治療・処置）を行うことによって，苦しみを予防し，和らげることで，QOLを改善するアプローチである」と定義した[3]．がんにおいては，日本では2006（平成18）年6月にがん対策基本法が成立し，2010（平成22）年8月に国立がんセンターと日本歯科医師会は連携体制を構築すると発表し，2012（平成24）年7月には，厚生労働省のがん対策推進協議会で，がん治療における医科歯科連携，特にチーム医療の在り方の必要性，日本歯科医師会と国立がんセンターの連携事業，全国へのがん治療医科歯科連携の展開などが検討された[4]．なお延命処置などへの対応を定めた厚生労働省の「終末期医療ガイドライン」は，2015（平成27）年3月に「人生の最終段階における医療の決定プロセスに関するガイドライン」と改訂された．

　ターミナル期は老衰や認知症，がんなどの疾患が主な対象であるために，高齢者が多く占める一方で，新生児・小児医療の分野でも重篤な疾患や障害，小児がんなどで「看取りの医療」が重要な課題になっている．小児医療では延命治療への倫理面と子どもの権利，親の思いなど，さまざまな困難な問題が存在している．小児領域の終末期医療に関する詳細は成書を参考にしてほしい．

表1　終末期の定義

1. 複数の医師が客観的な情報を基に，治療により病気の回復が期待できないと判断すること．
2. 患者が意識や判断力を失った場合を除き，患者・家族・医師・看護師等の関係者が納得すること．
3. 患者・家族・医師・看護師等が死を予測し対応を考えること．

（(公社)全日本病院協会：終末期医療に関するガイドライン，2016. より）

2. ターミナル期の特徴

ターミナル期の口腔ケアは，1973年にオースティン H. クッチャーが死生学「The Terminal Patient：Oral Care」の著書のなかで「口腔ケアは，ターミナルの患者にかかわるすべての人が患者の尊厳のあるターミナル期を迎えられるように行うことが重要である」とし，尊厳あるターミナル期を迎えるための口腔ケアとは，「人が人として生きるために，最後まで行われるべきケアである」とした．E. キューブラー・ロスは，残された時間での生活や病気と向き合うなかでおこる，否認と孤立，怒り，取引，抑うつ，受容の5段階について述べた（**表2**）[5]．また，がん患者のターミナル期は，身体的苦痛，精神的苦痛，社会的苦痛，スピリチュアルペインの4つの側面，すなわち全人的苦痛を理解してケアにあたるとされている（**図1**）．

全人的苦痛について，シシリー・ソンダースは患者の複雑な苦痛について提唱し，「あなたはあなたであるから重要であり，あなたの人生の最後のときまで重要です．私たちはあなたが平安のうちに死ぬことができるだけでなく，最後まで生きることができるように，できる限りのことをさせていただきます」と述べた[6,7]．ターミナル期の患者には，これらの苦痛や苦悩を理解したうえで関わらなければならないと，そのケアの重要性を説いた．

1）全身状態

ターミナル期の患者は死に至る前にさまざまな身体症状が出現し，全身倦怠感に続き，食欲不振が高頻度に出現する（**図2**）[8]．食欲不振が多くみられることは，口腔ケアの必要性が重要であることを示している．

2）口腔の状態

ターミナル期は口臭，口腔乾燥，口腔粘膜炎の症状が現れる[9,10]．口呼吸や絶食，

表2　ターミナル期の5段階

●第一段階：否認と孤立 　　　　　「いや，私のことじゃない．そんなことがあるはずがない」と最初に訪れる思い
●第二段階：怒り 　　　　　第一段階の否認を維持できなくなると，怒り・激情・妬み・憤慨といった感情が表れる段階
●第三段階：取引 　　　　　第一段階，第二段階から，その後避けられない結果を先に延ばすべく交渉をしようとする段階
●第四段階：抑うつ 　　　　　病気を否定できなくなり，無気力さや苦悩や怒りが喪失感に取って代わる段階
●第五段階：受容 　　　　　いくつかの段階を通過し，何らかの助力を得て，最後の時を静観するようになる自分の死を受け入れる段階

（E. キューブラー・ロス：死ぬ瞬間，読売新聞社，1998をもとに作成）

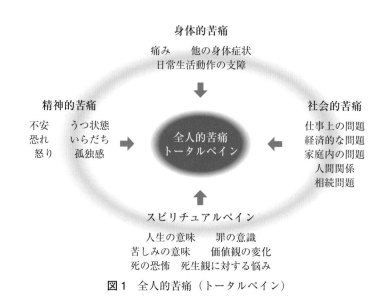

図1　全人的苦痛（トータルペイン）

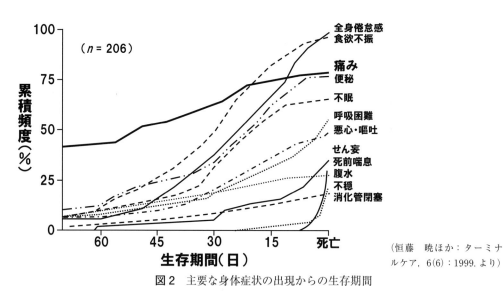

図2　主要な身体症状の出現からの生存期間

（恒藤　暁ほか：ターミナルケア，6(6)：1999.より）

放射線治療などによる口腔乾燥や粘膜出血，免疫力の低下，ステロイドの使用，栄養障害などによる口腔カンジダ症や重度口内炎など，口腔内に多くのトラブルを発症する[11]．自立した口腔ケアを行うことが困難となり，清掃状態も低下するため，歯肉の腫脹や舌苔なども多くみられる．このようなターミナル期の口腔管理は，患者や家族に苦痛なく無理のない範囲で口腔ケアを行うよう計画を立て，口腔ケア実施後はアセスメントを行い，口腔環境を良好に維持し介入していくことが望ましい[12]．

3. 口腔ケア時の注意点

ターミナル期の口腔ケアを行うときは，疼痛，嘔気，呼吸困難，嚥下困難などの症状が重複してみられるため，その口腔内状態に適した清掃方法，清掃器具，洗口剤や薬剤を選択して使用することが重要である（図3）．また全人的苦痛や患者の否認と孤立，怒り，取引，抑うつ，受容のどの段階であるかを理解して介入することが望ましい．

患者の身体・精神的な苦痛や思いを理解したうえで口腔ケアを行い，口腔環境を良好に保つことで，患者のQOLは保たれる．主要な身体症状の出現からの生存期間では，亡くなる1か月前よりさまざまな症状の出現頻度が高くなり，20日前頃から食欲不振が強くなる[8]．口腔内についてもさまざまな症状が出現するため，現れる症状を予測し，適切な口腔ケアを計画立案し実施することで，口腔環境を良好に保つことができる．次に，ターミナル期によくみられる口腔内症状と口腔ケアの方法について概説する．

1）口腔乾燥

口腔乾燥の原因には，口呼吸，薬の副作用や頭頸部の放射線治療などがある（図4）．特に重度の口腔乾燥の場合，粘膜が出血する頻度が高くなるため，十分に保湿をしてから歯磨きを行う．口腔内の保湿には人工唾液（サリベート®）や保湿剤などを使用する．ピロカルピン塩酸塩（サラジェン®）の投与も有効である．服薬を処方する場合は，嘔気や味覚変化，間質性肺炎，下痢などの副作用や禁忌疾患に注意が必要である．人工唾液や内服薬は処方箋が必要であるが，保湿剤は処方箋の必要がなく比較的手に入りやすく副作用も少ない．保湿剤にはリンスタイプやジェルタイプ，スプレータイプがあり，味も無味無臭から甘いものやミント系などさまざまな商品が市販されている．患者の口腔乾燥の症状に適した保湿剤を選択して口腔ケアを行い，良好な口腔環境を保つことが重要である．マスクの常時着用やネブライザー吸入器による加湿なども有効である．

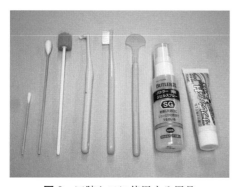

図3　口腔ケアに使用する用具

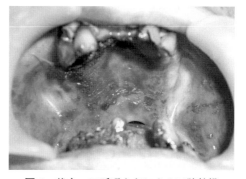

図4　絶食，口呼吸などによる口腔乾燥

2) 口腔カンジダ症

免疫力の低下や副腎皮質ホルモン剤などの使用により，口腔カンジダ症が発症する（図5）．口腔カンジダ症では，口腔内の痛みや違和感などにより食欲不振などが生じる．口腔カンジダ症の治療には抗真菌剤を使用する．抗真菌剤は，液体やゲル状の軟膏があるが，ターミナル期は嚥下障害や嘔吐などがあるため，ゲル状のミコナゾール（フロリードゲル®）が使いやすい．副作用には嘔気や嘔吐，食欲不振，AST・ALT上昇などがみられ，使用にあたって注意が必要である．

3) 粘膜炎，口内炎

ターミナル期には放射線治療などにより粘膜炎や口内炎が生じる（図6）．また細菌・ウイルス感染や義歯不適合による物理的刺激などでもみられる．痛みや出血を伴うため口腔内症状に適した薬剤を処方する．軟膏ではトリアムシノロンアセニド（ケナログ®）やデキサメタゾン（アフタゾロン®）を患部に塗布する．軟膏の副作用として細菌性感染症，真菌性感染症敏感症状などがみられる．

含嗽薬ではアズレン（ハチアズレ®）を使用する．痛みが強い場合は，リドカイン塩酸塩（キシロカインビスカス®）を混合して使用する．副作用として口腔・咽頭の刺激感などが生じる．口腔がんなど痛みが強い場合は，麻薬系鎮痛薬を使用してから口腔ケアを行う場合もある．重度の粘膜炎や疼痛が強い時に歯ブラシなどの清掃器具の使用が困難な場合は，綿棒や綿球など刺激の少ないものを使用する．

4) 出血

口腔乾燥や粘膜炎の症状が重篤な場合は，出血することがある（図7）．ターミナル期は患者本人による口腔内清掃が困難となるため，清掃が不十分になり，歯周病などの進行による歯肉出血も少なくない．歯肉出血や少量の粘膜出血は圧迫止血で対応するが，腫瘍部からの出血に対しては止血剤の投与を行うこともある．口腔内の局所止血薬として，ゼラチン（スポンゼル®）やアドレナリン（ボスミン®）などを使用す

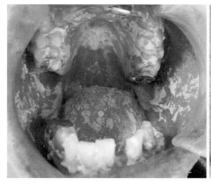

図5 免疫力の低下などによる口腔カンジダ症

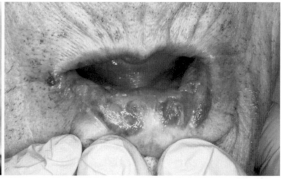

図6 放射線治療などにより生じた粘膜炎

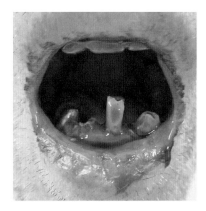
図7　粘膜炎や口腔乾燥などによる出血

る．口腔ケア時は極力出血させないよう粘膜清掃に注意し，出血後の止血処置は確実に行い，その後の止血確認を行う必要がある．

4. 口腔ケア時の配慮

　ターミナル期の患者は，日々全身状態が変化し，自立していたことが徐々に困難となる．口腔内についても，日々変化することも少なくない．口腔ケアの実施にあたり全身状態の情報は重要であり，口腔内の観察を行い，口腔内にみられる症状，そして今後どのような症状が現れるかを考慮し，注意を払いながら対応する．また本人がどのような最期を迎えたいか，家族はどのように最期を看取るかなどを知ることも，患者や家族への配慮として必要である．

1）身体的苦痛や精神的苦痛に対する配慮

　身体的苦痛がある時は，口腔ケア時の体位を安楽な状態になるよう工夫し，休憩しながら行う．口腔ケア時に使用する清掃器具の選択にも注意を払う必要がある．精神的苦痛においては，患者の気持ちを受け止め，傾聴する態度で対応し，無理をしないよう口腔ケアを実施していく．

2）本人・家族への配慮

　余命わずかの患者を前に，家族と話をする場面で，家族の思いを傾聴することもある．患者や家族への接し方や会話に配慮し，患者への負担を軽減しながら口腔ケアを行う．ターミナル期では患者本人の気持ちを理解することはもちろん，大切な家族を目の前に，残される家族についても，一緒に過ごす限られた時間を悔いなくともにできるように心がける．

　ターミナル期では患者・家族の思いを受け止め，口腔ケア時においてもいろいろなリスクを伴うため，患者・家族に十分に説明し，理解を得ることが重要である．このようにターミナル期の口腔ケアには，専門的な知識や技術が必要となる．

永田千里（藤田保健衛生大学七栗記念病院歯科，歯科衛生士）

文　献

1) 日本学術会議臨床医学委員会終末期医療分科会：終末期医療のあり方について—亜急性型の終末期について—，2008．
2) (公社)全日本病院協会：終末期医療に関するガイドライン～よりよい終末期を迎えるために～，2016．（https://www.ajha.or.jp/voice/pdf/161122_1.pdf）
3) WHO　Palliative care（http://www.who.int/cancer/palliative/en/）
4) がん対策推進委員会　第34回今後のがん対策について　2012．（http://www.mhlw.go.jp/stf/shingi/shingi-gan.html?tid=128235）
5) E・キューブラー・ロス（鈴木　晶訳）：死ぬ瞬間—死とその過程について，59～203，読売新聞社，東京，1998．
6) Saunders C：Care of the dying-1 The problem of euthanasia, Nursing Times, 72(26)：1003～1005, 1976.
7) Saunders DC ed：The Management of Terminal Malignant Disease, 2nd ed, 232～241, Edward Arnold, Baltimore, 1984.
8) 恒藤　暁，池永昌之ほか：末期がん患者の現状に関する研究，ターミナルケア，6(6)：482～490, 1999．
9) 大田洋二郎，安達　勇：緩和医療を受ける患者の口腔ケア，看護技術，52：46～49, 2006．
10) 藤井　航：緩和ケアと口腔疾患（ステージと発現頻度），日歯医療福祉会誌，15(1)：9～11, 2010．
11) 大野友久：緩和医療における口腔ケアの重要性，日歯医療福祉会誌，15(1)：12～17, 2010．
12) 阪口英夫：要介護高齢者・終末期患者における口腔管理の考え方，日歯衛会誌，6(2)：6～17, 2012．

参考文献

1) 人生の最終段階における医療の決定プロセスに関するガイドライン，厚生労働省HP，改訂平成27年3月．
2) 新生児・小児医療にかかわる人のための看取りの医療，（船戸正久，鍋谷まこと編）改訂第2版，診断と治療社，東京，2016．

VI

在宅・学校・病院・施設等における
ライフステージに合わせた口腔ケア(多職種連携)

1 在宅環境

1. 在宅の現状

　地域社会のなかでは，小児から高齢者まで多くのスペシャルニーズのある人たちが生活している．在宅で介護の中心となるのは家族であることが多い．高齢者では夫もしくは妻による老老介護や，介護者である扶養者が仕事を退職して介護する状態になることもある．家族が全員働きに出ているために日中は療養している要介護者のみの家庭環境や，障害児・者では母親が主な介護者で，ほかの家族の世話もしながら子どもの介護をしている．それは24時間，365日休むことのない厳しい介護状況である．現在，さまざまな介護サービスを受けることができるようになっているが，家族の介護負担は休むことのできない大きなものである．

　重度の在宅療養者が年々増加してきており，吸引，経管栄養，在宅酸素，人工呼吸器など医療的ケア（Ⅶ-20, p.242）の必要な人が在宅で生活している（図1）．まさに家庭が病院の状況に酷似している．重度の障害の人ほど介護サービスの制限が多くあり，障害の重い人ほど24時間介護をしている家族の負担がさらに増大しているのが現状である．そのため，スペシャルニーズのある人の家族を多くの職種が連携を取り合って重層的にサポートする必要性が高い．そして歯科関係者がそのサポートメンバーの一員としての役割を担うことも大切である．実際には訪問だけでなく，病院の

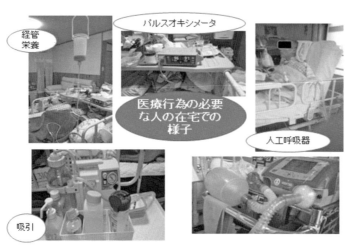

図1　在宅環境での医療行為

退院時カンファレンスやケアマネージャー，障害者の相談支援専門員が開催するサービス担当者会議などに参加して，訪問看護師，訪問リハビリ，ヘルパーなど多くの職種の人たちと情報交換やサービスの内容を話し合うことが円滑な連携につながる．

口腔ケアに関しては，介護保険では居宅療養管理指導・訪問歯科衛生指導としてサービスの提供を行う．ただし，月に4回までという医療保険での制限のある訪問回数では，歯科だけでは口腔環境の改善が困難なことがある．そこで，ほかの職種の人たちにもより多くの口腔ケアを実施してもらうために協力を依頼する．食べる支援も同様で，そのためにも口腔ケアに対する共通の認識が重要になる．特に看護師を含めた医科との連携は重要である．

2. 在宅訪問歯科の重要性

歯科疾患や誤嚥性肺炎，窒息などに対して，口腔機能を含む口腔管理によって多くの予防効果を認め，口腔ケアの重要性が認知されてきた．しかし障害の重い人たちにとって歯科通院は困難でさまざまな負担も大きいため，義歯の不適合で食事が食べられない人や，う蝕が未治療のままの状態のこともある．日常の歯磨きも，障害が重い人ほど介護する家族にとっては「口を開けてくれない」，「咬まれてしまう」，「口腔内がみえなくてどこが悪いのかわからない」など，口腔の状況が把握しにくく，日常的な歯磨きですら困難なことが多い．さらに歯科治療となると本人の身体的な負担も大きく，治療する医療関係者も多くのリスクを抱えることになる．以上のことから，在宅においては歯科疾患に対する予防が重要である．

このような現状のなか，在宅訪問歯科は体調の変化に左右されることなく，定期的に口腔ケアや検診を受けることができる．このことは本人にとっても毎日の介護に追われる家族にとっても，介護負担の軽減や安心感などにつながり大切なことである．

実際に口腔ケアを継続して行った結果，「口腔内がきれいになり口臭がなくなり，部屋の匂いもなくなった」「食事をスムーズに食べることができるようになった」「口腔に関する心配ごとがなくなった」「肺炎にならなくなった」「入院することがなくなった」「吸引回数が減った」などの家族の声を聴いている．在宅環境では口腔ケアを実施することによって最期まできれいな口腔内を維持できるよう，看取りまで関わることが可能である．少しでも気持ちのよい時間や少しでもお口から食べることができるような口腔ケアのサービスを提供することが求められる．

3. 在宅での口腔ケアの利点と欠点
1) 利　点
　・いつもの生活の場で緊張が少なく，落ち着いて口腔ケアが受けられる．
　・医療機関受診への移動の困難さが解消される（特に重度障害で医療行為が必要な人は，介護タクシーの手配やヘルパー同行の依頼，さらに移動中に発作がお

きたり，吸引が必要になったりすることも多い）．
    ・体調が不安定な人もキャンセルが少なく，継続して口腔ケアが受けられる．
2) 欠　点
    ・設備が不十分な環境下での口腔ケアの対応になる．
    ・単独での訪問が多いため，急変時の対応などリスク管理が必要である．
    ・訪問のために移動時間のロスが生じる．

4. **在宅での口腔ケアのシステムと流れ**
1) 口腔ケアシステム
    ・訪問は介護保険対象者では居宅療養管理指導で，医療保険対象者では訪問歯科衛生指導で口腔ケアの対応を行う．
    ・歯科診療所と違い，十分な吸引や歯科器材のない状況で口腔ケアを行う．病気や障害のある在宅療養している人の事前の情報収集は，体調の急変や感染症，緊急時の対応など，安全に口腔ケアを実施していくうえで重要である．
    ・多くの職種との連携も，口腔ケアを効果的に行うために大切である．
2) 口腔ケアの流れ（図2）
(1) 口腔ケアのためのアセスメントと口腔ケアプランの作成
  ①アセスメントの記載内容
    ・障害名を含む全身の状況および注意点，病歴，服薬の状況

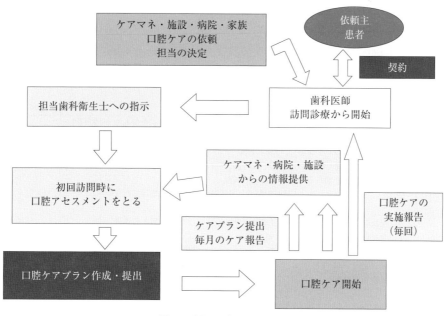

図2　訪問口腔ケアの流れ

- ・介護度（65歳以上の要介護者，40歳以上の特定疾患の人）
- ・障害手帳や療育手帳の等級（障害児・者）
- ・家族構成，介護のキーパーソン
- ・ほかのサービス状況（主治医・訪問看護・ヘルパー・デイサービスなど）
- ・口腔内の状況と注意点（口腔機能の評価も含む）
- ・依頼目的

②口腔ケアプランの作成（**表1**）
- ・アセスメントの内容を分析，検討し，本人や家族の意向を入れて優先順位を決め，短期，中期，長期目標で考えて，口腔ケアプンを作成する．
- ・3か月から6か月で再評価を行い，口腔ケア計画の見直しを行う．

(2) 導入のためのリラクゼーションと脱感作

在宅では要介護者の生活の場で，口腔ケアを実施する．ケアが長期にわたり，看取

表1 口腔ケアプラン票

口腔ケアプラン票 NO 1				作成者氏名　栗木みゆき　平成○年　9月　17日　作成　市○○た○　歯科医院　ケアマネ			
利用者氏名　河○　●●　昭和○年○月30日生 77歳					TEL		
主たる介護者　河○　○○子			住所　○○町6丁目		TEL		
主疾患及び経過	H15・12月 脳出血（左片麻痺）両耳難聴（左がやや聞こえる）H20・1月 小脳出血（歩行困難）H22・7月 誤嚥性肺炎により入院，胃ろう造設					要介護 1 2 3 4 5	
利用者及び家族の意向	少しでも口から食べさせたい						
ケア目標	口腔内を清潔に保ち経口摂取を可能にさせる．						
目標達成のための具体的な援助内容（本人や他職種による清掃自立支援，摂食機能訓練などを含む）							
本人目標	課題	ケア内容	留意事項	担当者	いつ	モニタリング	
誤嚥性肺炎の予防	咬反射があり清掃介助が困難	歯ブラシ・歯間ブラシ，スポンジブラシによる清掃	誤嚥させないポジショニング	歯科衛生士　家族	4回／月		
	口腔機能の低下によって口腔内が汚れやすい・痰が多い　残歯が多い　口腔乾燥が強い	口腔内の保湿（お茶スプレー・保湿剤の使用）	スプレーは舌中央部から舌尖部分に噴霧する　保湿剤は薄く塗りこむ	家族			
少しでも食べられるようになりたい	経管栄養である（胃ろう）	ガムラビングによって口腔内を刺激	唾液の嚥下を促しながら行う．訓練前後の吸引を実施	歯科衛生士　家族　看護師			
	舌の動きはみられるが，挙上が弱く喉頭の挙上も不十分である	舌の挙上訓練　口腔内は舌のタッピングなどで刺激　口腔外は舌下筋群のマッサージ	体調に注意して行う				
	咬反射が弱い　全身の緊張が強く，頰部も硬い	アイスマッサージ　首，頰などのストレッチを行う	訪問看護師との連携（訪問時間の調整）PTとの連携				
	昼夜逆転により日中，睡眠状態である		覚醒している時間に訪問して行う				
口腔内の検診　口腔内疾患の早期発見	通院での治療が困難	訪問検診	（訪問時間の調整）	歯科医師	1回/3か月		
備考	訪問看護・リハビリ（○の○）　訪問入浴（福○の里）						

りまで関わりをもつことが多く，本人や家族との信頼関係が重要となる．

口腔ケアはあくまでもケアの1つである．開口器を使うことなく，開口を誘導するためにリラクゼーションや脱感作を行い，口腔ケアがさっぱりして気持ちのよいものであるという感覚を与える．ただし認知症，高次脳機能障害から感情失禁の症状のある人の場合は，家族によく説明をして時間をかけて関係づくりを優先する．

(3) リスクを考えた口腔ケア（誤嚥させない口腔ケアの手技）

①ポジショニング（口腔ケア時の姿勢）
・ベット上では頸部が後屈しないようにヘッドアップして行う．
・頸部の拘縮によりポジションが困難な時は，側臥位にして行う．

②歯磨き時は唾液や汚れの処理を注意して行う．
口腔ケアシートを左手指に巻き，歯ブラシを動かしながらシートで唾液や汚れを拭き取っていく（図3）．上顎は汚れを落とさないようにシートで受ける（図4）．出血のある時は必ず止血の確認を行う．

③うがい
うがいが困難で誤嚥の可能性のある人は，スポンジブラシにて口腔内清拭を行う．

④口腔ケア用具の選択
・口腔内状況をみて，その人にあったものを選択する．
・吸引器のある家庭では，家族やヘルパーなどが口腔ケアを行う時は安全のため，吸引歯ブラシを勧める．

⑤保　湿
・口腔乾燥の人が多いため，そのまま口腔内に歯ブラシを入れると粘膜を傷つける．唾液腺マッサージや保湿剤を使用して，歯磨きを行う．
・口腔乾燥は口腔粘膜の炎症，口腔内の汚染など，口腔衛生にとって問題が大きい．
・口腔ケアの最後に保湿剤を口腔内にしっかりと塗りこむ．ただし，塗りすぎ

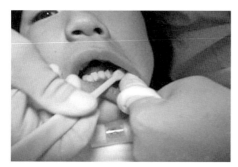

図3　通常の歯ブラシを動かしながら汚れを拭き取っていく

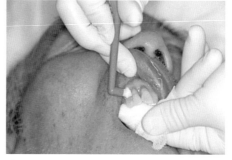

図4　ワンタフトブラシを用いて汚れを口腔内に落とさないように磨く

には注意する．

(4) 機能を考えた口腔ケア

食べることはその人の生活を豊かにし，QOLの向上につながる．楽しみ程度の経口摂取であっても，それを楽しみに毎日過ごすことができる．経口摂取ができる人は，より安全にいつまでも美味しく食べられるよう支援を行う．

経管栄養の人は，食べていなくても唾液の嚥下ができるようになると，口腔内の吸引回数が減少するので家族の介護負担も軽減する．そのため，すべての人に間接訓練の口腔マッサージや口腔機能の嚥下体操など訪問時にはその人にあった訓練を必ず実施する．

(5) 保湿の必要性
　・口腔乾燥により粘膜の炎症が増強する．
　・剥離上皮膜の付着が多くなり，口腔汚染が悪化する．
　・乾燥が強くなると口腔内の食物残渣が増加し，嚥下も困難になる．

以上のようなトラブルが出てくるので，保湿剤を使用したり，お茶スプレーなどを上手に使用する．

(6) 報告書の作成
　①報告書の記入（口頭・文章）(**表2**)
　　　・介護者に報告する
　　　・歯科医師に報告する

表2　口腔ケア時の報告書

口腔ケア実施報告書			
NO（　） 患者氏名		担当DH　　　歯科医師名	
実施日	口腔内状況	口腔ケア内容	備考
年　月　日（　） （　）回目 時間 ケア　～ リハ　～ 健康状態 安定・不安定・悪化 [　　] 体温　　℃ 血圧　　／ SpO$_2$　　％ P　　／分	歯垢　　（0-1-2-3） 食物残渣（0-1-2-3） 歯石　　（0-1-2-3） 歯肉炎症（0-1-2-3） 出血　　（0-1-2-3） 舌苔　　（0-1-2-3） 口臭　　（0-1-2-3） 義歯の汚れ（0-1-2-3） 粘膜の汚れ（0-1-2-3） 乾燥　　（0-1-2-3） 流涎　　（無・有　　） 咽頭残留音（無・有　　） 開口度　横指・開口位（可・不可） むせ　（無・有） 咀嚼機能 RSST（　）回/30秒	清掃部位（歯・舌・口腔・粘膜・口唇） 清掃方法（歯ブラシ・ワンタフト・歯間ブラシ・フロス・スポンジブラシ・　　） 義歯清掃（超音波洗浄機・歯ブラシ） 歯石除去（　　　）・予防処置（　　　） 脱感作（　　　　　　　　　　） ＜口腔機能訓練＞ 舌体操・口唇訓練・頬体操　開口訓練・嚥下体操 舌挙上訓練（口内法・口外法） バンゲード法・ガムラビング・ ブローイング・含嗽訓練・ 呼吸訓練・その他	 次回予定 年　月　日 　～

②ケアマネに報告（1か月ごと）
・訪問日と実施時間を報告する
・専門用語は避けてできるだけ細かく記入する
・介護者の様子など口腔ケア以外のことも記入する
③定期的なモニタリングによるケアプランの見直し
・高齢者にとっては現状の維持も大切である

5. 在宅環境での口腔ケアを円滑に進めるために

在宅での口腔ケアはエンドレスで，10年以上継続した訪問も多くある．そのため家族を含む他職種とのコミュニケーションが重要である．口腔状況やケアの内容など，随時わかりやすく説明して他職種との連携を密にし，相互理解を深めていくことが求められる．

栗木みゆき（多治見口腔ケアグループはねっと代表，歯科衛生士）

参考文献
1) 栗木みゆき：障害のある人たちの口腔のケア，初版，玄　景華監修，クリエイツかもがわ，京都，2014.
2) 医療的ケア研修テキスト 重症児者の教育・福祉，社会生活の援助のために，日本小児神経学会社会活動委員会，松石豊次郎ほか編，第1版，クリエイツかもがわ，京都，2006.
3) 小児・障害児（者）のための在宅医療マニュアル，沖　高司ほか編，第1版，金芳堂，京都，2008.
4) 栗木みゆきほか：経口摂取不能であった重症心身障害児に奏功した在宅訪問による口腔ケアおよび摂食・嚥下訓練，日重障誌，35(1)：163〜169，2010.

2 学校環境

　特別支援学校は，学校教育法により視覚障害者・聴覚障害者・知的障害者・肢体不自由者・病弱者に対し，障害による学習上または生活上の困難を克服し自立を図るために必要な知識技能を授けることを目的としている．したがって，そこで行われる教育は，自立や社会参加のために一人ひとりの教育的ニーズを把握し個々のもつ力を高め，豊かな生活を目指すための指導や支援を行うものである．すなわち，歯科においては生涯にわたる口腔の健康の保持・増進を目指して，生きる力を育むことを目標とする．そのためには直接児童へのアプローチのみならず，第三者を介して歯磨きの介助法や自立に向けた教育的支援方法を伝える必要がある．学校は教育の場であり，学校歯科医などは歯科健診などの機会を通じ，個々の児童に直接アドバイスも行う．しかし日々の歯や口を清潔に保つのは教職員や保護者が中心となるため，教職員などに対し児童の自立に向けた適切なアドバイスが重要となる．そこで，本稿では口腔衛生に関して教職員などに対しての「伝え方」を中心に述べる．

1. 障害特性別と伝え方

　障害にはさまざまな特性があり，それに応じた支援を行う必要がある．
　例えば，歯磨き指導では動機づけとして歯垢染色液を用い，歯垢を赤く染めて行っている．しかし視覚障害児にはこの方法を用いることはできない．ヒトには視覚・聴覚・触覚・味覚・嗅覚などの五感が存在するので，視覚が利用できない場合はほかの四感を利用する．各感覚を利用した歯磨き指導について述べる．
　①聴覚：「むし歯菌はゴシゴシという音が嫌いだから，歯磨きはゴシゴシという音がするように磨こうね」と伝える．
　②触覚：患児に歯ブラシをもたせ，その上から手を添えて一緒に磨き，体で覚えさせる（図1）．
　③味覚（触覚）：舌で歯を舐めさせる（特に下顎舌側臼歯がわかりやすい）．ヌルヌル・ザラザラしているところは，歯垢がついている．ツルツルしているところは，汚れがついていない．「歯はツルツルするまで磨こうね」などと伝える．
　④嗅覚：歯ブラシやフロスの臭いを嗅がせる．
　これらの感覚を組合せることで，より理解されやすい．

2. 児童や教職員に理解しやすい伝え方

　児童にう蝕や歯周病などを理解させるには，具体的でわかりやすい表現をする必要がある．そこで，例え話などを用い①歯垢②歯質③歯ブラシ・歯磨き方法について具体的に解説する．

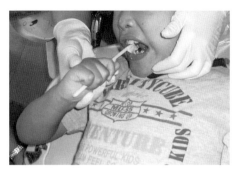

図1 患児に手を添えて磨くことで，体で覚えさせる

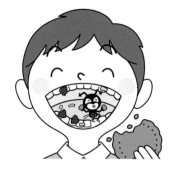

図2 口のなかではむし歯菌もウンチやオシッコをする

1) 歯　垢
①「歯垢」「酸」を教える

○○君はご飯を食べたらウンチやオシッコをする．同じように，○○君の食べた甘いお菓子を今度はお口のなかでむし歯菌が食べて，ウンチやオシッコをする．このウンチがネバネバした歯垢で，オシッコの酸によって歯が溶かされ，むし歯ができる（図2）．

②「食べカス」と「歯垢」の違いを教える

台所の流しによくおいてある三角コーナーに生ゴミを入れておくと，ヌルヌルした汚れが付着する．これは，三角コーナーにいる雑菌が生ゴミを利用してヌルヌル物質を作るためである．これに，いくら水道の水を強くかけて流そうとしても取れない．しかしタワシでこすると，簡単にその汚れは取れる．歯垢はちょうどこのヌルヌル物質である．すなわち食べカスと歯垢の関係は，生ゴミと三角コーナーに付着した汚れと同じである．

2) 歯　質：「はえたての歯はむし歯になりやすい」ことを教える

①竹の子と竹の関係：竹の子ははえた直後には食べることができるくらい軟らかい．しかし竹になると硬くなる．歯も同じようにはえた時は軟らかくむし歯になりやすいが，だんだん硬くなりむし歯になりづらくなる．

② 流したてのコンクリート：流したてのコンクリートは遠くからみると硬いかどうかわからないが，足で踏むと穴があく．はえたての歯も同様に硬くみえるが，実は流したてのコンクリートのように軟らかい（図3）．

3) 歯ブラシ・歯磨き方法
①前歯の歯頸部・隣接面に歯垢が付着しやすいことを教える

コップが机の上に並んでいると仮定すると，汚れがたまりやすいのは，コップと机の境目（歯と歯ぐきの境目）とコップとコップの間（歯と歯の間）である．

②歯並びが悪い部分は歯垢が付着しやすく，取りにくいことを教える

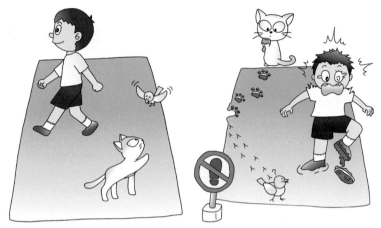

図3　はえたての歯は流したてのコンクリートと同じ

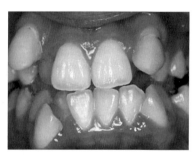

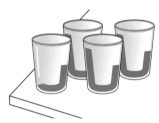

図4　コップ同様に隅やガタガタしている部分は汚れが残る

　コップがガタガタに並んでいる場合は急に汚れがたまりやすくなるし，取れにくい．だから，歯並びの悪い部分はう蝕や歯周病になりやすいので，ていねいに磨く必要がある（図4）．
　4）絵カードや写真の利用
　発達障害などの児童は，言葉で伝えてもイメージすることが難しい．そこで絵カードや人形などを利用して伝える（図5）．

3．歯垢の付着状態をコップのなかの水に投影する
歯垢染色剤がない場合の指導法として，以下のように行う．
①透明なコップに水を入れる．
②この水で歯ブラシを洗いながら歯を磨く．これを繰り返す（歯磨剤は使わない）．
③コップの水が濁れば新しい水に換える．
④これを繰り返すと水は濁らなくなる．
　濁らなくなった時点で，口腔内は清潔になったと伝える（図6）．
　また介助磨きを行った際，介助者は児童に汚れて濁った水をみせ，「ほら○○ちゃ

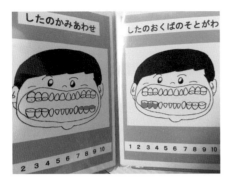
図5 絵カードを利用

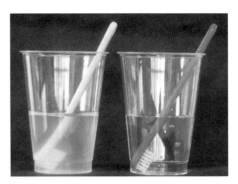
図6 歯磨きで汚れた水をみせる

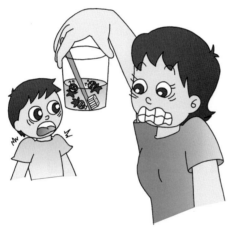
図7 汚れて濁った水をみせ説明する

ん！ お口のなかにはこれだけむし歯のバイ菌がいた！ ばっちいね！」などと伝える（図7）．これを繰り返すことで，「自分の口のなかは汚れている」といった概念形成が可能になる．自分の口のなかは汚れているという認識をもつことこそが，口のなかを清潔にするという行為の第一歩である．

○コップの水の汚れは何歳で認知できるのか？

コップの水の汚れはどの位の精神発達年齢で理解されるのだろうか？ 3歳児歯科健診のときに，汚れた水を小児の口元にもっていくと多くの児が顔をそむける．ところが2歳6か月児の場合では，飲もうとする児が大半を占める（図8）[1]．このことは，知的能力障害者における発達の評価法となる．すなわち，顔をそむけようとした場合は汚れの認知ができているので，少なくとも3歳以上のレベルをもっていると考える．

4. 歯ブラシの保持方法と発達

歯ブラシの保持方法は，発達的に大きく4つのタイプに分けられる（図9）．

第1のステップ：歯ブラシを手のひらのみで保持（例：自転車のハンドル保持）．

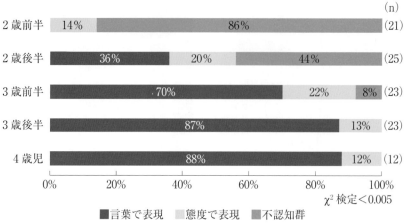

図8 年齢別コップの水の汚れの認知

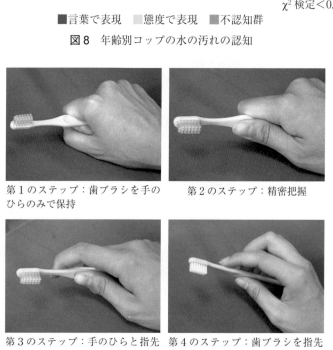

図9 歯ブラシの保持方法は発達的に大きく4つのタイプに分けられる

力は入るが，細かい動きはできない．母指がほかの4指と対向する．3歳未満（磨ける部位：下顎臼歯咬合面ぎこちない動き）

　第2のステップ：精密把握（例：ナイフやフォークの保持）．母指が分離し，ほかの4指と対向する．3〜4歳以降（磨ける部位：上顎臼歯咬合面，このもち方でないとスムーズに磨けない）

　第3のステップ：徐々に人差し指や中指が分離し，手のひらと指先で保持．小学校

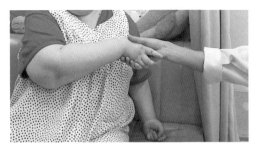
図10 握手をすることで握力を調べる

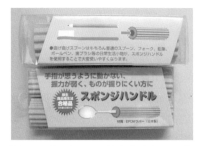
図11 歯ブラシの柄を太くして，もちやすくする

低学年以降（磨ける部位：咬合位における頰側磨き）

第4のステップ：歯ブラシを指先のみで保持（例：鉛筆の保持）．指先に力がないとできない．細かい動作が可能．小学校中学年〜高学年以降（磨ける部位：すべての歯や歯面をていねいに磨く）

歯ブラシの保持は，おおまかにこの順序で変化し発達する．同時に磨ける部位も増加する．これらの手の機能は，患児と握手をすることで簡単に評価できる（図10）．握手した時に握力が感じられないと指先の力はないので，柄の太い歯ブラシをもたせる（図11）．

5. 学校歯科医の業務

1）歯科保健活動に関する組織活動

学校保健・学校安全計画の立案に参画し，学校保健委員会・地域学校保健委員会へ参加する．

2）歯科保健管理

歯・口腔の就学時健康診断，健康相談・保健指導を行い健診後の問題点を学校保健委員会に提出する．

3）歯科保健教育

保健学習，保健指導，歯科健診の事後措置としての保健教育，食育を行う．

6. 特別支援学校の学校歯科健康診断およびその事後措置等の保健業務について[2]

1）学校歯科検診時の注意点と工夫

①生徒への事前の指導として，何を行うか，どのように行うかについて，絵カードなどの視覚媒体を使い説明したり，歯鏡などを用いて検診の練習をする

②障害特性についての事前の情報（コミュニケーション方法，感覚過敏の有無，てんかん発作，怖がったりするなど）をクラス担任や養護教諭から得て，適切に対応する

③問題なく行える生徒から検診をする

2）検診結果の活用について

検診結果に基づいた保健学習や保健指導は有効であり，可能ならPMA，DMF/DMFT，OHI/OHISなどを調べ，学校・学年・学級単位の特徴を抽出した後，歯科保健の対策をたてることを推奨したい．全児童生徒に対して，かかりつけ歯科医での継続的歯科管理・ブラッシング指導が必要であることを記載した通知書を出す．障害の程度により口腔保健センターや大学病院などに紹介することをかかりつけ歯科医に提言するなども必要である．

3）学校歯科医の連携

学校歯科検診を中心とした学校歯科医の保健活動を有効に行うためには，地域レベルでの家庭，支援学校，学校歯科医，かかりつけ歯科医および専門医療機関との連携が必要であり，また学校歯科医会と日本障害者歯科学会などとの交流など，全国レベルでの特別支援学校との連携も必要である．日本学校歯科医会が既に作成している「特別支援が必要な児童生徒に対する学校歯科保健」のマニュアル[3]を基に障害別の歯科的対応や行動調整についての講演会やトレーニングセミナーを開催することも効果的である．

岡崎好秀（国立モンゴル医学科学大学歯学部，歯科医師）
江草正彦（岡山大学病院スペシャルニーズ歯科センター，歯科医師）

文　献

1）岡崎好秀ほか：知的障害児・者の口腔の汚れの認知に関する研究．障歯誌，19：7～15，1998．
2）江草正彦，小笠原 正ほか：特別支援学校における歯科保健向上のための学校歯科医への支援ネットワーク・プログラム作成（特別支援学校歯科検診のサポートシステム構築のための基礎調査），障歯誌，35(2)：130～143，2014．
3）生きる力をはぐくむ歯・口の健康づくり推進マニュアル～指定校・地域の実践的な研究推進のために～，第2版，（一社）日本学校歯科医会，東京，2017．

3 病院環境

出生時の重度先天性疾患や障害児のさまざまな急性疾患,あるいは高齢者では脳血管疾患や内部障害の悪化などにより,入院管理とさまざまなリハビリテーションが必要となる.また重度肢体不自由者,重度意識障害者,パーキンソン病や筋萎縮性側索硬化症(ALS)などの神経難病や筋ジストロフィーの患者が長期に入院する障害者病棟では,看護師などが関与する医療的要素の強い口腔ケアの対応が求められる.以下に病院環境での口腔ケアについて概説し,当院での取り組みを紹介する.

1. 口腔ケアの体制

入院患者の口腔ケアを,看護師と歯科衛生士のどちらが主体となって行うのかは病院の体制によって異なる.歯科が設置されていない病院も多く,歯科衛生士が常勤であっても人数が少ない所が大半である.その場合は主として看護師が口腔ケアを行う必要があるが,看護師の教育課程では歯科領域の講義・実習などの割合は多くない.そのため過去には看護師による口腔ケアは,「方法がわからない」「時間がない」などと敬遠されることもあった.しかし現在では口腔ケアは清拭や入浴介助などと同様に,一般的に提供されるべき日常的ケアとして認識されている.そのため口腔ケアについての適切な教育を導入すれば,看護師が病棟での口腔ケアを行うことが可能になる.

看護師だけでは口腔ケアが困難な患者や,口腔領域に問題がある患者については,歯科が専門的に対応する.言語聴覚士は摂食嚥下訓練を開始する前に,必要に応じて口腔ケアを行っている.作業療法士は自分で歯磨きができるようにするための自助訓練を行っているが,これも広義の口腔ケアに含まれる.医療においてはチームアプローチが重要であるが,口腔ケアにおいても複数の職種が関わるチームケアが大切である.

2. 口腔ケアに関与する看護師の役割と中心となる組織

看護師が積極的に関わるようにするためにはどのようにすればよいだろうか.病院で口腔ケアのチームアプローチを行う場合,中心となる組織が必要になる[1].当院では摂食嚥下サポートチームが中心になっているが,病院に合わせてNST(栄養サポートチーム)や口腔ケアチームを中心にすることも考えられる.以下に当院の例を紹介する.

当院は急性期医療部門と高度専門医療部門および障害者医療・リハビリテーション医療部門からなる病床数768床の病院で,急性期脳卒中センター(SCU)が開設されたのに伴い,摂食嚥下障害看護認定看護師の呼びかけで摂食嚥下サポートチームが設立された.

チームは表1のように,医師,歯科医師,歯科衛生士,看護師(摂食嚥下障害看護認定看護師[2]を含む),言語聴覚士,管理栄養士と多職種で構成されている.チー

表1　摂食嚥下サポートチームの構成

医師（神経内科，リハビリテーション科，耳鼻咽喉科）
歯科医師，歯科衛生士
看護師（摂食嚥下障害看護認定看護師を含む）
言語聴覚士
管理栄養士

表2　摂食嚥下看護専門セミナーの内容

第1回	摂食嚥下障害看護について（認定看護師＊）
第2回	気管切開と嚥下障害（耳鼻咽喉科医師） 摂食嚥下障害の原因疾患について（神経内科医師）
第3回	口腔ケアの講義と相互実習（歯科医師，歯科衛生士） 気管内挿管中，気管切開患者の口腔ケア（認定看護師＊）
第4回	間接訓練，直接訓練（言語聴覚士） 摂食嚥下機能のアセスメントについて（言語聴覚士） ポジショニング（言語聴覚士，認定看護師＊）
第5回	嚥下食の作り方，とろみのつけ方（管理栄養士） 摂食嚥下障害と栄養について（管理栄養士） 嚥下食試食会（管理栄養士） グループワークによる症例検討（認定看護師＊）

＊摂食嚥下障害看護認定看護師　　　　　　　（　）は講師

ムの目的は，①患者の摂食嚥下機能の治療や知識啓発，②職員の摂食嚥下障害の知識や治療技術の向上である．主な活動は，摂食嚥下回診の実施と摂食嚥下看護専門セミナーの開催，摂食嚥下サポートマニュアルの作成，ニュース・レターの発行である．

3. 口腔ケアについての教育・研修システム

　当院では表2に示す内容の摂食嚥下看護専門セミナーを継続的に開催している．摂食嚥下に関する一連のセミナーのなかで口腔ケアについて学ぶことにより，口腔ケアの重要性を理解することができる．口腔ケアについては，口腔ケア全般の講義と相互実習を歯科医師と歯科衛生士が行い，気管内挿管中や気管切開患者の口腔ケアの講義を認定看護師が担当している．講義だけでなく，図1に示すように介助磨きの方法とスポンジブラシの使用法について相互実習を行い，看護師が実際に口腔ケアを行ううえで効果がある．また摂食嚥下看護専門セミナーに参加できない人のために，口腔ケアの研修会を病棟単位で開催している．

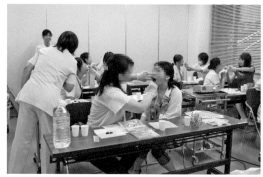
図1 口腔ケアの相互実習

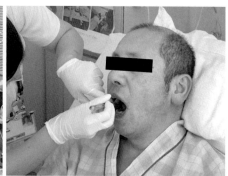
図2 脊髄損傷患者の口腔ケア

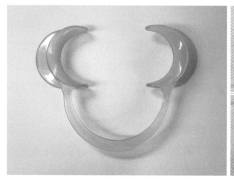
図3 プラスチック製口角鈎

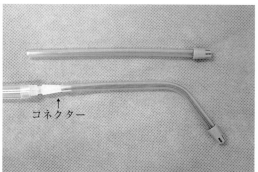
図4 ディスポーザブルの排唾管

4. 看護師による口腔ケア

　経口摂取できるが食事介助が必要な患者では，食後に看護師が口腔ケアを行う．図2は脊髄損傷（Ⅶ-8，p.153）の患者に口腔ケアを行っている．看護師単独で口腔清掃を行う場合，プラスチック製口角鈎（図3）を用いると口腔内がみやすくなり，効率よく行うことができる．

　当院では摂食嚥下機能障害を有する患者に対しては，診療計画書に基づき医師または歯科医師の指示のもとに看護師が摂食機能療法を行い，間接訓練などの前に口腔ケアを行っている．口腔ケア中の誤嚥防止のために，歯ブラシやスポンジブラシにつける余分な水分を極力減らして対応する．ディスポーザブルの排唾管（図4）は，針金が入っているので弾力があり自由に曲げることができる．吸引装置のチューブと排唾管との間には接続のためのコネクターが必要になる．注意点として，排唾管の先端が外れやすい不良品があるので，使用前に必ず点検する．吸引歯ブラシと吸引粘膜ブラシは，吸引しながら清掃できるので有用性が高い．

　絶食中は口腔内は汚染されず，口腔ケアは不要と思われがちであるが，唾液分泌や自浄作用が低下するので口腔ケアの必要性は高い．経管栄養や気管切開，気管内挿管

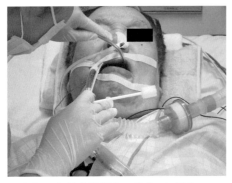
図5 気管内挿管中の患者の口腔ケア

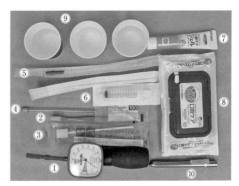
図6 口腔ケアセット（①〜⑩）

中も口腔ケアは必須である．この場合の口腔ケアの目的は口腔清掃だけでなく，唾液分泌の増加や口腔周囲筋の刺激などである．経管栄養の場合は，胃の内容物が逆流して誤嚥性肺炎を起こすことを防止するために，栄養注入後2時間はなるべく座位に近い姿勢を維持する．また口腔ケアは栄養注入直後には行わない．図5では気管内挿管中の患者に口腔ケアを行っている．口腔ケアセット（①カフ圧計，②歯ブラシ，③スポンジブラシ，④排唾管，⑤吸引チューブ，⑥洗浄用シリンジ，⑦保湿剤，⑧口腔ケア用ウェットシート，⑨紙コップ，⑩ライト）（図6）を用いる．院内感染を防止するために，歯ブラシとスポンジブラシ，排唾管は使い捨てとする．

口腔清掃がある程度自立している患者の場合も，口腔内をよく観察し，口腔内の状態を評価することが必要である．これにより口腔に問題のある患者を早期に発見し，歯科に紹介することができる．さらに，全身状態を評価するためにも有効である．

5. 口腔ケアに関わる歯科の役割

病院内の歯科では，口腔の清掃状態だけでなく，う蝕や歯周炎，咀嚼状態，義歯などについて診査し，必要に応じて治療や指導を行う．歯科衛生士による専門的な口腔ケアは，病棟または歯科外来で行う．病棟で行う場合は看護師と意見交換しやすい利点がある．一方で歯科外来で行う場合は照明が明るく，専用の清掃器具もそろっているので，よい環境下で安全に口腔ケアを行うことができる．歯科の診察台に移乗できない場合でも，ストレッチャーのまま歯科外来での口腔ケアが可能である．歯科外来でしっかりした専門的口腔ケアを行うことにより，その後の病棟での口腔ケアが楽になる．筋萎縮性側索硬化症（Ⅶ-12，p.176）のために人工呼吸器管理中の患者に対して，歯科外来で専門的口腔ケアを行っている状況を図7に示す．

自立した口腔清掃ができない患者については，家族やヘルパーなどに口腔ケアの必要性と方法を指導する．頭部外傷により意識障害を伴った摂食嚥下障害児の介助者に口腔ケアを指導している状況を図8に示す．

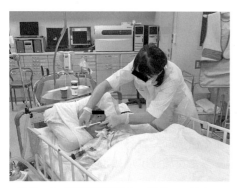
図7　人工呼吸器管理中の患者の口腔ケア

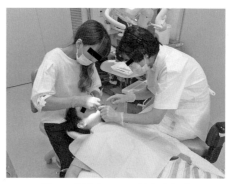
図8　介助者への口腔衛生指導

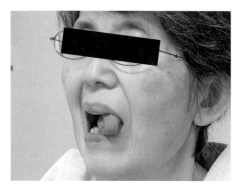
図9　言語聴覚士による間接訓練

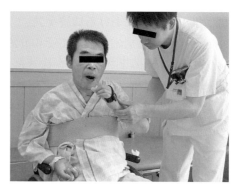
図10　作業療法士による歯磨きの訓練

6. 言語聴覚士による口腔ケア

摂食嚥下障害に対しては，言語聴覚士がリハビリテーションを行う．直接・間接訓練の際に口腔内を観察し，必要に応じて口腔ケアも行う．間接訓練で口腔器官の能動運動をしている（図9）が，その前に言語聴覚士が口腔ケアを行っている．

7. 作業療法士による訓練

作業療法士は日常生活活動に関する ADL 訓練の1つとして，歯磨きを自分で行うための訓練を行っている．図10では頸髄損傷（Ⅶ-8，p.153）により歯ブラシを握れない患者に対して訓練・指導を行っている．万能カフを手掌に巻いて，万能カフのポケットに歯ブラシを差し込んで歯磨きができるよう工夫をしている．

樂木正実（大阪急性期・総合医療センター障がい者歯科，歯科医師）

文　献

1) 長田　豊：障害者歯科とチーム医療の役割および関連職種，スペシャルニーズデンティストリー障害者歯科（日本障害者歯科学会編），第2版，31〜33，医歯薬出版，東京，2017.
2) 2012年認定看護師の活動及び成果に関する調査結果報告書　http://nintei.nurse.or.jp/nursing/wp-content/uploads/2017/06/cn-2012chosa20170612.pdf

4 施設環境

　障害児・者の福祉施設には，さまざまな分野が存在する．厚生労働省の分類によると，短期入所（ショートステイ），入所施設支援，共同生活援助（グループホーム），就労移行支援，就労継続支援A型（雇用型），就労継続支援B型（非雇用型）などに区分されている[1]．短期入所や就労移行支援，就労継続支援を利用している障害者の生活基盤は居宅にあるが，入所施設支援や共同生活援助では昼間，夜間のすべての時間において日常生活を施設で行う．以下，さまざまな施設環境における口腔ケアについて概説する．

1. 短期入所施設における口腔ケア
　短期入所とは，「居宅においてその介護を行う者の疾病その他の理由により，施設等への短期間の入所をさせ必要な保護を行う」とされている[1]．
　短期入所者に対する口腔ケアは，家庭での基本的な口腔ケアの方法をあらかじめ主たる支援者（以下，キーパーソン）から情報を得ておくことが大切である．できる限り入所者の日常生活を維持しながら，短期入所期間中の口腔ケアに専門的な手技を加えるとよい．もちろん，入所者の口腔内から日常の口腔ケアに大きな問題が見受けられる場合はこの限りではなく，問題点と正しい方法を丁寧に伝える必要がある．個々の短期入所の退所日程に合わせて，口腔ケアスタッフがキーパーソンに直接説明をする機会を得ることができれば，より確実に口腔ケア指導ができ理想的である．しかし現実には困難な場合が多いので，文章や口腔内写真で視覚的に伝達し，さらに適切な歯ブラシなどを添えてアドバイスすることが望ましい．いずれの場合も短期入所中に担当するスタッフにも現状を伝達し，入所者へのアドバイスがあれば傾聴し，すべてにおいて情報共有しておく．個別のケースだけを考えると些細なことではあるが，今後の関係構築につながる一歩となる．

2. 就労支援施設における口腔ケア
　就労支援施設の分類や型はさまざまで，その支援目的なども多様である[2]．就労支援施設の口腔ケアを考える時，着目すべき共通点は2つある．
　1つ目は対象者が65歳未満までの年齢層ということである．就労支援施設利用者の年齢層はう蝕だけでなく歯周疾患の罹患率も高いので，口腔ケアを充実させ，歯周疾患による歯の喪失を予防する年齢層でもある．歯周疾患に罹患してから歯周治療を開始しても，多くの場合は予後不良で歯の喪失に至ることもある．そのために歯周疾患罹患前の予防的指導が重要である．
　2つ目は施設での生活の主な目的が就労ということである．日常生活では就労がテーマとなり，よほどの痛みがない限り歯科領域に興味・関心はもってもらえないの

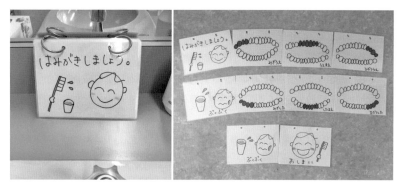

図1 視覚支援（絵カード）による歯磨きの強化
防水のため，ラミネート加工を施している．

が現状である．そのような状況でいかに歯科に関心をもってもらえるような関わりをしていくかが，口腔ケアを行ううえで大切な課題になる．

　就労支援施設利用者は，朝夕は居宅もしくはグループホームなどで口腔ケアを行っており，施設内では昼食後の日常的な口腔ケアに着目する．昼食後の1時間程度は余暇としておのおのが自由に活動しているが，口腔ケアについて一定の対応をしている施設は限られている．一般的な就労場面でも，昼食後の口腔ケアを規定している職場は少ない．どのようにして，昼食後の余暇の時間に継続的な口腔ケアを組み込んでいけばよいのだろうか．

　まずは就労支援施設に来る時に，歯ブラシとコップを各自持参してもらうことから始める．歯科医療従事者からみれば当然のことであるが，実はこの1歩を踏み出すことが難しいケースも多くある．個人の歯ブラシやコップなどを持参するように利用者とキーパーソンに説明し理解してもらう．歯磨きをする場所を確保することも必要である．食堂の手洗い場，洗口場またはトイレの手洗い場など施設によって異なるが，施設側に場所を決めてもらう．歯ブラシやコップなどの持ち物と歯磨きの場所が整えば，次に口腔ケアにあてる時間を調整する．食後すぐに時間を作ることが望ましいが，食後に何らかの活動を組み込んでいる場合は無理強いせず，空いている時間に歯磨きを行う．施設でのスケジュールに沿って生活している利用者には，スケジュールの1項目に「歯磨き」を組み込んでもらう．こうして物理的な環境と歯磨きのスケジュールを設定し，利用者が自発的に口腔ケアができるよう支援する．

　口腔ケアの具体的な手技については，個別指導が理想的であるが，個別介入が困難な場合は共同で使用している洗口場に歯磨きの手順や注意事項を掲示する．この時，写真や絵など（図1）を用いて視覚に具体的に伝えるとわかりやすい．昼食時に獲得した適切な口腔ケアの方法を，家庭や実際の就労場面でも実行できるのが望ましい．

3. 入所施設における口腔ケア

障害者入所施設は厚生労働省によると,「入所者につき,主として夜間において,入浴,排せつ及び食事等の介護,生活等に関する相談及び助言,そのほかの必要な日常生活上の支援を行う」とされている[1].対象となる障害支援区分が4以上であり,居宅での生活が困難で日常的に比較的多くの生活介護を必要とする人などが生活している.

入所者は,乳幼児から高齢者までライフステージの幅は広いので,口腔の年齢に合わせた口腔ケアが求められる.さらに入所者の障害の種類や程度も多岐にわたるので,口腔ケアなどの医療的な関わりをもつ場合,障害者に対する専門的な医療知識と技術が必要となる.

以下にライフステージに合わせた口腔ケアについて概説する.

1) 就学前(6歳未満)

生後7か月頃に最初の乳歯が萌出する.2年間以上乳歯は次々とはえ,乳歯列の完成は3歳頃である.障害によって感覚が過敏な児は,乳歯萌出時の歯肉の独特の感触は耐え難いかもしれない.担当スタッフに対する指導では,う蝕や歯肉の炎症をチェックしてもらうのはもちろんであるが,歯のはえ具合もこまめに点検し,口腔内がどういう状態か確認してもらう.また,この時期から歯磨き習慣を身につけると,スムーズに生活のなかに口腔衛生の習慣を取り込むことができる.口腔内は過敏なので,少しずつ歯磨きの練習をして,「他人に口を触ってもらうこと」に慣れてもらうことが必要である.

2) 学童期(6〜12歳)

混合歯列期の時期は,施設のスタッフから乳歯と永久歯の交換に戸惑いの質問が寄せられる.「乳歯がぐらぐらして抜けそうだが,いつまで放置してよいのか」「後続永久歯がなかなかはえないが大丈夫なのか」「はえてきた永久歯が重なっているが,いずれはきちんと並ぶのか」などのように,歯科医療従事者でなければ慌ててしまうような事態も起こるので,個々のケースに適切に回答し納得してもらえるように対応する.また施設内だけでなく,学校での対応も考えなければならない時期である.歯科から施設職員と担任教員に情報を発信し,現状を共通理解してもらえるよう心がける.

歯磨きの概念が幼少期に身についている場合は,これまで通り生活習慣のなかで歯磨きができるが,この時期からの歯磨きの習慣づけは幼少期よりも難しい.歯磨き習慣のきっかけ作りを学校での行事や取り組みに関連づけてもらうこともひとつの方法である.学校での歯磨き習慣を施設内でも取り入れるといった,歯磨きがストレスにならない方法が望ましい.

3) 思春期(13〜18歳)

障害の有無にかかわらず,思春期は自尊心が高くなる時期である.他者が自分に介入することを拒み始め,口腔ケアも難しくなる.発達年齢によっても異なるが,歯磨

きをすると口がきれいになり,「かっこいい」「かわいい」状態を保てるといった動機づけも有効である．この時期は口腔衛生習慣だけでなく，身体の成長に伴う身辺の衛生保持など，衛生活動全般を定着させる時期でもある．口腔内では，う蝕よりも歯周疾患の罹患が急増するので，口腔ケアを指導する際には歯周疾患予防に焦点を当てた指導が必要になる．

4）成人期（19歳以上）

学校を卒業し入所施設内で日常を過ごすことが増え，生活のリズムも変化する時期である．施設スタッフには新しいスケジュールに毎食後の口腔清掃の時間も忘れずに加えてもらう．思春期と同様ではあるが，う蝕だけでなく歯周疾患にも罹患しやすい．う蝕は本数や数値で進行度を伝えやすいが，歯周疾患は罹患の有無だけの情報になりがちで，重症度は伝えにくく危機感を感じてもらいにくい．可能であれば，時系列に変化する歯周組織の状況をまとめて写真などで伝え，歯科医療従事者ではない多職種の施設スタッフが一目みて理解できるような情報を提供することが望ましい．

5）壮年期以降（31歳以上）

壮年期以降から老年期にかけては，施設入所者も欠損歯が増加する．それにより歯列全体のバランスが崩れ，開口困難や顎関節症などの弊害も伴う．よりよい噛み合わせの確保も考慮する．義歯を使用している入所者には，義歯管理を含めた口腔衛生指導を行う必要がある．

このように，入所施設におけるライフステージに合わせた口腔ケアでは，多くの課題が山積しており，歯科スタッフの日常的な関わりは不可欠である．しかし歯科専門職が日常的な口腔ケアを継続して行えるような入所施設は少なく，多くは口腔ケア指導を年に1, 2回実施する程度で，あとはおのおのが歯科通院時の治療と並行して専門的口腔ケアを受けている．

施設入所者の多くは，医療機関に継続受診し，服薬にて全身管理を受けている．歯科も同様に長期的な関係を構築していけるようなアプローチが必要で，口腔ケアの必要性を施設側に理解してもらえるように努力しなければならない．命の危機にさらされないと軽視されがちな口腔ケアの分野ではあるが，口腔ケアこそ質のよい生活のために必要不可欠であると，歯科医療従事者が啓発していくことが大切である．

入所施設内に歯科が存在し，継続して口腔ケアを行うことができる施設も少ないながら存在する．そのような入所施設では全体の職員数からみて歯科医療従事者は少なく，ともすれば孤立しがちではあるが，マイノリティーを強みとして捉え，積極的に他職種と情報共有し連携を図ることが望ましい．

医師・看護師・リハビリスタッフ，そのほかのコメディカルスタッフなどを中心とした医療スタッフ，社会福祉士・介護福祉士・保育士などを中心とした介護スタッフ，その双方からの理解を得られるような口腔ケアをプランニングし，日常的に個々の口腔内に見合ったケアの支援ができるよう努める．また入所施設は24時間スタッフが

交互に勤務するので，スタッフが変わっても継続的に同じ口腔ケアができるようケアのポイントをまとめてベッドサイドに掲示し，共通理解ができるような方法も有効である．歯科以外の多職種を頼りに，一方で歯科領域については頼りにしてもらえるような関係作りが入所者のよりよい暮らしにつながると考えている．面会日には入所者のキーパーソンに向けた情報発信ができると一層よい．その際も施設側との情報共有を忘れずに行う．

4. 共同生活援助における口腔ケア

2014（平成26）年4月に施行された障害者総合支援法ではグループホーム・ケアホームに分かれていたサービスがグループホームに一元化された[3]．グループホームは障害者が地域のなかで家庭的な雰囲気のもと世話人の支援を受けながら，少人数で共同生活を行う場である．グループホームで口腔ケアに介入する場合，入所者本人に指導することが多い．日常の衛生活動は自立している人が多いが，そのスキルは未熟な時もあり，口腔ケアの具体的な手技を習得してもらうには時間を要するため，中・長期的な関わりが求められる．

5. 最後に

施設利用者や入所者に寄り添う口腔ケアを考える時，歯科医療従事者だけで躍起になって口腔内の問題だけに向き合いがちであるが，一呼吸おいて施設環境を知るためにはじっくり時間をかけてその施設を理解するように努めたい．

前述したように，施設によってもさまざまであるが，その多くは多職種の連携によって成り立っており，ライフステージに合わせた口腔ケアや支援を考える時には，職種ごとの役割を把握し，円滑なコミュニケーションを図っていくことが望ましい．おのおのの施設の特徴を理解したうえで，障害児・者と施設職員双方に対する関係構築を行い，多岐にわたる視点からの包括的な支援を行いたい．

高原　牧（花ノ木医療福祉センター歯科，歯科衛生士・保育士）

文　献

1) 厚生労働省HP 障害福祉サービスの内容　http://www.mhlw.go.jp/bunya/shougaihoken/service/naiyou.html
2) 厚生労働省HP 障害者の就労支援対策の状況　http://www.mhlw.go.jp/bunya/shougaihoken/service/shurou.html
3) 厚生労働省HP 地域社会における共生の実現に向けて新たな障害保健福祉施策を講ずるための関係法律の整備に関する法律について　http://www.mhlw.go.jp/seisakunitsuite/bunya/hukushi_kaigo/shougaishahukushi/sougoushien/dl/sougoushien-06.pdf

5 福祉との連携

1. 多職種連携とは

近年,「多職種連携」という言葉が頻用されている．医療・福祉連携，医科歯科連携，病診連携などその形態はいろいろあるが，福祉でいう連携とはさまざまな関係と協働して，支援の必要な人の自立を手助けすることである．そのためには医療のみ，あるいは福祉のみではなく，医療（生命の質）と福祉（生活の質）が共存した支援と，それぞれの質の担保が必要である．

2. 事例を通してライフステージを考える

ここでは，重度心身障害者の事例をもとに福祉的な視点からライフステージを追っていきたい．なお，一部本事例（図1）の聞き取りに即した記述箇所のあることをご了承いただきたい．

1) 出生後〜乳児期

子どもの障害はできるだけ早期に発見される必要がある．しかし出生後すぐは，重度の障害があるか否かは外観に明確な異常がない限り気づきにくい．このため，専門職は健診に来た母親に対し「様子をみましょう」と告げることも多い．一方で若い母親はいつまで様子をみるのか，どういった様子をみるのかがわからない．初めての子どもの場合，比較対象がないので障害に気づきにくい．そして，「大丈夫かもしれない」という気持ちで様子をみている間に発達が遅れてしまうことに気づかない．

症例のYさんは生後3か月を過ぎても首が座らなかった．専門職であれば明らかに異常に気づく．そこで，次回の健診までに母親に対して具体的な課題を提案し，「お母さん，次に来る時までに○○をみておいてください」とひとつのことに対して問題を提起する．これにより母親自身はほかのことも気になるようになり，問題意識をもち始める．

乳児期の一日一日の発達は目覚ましく，1年の遅れは成人の何年分にも相当する．

症 例

Yさん：21歳女性（療育A2　最重度）

軟口蓋裂　先天性欠如歯あり
1.6歳で手術　全身麻酔　形成外科
口蓋垂形成
1W ヨーグルトのみで過ごす
白衣に恐怖心を示すようになった
二語文は不可　「はひ！」→「はみがき」

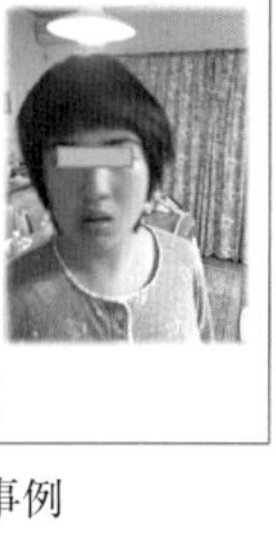

図1　重度心身障害者の事例

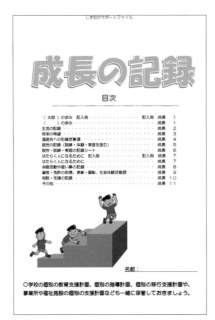

静岡県健康福祉部障害者支援局障害福祉課,
しずおかサポートファイルより
図2 ライフサポートブック
　　　（発達ノート）

　このため，明らかに正常と違うのであれば早い段階での療育が必要となる．早期発見によって，子どもに障害があることを親が受容するための時間ができる．身辺自立など乳児期でも始められる療育も少なくないので，できるだけ早く療育を開始したい．身辺自立などにできないことが多いと，母親は子どもを嫌いになってしまう．これにより母親が精神的に追いつめられ，児童虐待に陥る恐れもある．

　障害が認定されると治療ではなく療育となるので，医療からは切り離される．ただし，できれば医療分野との関わりをもつことが望ましい．乳幼児期であれば，てんかんの脳波検査など容易にできるものもある．保護者の協力を得て，可能な段階でさまざまな検査をしておくことができる．

　検査を終了すると，ライフサポートブック（発達ノート，**図2**）の記載が進んでいく．このライフサポートブックには，かかりつけ医，学校の先生，健康手帳，両親の年齢などの基本情報が記載されており，子どもの発育に応じて保護者が記載する．記載のための勉強会などもあり，記載自体が困難な保護者もいるため，そうした人への配慮は必要不可欠である．このように早い段階で多くの基本情報が記載できると，次の段階（医療→福祉）にスムーズにつなぐことができる．

　療育の世界に入ると周囲がみな同じ境遇なので，親として障害のある子どもを自然に受け入れやすくなる．1歳半で「まだ，うちの子歩かないんですけど…」「歩くのが遅い子はいますからね」というやりとりもごく当たり前だ．療育では子どもの身辺自立において達成すべき①おむつをとる，②着替えをする，③歯磨きをするなどの基本

的な行為に何十時間もかけなくてはならない．しかしその作業の過程と時間が，実は親の障害受容につながっていく．

1歳半で口腔内の手術経験のあるYさんは，口のなかを触られるのをとても嫌がり，そのため母親も本人の口のなかを触るのに抵抗があった．軟口蓋裂のため乳歯，永久歯にも先天欠損があった．このような乳児には，生まれてすぐに口腔内をガーゼで拭くなど，毎日，口のなかを触られるのが普通であることを教える必要がある．口のなかをいじられても痛くないと体験しないと次に進めない．

歯科疾患は投薬では治らない．将来歯科治療などで困る時があれば，必ず療育に入る前の段階から専門職がチームで関わり，口腔ケアの必要性を保護者に伝えていかなければならない．

2）幼児期

障害のある子どもは，幼稚園・保育園の健康診断時に口を開かないため，健診を受けることができないことがある．口腔内がどのようになっているかがわからないため，保護者も歯科医院に連れて行きたくない．その結果，歯科疾患を放置することになり，年齢が進んでからほとんどの歯を抜歯しなくてはならないこともある．健診を行う歯科関係者（園医，校医など）と，教育者，保育者の連携が必要で，障害のある子どもであるからこそ，適切な歯科健診を受ける大切さを共通認識するべきである．また保護者との相互理解も欠かせない．

この頃のYさんの口腔ケアは，親が抑えつけて仕上げ磨きを行っていた．歯科治療は開口器を使用し，ラバーダムを装着し，歯科衛生士が頭を親が手足を抑え，本人は泣きわめきながら毎回1時間かけて治療していた．

Yさんの身体は大きいが，1歳児くらいのことしかできないので，保育園の年中では2歳児のクラスに入れてもらった．普通のクラスに入るとできないことが多いため，ますます遅れる．むしろ赤ちゃんクラスで手をかけてもらった方が，何かあった時に適切な対応ができる．保育園と在宅での子どもの状況を保育士と母親で毎日すり合わせを行っていた．給食時「ごはんがうまく食べられない」ことに関して，保育士より「お母さん，ごはんの時だけ来てもらってもいいですか？」という要請があった．「園でこういう行事がありますが，どうしますか？」などできることとできないことがわかったら保育士と母親で共有し，対策を考える．こうして生活の障害を乗り越えていくことができた．

Yさんは保育園に入る前から，特別支援学校を退職した先生が運営する自主組織「〇の〇学級」に通っていた．ここではリズム遊びなどで母子分離の機会をもった．また一緒になったお母さんたちとのつながりで，これまで知らなかった良い医療機関，良い言語の先生，良い肢体不自由の施設などの情報交換ができた．こうした場で母親は，障害のある子どもの人生のその後につながる何かを探すことになる．連携とは親同士のネットワークも含んでおり，専門職からの情報提供のみにとどまらない．多職

種連携とは，非公式（インフォーマル）も含めたさまざまな資源で構築される．

　この時期はまだ身体が小さいので，連れ歩いても他人に迷惑をかけることは少ない．そのためYさんの母親はできるだけ外出し，いろいろな所へ連れて行った．本人にさまざまな体験をさせ，近隣の施設への顔つなぎをし，将来の自立への準備を着実にしていく必要がある．発語がないので，早い段階で施設の目星をつけ，ライフサポートブックへ記載した．

　3）学童期

　学童期では，福祉的なサポートが本人の生活の大きなウェイトを占める．生活のなかでは社会に出るための準備を行っていく時期である．どこにどのような施設があるのかわからないので，施設見学会などは参考になる．日中一時支援などの必要性があれば，それらの準備も併せて進めたい．障害者手帳をもっていれば，もともとのかかりつけ医に相談ができるが，手帳がないと福祉サービス利用の手続きも難しくなる．

　このように乳児・幼児の時に医療あるいは福祉につながっておくのは有益である．保護者はみな「困りごと」で精いっぱいなので，さまざまな関係機関が制度や障害者支援のしくみを情報提供してくれる人や場所を紹介する必要がある．

　歯科医師や歯科衛生士もどのように歯科受診していけばいいのか情報提供をする必要がある．医療と福祉の現場がきちんとつながっていることで，本人，保護者がスムーズに次の段階に進むことができる．支援学校を卒業し社会に出る段階で福祉サービスを利用しなければ，さまざまな支援者から必然的に遠ざかってしまう．この時期は本人と医療と福祉がつながるぎりぎりの段階であるともいえよう．

　Yさんは保育園から小学校低学年までの歯科治療は皆で抑えつけて行っていたが，4年生になり身体が大きくなると抑えられなくなった．ネット（レストレーナー），開口器を使い，なおかつ抑制治療が中心であった．半分泣きながら通院していたが，逃げ出したりすることはなかったので，本人の気持ちはわからなかった．

　その後は健診と治療を並行して行っていた．健診にもネットを使い，小さいむし歯があればその場で長時間の治療になった．つまり，母親は定期的な予防受診や治療に慣らしていくことが必要だと思っても，そこまで手が回る状況ではなかった．身につく時に，きちんと回数をこなして習慣をつけないとその後に続かない．

　乳児期のまっさらな時期への刷り込みはすぐに入るが，障害があるといったん身についたものの修正は大変難しかった．しかしながら，障害のある子どもも年齢とともに成長しているはずである．何とかして修正できるのではないかと模索した．例えばYさんの特別支援学校では，歯科医師が白衣を着ない，器具をもたないので比較的容易に健診ができた．心電図検査など学校で何回も体験し覚えたことは抵抗なく，後の全身麻酔にも役立てることができた．

　学童期では健診があるので，専門機関とつながる機会が多い．障害のある子どもをもつ保護者のなかには，最適な医療や福祉を求めて精力的に行動を起こしている人も

いる．一方で，どのように行動を起こしていいかわからない保護者も多い．したがって歯科医院でも，それらの情報をもち合わせる必要がある．どの医療機関でもっとも適切な歯科医療が受けられるか，専門的にアドバイスしてくれる歯科医師が身近にいたら，保護者にとってどんなにありがたいだろうか．

4）成人期

20歳で障害年金の手続きが終わると，年金の更新の時期を除いて行政の福祉窓口へ足を運ぶことはめったになくなる．困ったことがない限り，日常的に相談する場所がない．障害福祉サービスで通所施設などを利用していれば，施設の相談員などに相談することはできるが，そのルートがないと福祉や医療につながる機会はほとんどない．また障害者手帳と年金は別の制度なので，知らず知らずに本来の支援者と疎遠になってしまう．福祉関係の窓口では，それらも併せて情報提供するべきである．障害年金受給の際の診断書は福祉分野に詳しい医師であれば，子どもの生活環境なども考慮し書いてもらうことができる．0歳から18歳まで継続して診てくれる医師がいれば，その後も困らない．

5）壮年期

本人が40歳以上になると，すでに保護者は他界しているかもしれない．親亡き後，どう自立した生活を送れるかは，保護者と支援者の大きな課題である．

司法・福祉の分野には，成年後見制度・日常生活自立支援事業など，本人の権利を守るための制度がある．それらを早い段階で保護者に情報提供し，保護者が生きている時に支援チームのめどをつけておく必要がある．支援の必要な人への支援チーム体制の構築は，福祉における重要な使命である．そのために果てしなく時間がかかったとしても，「本人は今後何十年もの人生を過ごしていくのだから，大切にしたい」という保護者の気持ちにも寄り添う．

前述したライフサポートブックを活用し，さまざま関係者で支援チームを作る．医療・福祉・司法・就労そして地域のなかの非公式な支援者も含め，チームの一員として，情報共有をする．また多くの支援者のなかで，自分の役割が何かをきちんと認識できることが大切である．

6）高齢期

障害のある人が高齢期を迎えると，もはや親は他界し介護保険関係者を始めとする多くの支援者が支えている．歯科受診を始め医療機関受診の際は，これらの支援者からもたらされる本人情報は重要である．

Yさんのように重度の障害がある場合には利用できる制度が確立されている．しかし軽度知的障害の場合など，制度に頼ることなくこれまで何とか生活してきた人は，高齢者になって収入がなく生活に困窮する例が少なくない．本人が認知症を患っていたり，若い時の輸血や覚せい剤でウィルス性肝炎に感染しているなど，支援者は歯科にとって必要な情報をもち合わせていることが多い．しかし障害のある人は歯科に対

して，自身の身体の情報を伝えるという認識が少ない．したがって，本人に関わるなるべく多くの情報を本人を交えながら多職種で共有していく必要がある．

　加齢に伴い本人の心身に何らかの変化が起こった時，歯科医療関係者はそれらに迅速に気づき，認知症や虐待の早期発見に寄与することが可能である．在宅への訪問診療や高齢者・障害者施設への訪問においても，そのことが十分に可能である．歯科医師・歯科衛生士は本人の状態や置かれている状況を観察し，客観的な事実を関係機関に伝達する．かかりつけの患者を日常生活全般で適切に支援する体制を整えていくことも，多職種連携において欠かせない．

　社会福祉士や精神保健福祉士などの相談援助職（ソーシャルワーカー）は，歯科医療職のような発見機能を備えた人々からの相談を歓迎している．私たちは病院，精神科病院，福祉の相談窓口，福祉施設さらには学校などさまざまな場所に配属されている．気がねなくお声がけいただければありがたい．

3. まとめ

　どのような障害のある人も快や不快の表現が可能であり，その表現の方法はさまざまである．私たちはそれらに敏感に反応し，その人の自己決定としてとらえていく必要がある．

　食（生命の担保），言語（コミュニケーション），歯（咀嚼機能，ビジュアル）という口腔の要素は，人間が当たり前に生活していくための根底となる．その人の人生そのものに関わっている支援者とともにアセスメントすることで，関わり方や問題解決の糸口がみえてくる．私たち福祉専門職は，誰もが安心して暮らす権利を確保し，支援の必要な人々を支え合う心がそれぞれの専門職や地域のなかに根ざすことを目指している．

安藤千晶（静岡県社会福祉士会，社会福祉士）

参考文献
1) 安藤千晶：医療と福祉がつながれるとき―地域で診る障がい者歯科に必要な社会福祉の知識，障歯誌，35(2)：121〜129，2014．
2) 望月　亮，安藤千晶ほか：適切な支援のために―地域包括ケアシステムに果たす歯科の役割，日歯医師会誌，68(9)：883〜891，2015．
3) 後藤玲子ほか：新社会福祉士養成講座第4巻，現代社会と福祉，中央法規出版，東京，2009．
4) 谷口明宏ほか：障害のある人の支援計画，中央法規出版，東京，2015．
5) 東 美奈子ほか：障がい者ケアマネジメントの基本，中央法規出版，東京，2015．
6) 日本社会福祉士会編：新 社会福祉援助の共通基盤，中央法規出版，東京，2015．

VII 疾病・障害別のライフステージに応じた口腔ケア

1 知的能力障害（知的発達症／知的発達障害，精神遅滞）

1. 知的能力障害とは

1）定　義

知的能力障害（知的発達症／知的発達障害）Intellectual disability（Intellectual developmental disorder）とは，DSM-5（米国精神医学会）によると「発達期に発症し，概念的，社会的，および実用的な領域における知的機能と適応機能両面の欠陥を含む障害」とされている[1]．

2）原　因

知的能力障害は単一の疾患や症状ではなく，さまざまな原因によって生じ，30～40％はその原因を特定できない[2]．知的能力障害の発生要因は，先天性代謝異常，染色体異常，大脳変性疾患，神経皮膚症候群などの遺伝的なものと，先天性感染症，中枢神経感染症などの環境によるものに大別される．

3）発生頻度

知的能力障害の発生頻度は全人口の約1％であり，その男女比はおよそ1.5：1である[3]．

4）分　類

これまでのDSMでは，知的能力障害の程度を知能指数（Intelligence quotient：IQ）で分類（**表1**）していた．しかしDSM-5では臨床的評価と知能検査を行い，知能検査だけでは把握できない「実生活上の困難さ」を含めた総合的判断で，軽度・中等度・重度・最重度の4段階に分類[1]されるようになった．

知的能力障害は，精神年齢（IQなど）によって，重度Aとその他Bに分けられ，申請によって療育手帳（東京都では「愛の手帳」と呼ぶ）が交付される．重度Aとその他Bの境界はどこの自治体でも，国の基準IQ35が基準になっている．療育手帳の判定基準は各都道府県によって異なり，多くの自治体ではおおむね3～4段階の等級と基準で判断されている．例えば，東京都の「愛の手帳」では，1度（最重度）：IQおおむね19以下，2度（重度）：IQおおむね20～34，3度（中等度）：IQおおむね35～49，4度（軽度）：IQおおむね50～75に分類されている[4]．

2. 本症の特徴

知的能力障害者は同年齢の者の平均的水準と比較し，認知，記憶，言語，思考，学

表1　知能指数（IQ）による知的能力障害の程度の分類

	DSM-IV	ICD-10	精神年齢
軽　度	50-55～およそ70	50-69	9～12歳未満
中等度	35-40～50-55	35-49	6～9歳未満
重　度	20-25～35-40	20-34	3～6歳未満
最重度	20-25以下	20未満	3歳未満

習，推理，判断などの知的機能が遅れている[5]．社会生活に必要な感覚・運動，自己統制，健康・安全，意思交換などに関する技能の獲得や適応行動に困難性を認める[5]．

発達の過程では首の座りが遅く，歩行の開始が遅延することが多い．乳児期では喃語，幼児期の発語など言葉の発達にも遅れが生じやすい[6]．中等度あるいは軽度の障害では，運動発達の著しい遅れはみられず，むしろ知能，言語，社会性，人との協調性に目立った遅れがみられるようになる[7]．

1) 精神・心理的特徴

言語を介する学習が困難[8]，目にみえない情報が理解しにくい[6]．抽象的な思考が困難，注意力や集中力の不足，記憶力が弱いなどの特徴を有する．

2) 歯科的特徴

知的能力障害はさまざまな疾患に合併するため，障害特有の特徴は認められない．しかし歯科保健管理がされず口腔清掃が不良で，甘味摂取のコントロールが困難な者では，歯頸部，歯面全体のう蝕や歯周疾患が生じやすい．先天異常を伴う知的能力障害者では，歯を含め口腔領域に特徴を認める場合がある．例えば，メビウス症候群は両側の顔面筋麻痺，舌麻痺を認め，口腔機能では捕食困難，舌運動障害による咀嚼困難と誤嚥，味覚障害を認める（図1）[9]．

3) 口腔ケアの問題

ここでいう口腔ケアとは，介助者による日常的口腔ケアやセルフケアで歯ブラシなどによる口腔清掃（器質的口腔ケア）そのものをいい，専門的口腔ケア（プロフェッショナルケア）ではPMTC（Professional mechanical tooth cleaning），歯周ポケット内の清掃，咀嚼機能の回復までを含む．

知的能力障害者がセルフケアを行ううえでもっとも問題となるのは，学習障害と健康や清潔に対する価値観・認識の少なさである．セルフケアに必要なブラッシングの技術は学習によって得られるため，学習に障害を認める知的能力障害者では，ブラッシングの技術を獲得することに限界がみられる．知的能力障害者では言葉を話せない，口腔感覚の未発達，口腔周囲筋や舌の低緊張のために，食物残渣が口腔内に停留している場合がみられる（図2）．しかし本人はその状態を認識していない．したがって，介助者による日常的口腔ケアの支援は不可欠である．しかし，保護者や介護者は兄弟の出産や育児，思春期による抵抗，家族の介護などライフステージによってさまざま

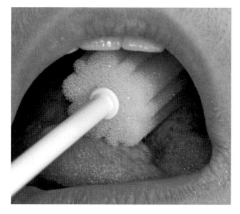

図1 メビウス症候群におけるスポンジブラシによる舌の清掃

　日常的口腔ケアではスポンジブラシによる口腔前庭や舌の清掃を行う．軟らかい歯ブラシで舌を奥から前にゆっくり動かすことで舌の刺激につながる．

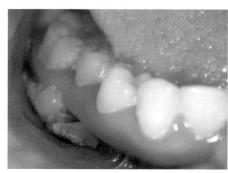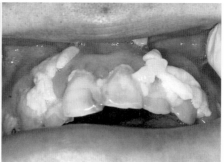

図2 口腔前庭部にみられる食物の停留

　知的能力障害者は口腔感覚の未発達，口腔周囲筋や舌の低緊張のために食物残渣が口腔内に停留しやすい特徴を認める．

な問題が生じ，日常的口腔ケアにも限界がみられる．そこで歯科医師や歯科衛生士は，専門的口腔ケアで支援していくことが大切である．

4）摂食嚥下の問題

　知的能力障害者における摂食嚥下は，噛まない，口腔の触覚過敏による食感の嫌悪感，一口量が多すぎるといった感覚運動系の問題のほか，誤嚥，飲み込まないといった問題がみられる．

　知的能力障害者の摂食嚥下機能は，知的能力障害の程度に左右されることが多い．軽度の障害であれば食べ物や食べることへの関心も高く，意欲をもって食べることで摂食機能も高くなる．知的能力障害の程度が重度になると，顎運動は粗大運動のままに滞り，あまり噛まずに嚥下するという現象がみられる．口腔機能の発達や維持のために，歯ブラシなどの清掃器具による刺激を用いて唾液の分泌や頰・舌の動きを促し，口腔周囲筋の筋機能訓練を行う必要がある．

3. ライフステージに応じた口腔ケア時の注意点および配慮

知的能力障害者におけるライフステージに応じた口腔ケアは障害の重症度を把握したうえで，生活環境，口腔機能や歯科疾患の特徴，加齢による変化を考慮し実施することが大切である（表2，3）．知的能力障害者の口腔ケアは，介助者による日常的口腔ケアの支援，セルフケア，専門的口腔ケアの3つに分けられる．効果的な口腔ケアのためには，医療者だけでなく療育通園施設の保育士，施設支援員，教職員などの他職種と連携を図り支援していく必要がある．口腔ケアの習慣は保護者や介護者の歯科保健に対する意識や価値観に左右されるため，保護者への動機づけが重要である（図3）．一方，セルフケアの自立指導や筋機能訓練は，低年齢より継続的に反復して実施することが大切である（図4）．

1) 乳児期（0歳）

保護者はわが子の障害への受容が不十分な時期である．そのため，この時期は歯科医療者は他職種との連携を図り，保護者の心理的支援を行う必要がある．乳児期の口腔ケアは，口腔周囲や口腔内の触刺激に慣れる目的で行う．

一方，摂食嚥下障害では，哺乳力が弱く時間がかかる，離乳食がスムーズに進まない，誤嚥がみられる，「あむ」という捕り込みや「もぐもぐ」の顎運動の獲得が遅い，食べ物や食べることへの関心が少ないといった特徴がある．

2) 幼児期

(1) 幼児期前期（1～3歳）

発達の遅れの現実や障害の疑いを知らされた保護者は，さまざまな医療機関や障害の相談に通い，現実を否定し将来に不安をもっている時期である．

この時期は短い間隔での専門的口腔ケアで支援を行い，保護者には口腔・歯科保健の関心を育てていくことが大切である．口腔周囲筋には，保護者や医療者による受動的刺激法による筋機能訓練を開始する．摂食嚥下障害では，十分に噛まずに嚥下したり，ひと口量が多く，詰め込んで食べる．食べる感触によって偏食になりやすく，介助と自食の混在する時期である．

(2) 幼児期後期（4～5歳）

この時期は手指機能の発達状況をみて，自分の口のなかで歯ブラシを動かすことが可能であれば，セルフケアの練習を開始する．この時期のセルフケアの指導は，歯ブラシのもち方，口腔への入れ方，歯の存在を意識させるなどのごく限られたトレーニングである．

また「ブクブクうがい」（口の洗浄）や「ガラガラうがい」（のどの洗浄）は，呼吸機能や摂食嚥下機能，言語機能など発達との深い関連性が認められている[11]．「ブクブクうがい」は健常児の3歳児で約50％，4歳児では約75％が可能とされている[11]．知的能力障害者による「ブクブクうがい」の獲得はやや遅れることが予想されるが，入浴時などに楽しく練習する．

表2 介助者による口腔ケア・セルフケア時の注意点および配慮

乳児期 （0歳）	・顔や口腔周囲に触れ，慣れてきたら歯肉を指で触れ，ガーゼで歯肉や舌を拭う． ・歯の萌出開始後ガーゼや綿棒で清掃する． ・乳切歯の萌出途中から，1日1回軟らかめの歯ブラシで軽く磨き，歯ブラシの感覚に慣れさせる． ・激しく抵抗する児や心疾患を有しチアノーゼを認める場合は，短時間で終了する．
幼児期前期 （1～3歳）	・保護者によるブラッシングの習慣づけを行う．ブラッシングに関心をもたせる． ・保護者によるブラッシングは，無理をせず楽しい雰囲気のなかで行う． ・寝かせ磨きに慣れる． ・日常生活での口腔ケアの手順をパターン化する． 　（場所，時間，順序，終了の目安・10カウント法などの応用） ・口腔前庭や舌の清掃には，スポンジブラシの使用を開始する．
幼児期後期 （4～5歳）	・セルフケアの練習を開始する． ・本人の能力に応じた清掃用具を選択する． ・「ブクブクうがい」の練習を開始する．
学齢期 （6～14歳）	・日常生活のなかでセルフケアの習慣づけを行う． ・セルフケアを行う場合，まず「ブクブクうがい」から始める． ・介助者による口腔ケア時の姿勢は，介助時の場所や本人の能力によって選択する（図3）．
青年期・前期 思春期 （15～19歳）	・重度の障害では手指機能の発達を考慮したうえで，セルフケアを促す声かけを行う． ・中等度や軽度の障害では日常的な口腔ケア支援が軽減しやすい．
青年期・後期 （20～29歳）	・介助用歯ブラシとして，成人用歯ブラシが清掃効果は高い[10]． 　（但し対象者の口腔内に応じた歯ブラシを選択することが望ましい） ・セルフケア用の歯ブラシは，発達に応じて歯ブラシの形状や大きさを考慮する．
成人期 （30～64歳）	・歯間ブラシが使用可能な者は，セルフケア時に使用する． 　（歯間ブラシの種類は，ストレートタイプより屈曲タイプやハンドルタイプの使用が容易） ・必要に応じて口腔ケア支援時にワンタフトブラシ，歯間ブラシを使用する．
高齢期 （65歳以上）	・介助者による口腔ケアは健常者と同様である．

3）学齢期（6～14歳）

　特別支援学校や普通校の支援クラスに通学するようになり，言語の拡大，対人関係，手指機能の発達がみられるころは，ブラッシングの自立訓練によい時期である．特に障害の程度が中等度，軽度の者では，中学生になると介助者による口腔ケアが減少するため，小学生時にブラッシングの自立指導が重要である[12]．保護者や介助者へは口

表3 専門的口腔ケア時の注意点および配慮

ライフステージ	注意点および配慮
乳児期 （0歳）	・摂食嚥下への対応では正しい授乳を指導する． ・離乳食の介助法を指導し，本人のもっている口腔機能を引き出す． ・保護者の障害受容の状態を考慮する．
幼児期前期 （1〜3歳）	・保護者へ口腔の特徴を知らせる． ・保護者の障害受容の状態を考慮する． ・摂食嚥下での対応は多様な食感を経験させる．目と手の協応を促す． ・口唇や口腔周囲筋の低緊張に対し，口輪筋のストレッチを開始する．
幼児期後期 （4〜5歳）	・仕上げ磨きの必要性を伝える． ・本人へは口腔ケアを行うと気持ちがよく，セルフケアを行うと褒められてうれしいという経験を通して，意欲と能力を育てていく．
学齢期 （6〜14歳）	・セルフケアの指導方法を図4に示す． 　徐々に手添え誘導を減らし，指や口頭での指示に変える．顎模型や絵カードなどの視覚的媒体を利用すると理解しやすい場合がある． ・能動的な口唇，頬，舌訓練を行う． 　ある程度，口唇，頬，舌筋の動きができ，指示に従える者へは，声をかけ誘導する． ・セルフケア指導は知的発達や手指機能を考慮して行う． ・学校と連携を図り昼食後にセルフケアを行う習慣をつける． ・介助者による口腔ケアの支援の必要性を伝える．
青年期・前期 思春期 （15〜19歳）	・中等度，軽度の障害では継続的に繰り返しセルフケアの指導を行い，技術の向上を図る． ・短い間隔での専門的口腔ケアによる支援を行う．
青年期・後期 （20〜29歳）	・このライフステージ以降は，以下の3つに分類し支援の方法を考える． 　①セルフケアのみで清掃が期待できる部分 　②口頭での指示により清掃が可能になる部分 　③支援が必要な部分（日常生活のなかで行える部分，専門的口腔ケアが必要な部分） ・軽度の者へは継続的な専門的口腔ケアの必要性を伝える． ・施設支援員へ口腔ケアの支援の必要性を伝える．
成人期 （30〜64歳）	・歯間部の清掃およびポケット内の清掃に重点をおく． ・保護者や介護者へ移動支援や行動援護などの福祉サービス利用の情報提供を行う． ・保護者や介護者へ継続的な専門的口腔ケアの必要性を伝える．
高齢期 （65歳以上）	・保湿ケアと舌，頬，口唇の筋機能訓練を行う． ・施設支援員への義歯の清掃方法，根面う蝕を意識した口腔ケアの支援方法を伝える． ・施設支援員へ専門的口腔ケアの必要性を伝える． ・セルフケア指導や筋機能訓練時は，模倣や視覚的情報を用いてわかりやすく行う．

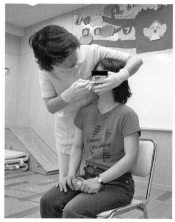
座位後方（背後から頭を抱え込む）

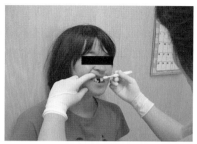
立位対面（壁に頭を固定する）

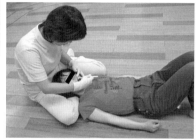
寝かせ磨き（後方）

図3　介助者による口腔ケア時の姿勢

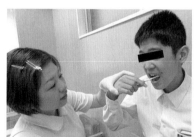
①手を添え誘導
歯ブラシをもつ手の上からやさしく手を添え，動かし方を誘導する．

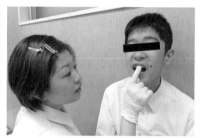
②指あてによる指示
頬や歯面を直接指で触り，磨く部位を示す．

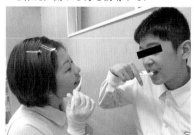
③模倣
向かい合う場合や鏡の前で横に並び手本を示す．

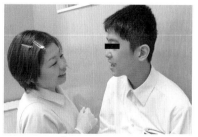
④口頭による指示
磨く部位を言葉で示す．

図4　セルフケアの支援の方法

腔清掃の自立能力の可能性を伝え，家庭での反復練習が大切である．摂食嚥下では食への関心は広がるが，十分に嚙まずに嚥下することが多い．そこで食感のバリエーションを広げ，能動的な口唇，頰，舌の筋機能訓練を開始する．

4）青年期
(1) 前期・思春期（15〜19歳）

この時期はう蝕だけでなく，歯肉炎の予防に重点をおいた口腔ケアが必要である．重度の知的能力障害者では介助者による口腔ケアが可能である．中等度や軽度の障害者では介助者による口腔ケアに抵抗を示す場合や，保護者がセルフケアしていることに安心し口腔ケアの支援を中止してしまうため，短い間隔での専門的口腔ケアで支援することが大切である．

一方，摂食嚥下障害は，障害の程度によって異なる．軽度の障害では食べにくいものに対する拒否がみられるが，咀嚼機能そのものはほぼ完成されている．重度の障害では，不十分な咀嚼のまま嚥下したり，一口量も不適切に多い．

(2) 後期（20〜29歳）

この時期は小児期からの発達が完了し，知的能力障害の症状や程度はほぼ固定化する．セルフケアの指導はブラッシングの技術だけでなく，衛生や清潔についての概念も指導を行う．知的能力障害者の学習能力には限界があり，指導しても効果がみられなくなる．そこを自立の限界と考え，セルフケア能力，生活状態，介助者の介助能力，口腔内の状態を考慮し，表3に示すように分類したうえで支援の方法を考える．

この時期は在宅，グループホーム，施設入所など生活環境が多様化する．在宅や施設で生活する重度の知的能力障害者では，生活介護のひとつとして介助者による口腔ケアが実施される．中等度や軽度の障害の場合は，本人への自立の期待から介助者による口腔ケアが減少し，日常的に清掃不良のまま過ごすことが多い．そのため，この時期は歯周疾患が発症しやすくなる．特に軽度の障害者では一般就労で忙しく，専門的口腔ケアを受ける機会が減少しやすい．

5）成人期（30〜64歳）

成人期では，歯周疾患の進行や根面う蝕が増加し，喪失歯数は35歳以上で増加する傾向にある[13]．歯の喪失の要因は，①歯周組織の加齢変化，②歯科受診の機会が少ない，あるいは歯科適応が困難なため処置されず歯周疾患やう蝕が重症化し，抜歯が選択されるためと考えられる．喪失歯を減少させるためには，長期の空白のない継続的な歯科管理が必要である[14]．すなわち，歯周疾患の進行や根面う蝕を抑制するためには，介助者による日常的口腔ケアとともに専門的口腔ケアが不可欠である．

日常的口腔ケアでは歯間部や隣接面の丁寧な清掃が求められるが，保護者や介護者の高齢化，介護者の資質の問題から清掃が不十分になりやすい．歯科受診も困難となり，専門的口腔ケアの機会が減少しやすい．そこで保護者や介護者へは，移動支援や行動援護などの障害福祉サービスの利用を提示し，専門的口腔ケアを継続することが

できるよう情報提供を行う．

　摂食嚥下の状況は固有の機能で食べているが，喪失歯が増えると咀嚼効果が極端に落ちる．あまり噛まずに食べる者には窒息に配慮し，安全性と食べることの喜びを維持することが課題となる．

　6）高齢期（65歳以上）

　高齢期には健常者と同様に唾液分泌量や機能の低下によって自浄作用も低下し，口腔内の環境が悪化する．65歳以上の在宅知的能力障害者は全体の9.3％[15]であり，ほとんどの者が施設で生活している．そのため施設支援員へは障害の程度に合わせた義歯の取り扱い方法や口腔ケアの指導，定期的な医療機関での専門的口腔ケアの必要性を伝える必要がある．摂食嚥下機能では，歯の残存状況が関与する．高齢化によって摂食機能が低下するのは健常者と同じである．したがって，軟飯やとろみ剤の使用など調理形態を調整し，機能に合わせた食事環境を提供する．

寺田ハルカ（おがた小児歯科医院，歯科衛生士）

文　献

1) 米国精神医学会（高橋三郎，大野　裕監訳）：DSM-5 精神疾患の分類と診断の手引，17〜22，医学書院，東京，2014．
2) American Psychiatric Association，高橋三郎，大野　裕訳：DSM-TR 精神疾患の診断・統計マニュアル，新訂版，61〜62，医学書院，東京，2008．
3) 富永康仁（森　則夫，杉山登志郎編）：神経発達障害・各論，こころの科学 DSM-5対応神経発達障害のすべて，38〜42，日本評論社，東京，2014．
4) 公益社団法人東京都歯科医師会：スペシャルニーズデンティストリー・ハンドブック，改訂版，226〜227，一世印刷，東京，2015．
5) 文部科学省：盲学校，聾学校及び養護学校学習指導要領解説—各教科，道徳及び特別活動編—，第6版，369，東洋館出版，東京，2007．
6) 村上旬平（緒方克也，柿木保明編）：知的障害（精神遅滞）と口腔の特徴，歯科衛生士講座 障害者歯科学，29〜31，永末書店，京都，2014．
7) 緒方克也（緒方克也編）：第Ⅳ章 歯科医院で診る障害者の歯科医療 歯科医院で行う障害者の口腔衛生管理，地域で診る障害者歯科，162〜168，医歯薬出版，東京，1990．
8) 渡辺達夫，小笠原正（森崎市治郎ほか編）：Ⅱ編障害者歯科各論 3章 精神遅滞，障害者歯科ガイドブック，64〜65，医歯薬出版，東京，2003．
9) 緒方克也：多発性脳神経障害および先天性両側顔面筋麻痺症候群の歯科治療経験，障歯誌，9：41〜48，1988．
10) 水澤　愛，三井恵理子ほか：介助磨きは小さめの歯ブラシが効果的か，障歯誌，30：39〜44，2009．
11) 日本歯科医師会：母子健康手帳活用ガイド，3〜4，2012．
12) 寺田ハルカ，道脇信恵ほか：知的障害を伴う自閉スペクトラム症のブラッシング行動と年齢の関係，障歯誌，37：8〜15，2016．
13) 森　貴幸，沼本庸子ほか：歯科疾患実態調査のパーセンタイル値を利用した障害者の現在歯数に関する研究—第2報　地域の知的障害者を対象とした横断調査より—，障歯誌，31：59〜

71, 2010.
14) 森　貴幸，江草正彦ほか：障害者歯科の長期メインテナンス患者における歯の喪失状況および喪失に関連した要因，障歯誌，29：600〜610, 2008.
15) 内閣府：第3節障害者の状況（基本的統計より），障害者白書，平成27年版，35，佐伯印刷，大分，2015.

2 Down症候群

1. Down症候群とは

1866年にイギリスの眼科医John Langdon Haydon Downが，特有の顔貌や多発奇形などの臨床症状について発表した[1]．その後，1959年Lejeuneらにより，Down症候群では21番染色体が1本過剰であることが明らかになった[2]．ヒトの染色体異常で最初に発見され，もっとも頻度が高く発生頻度は1人/800人といわれている[3]．早期から老化現象がみられ，平均寿命は約60歳である[4]．Down症候群では全身的にさまざまな特徴を示すが，これらは21番染色体に存在する225個の遺伝子のうち，ある種の遺伝子のコピー数の違いが原因ではないかと推測されている[5]．

Down症候群は21番染色体の不分離と転座の状態から3タイプに分けられる．もっとも多いタイプが標準型21トリソミーであり，全体の90～95％を占める．転座型はDown症候群全体の5～6％の割合でみられる．この転座型は，21番染色体のうちの1本がほかの染色体（13番，14番，15番，21番，22番）に転座することで生じる．モザイク型は一番まれなタイプで，Down症候群全体の1～3％を占める．このモザイク型は，21番染色体が個体のなかに正常核型の細胞と21トリソミーの核型の細胞とが混在して生じる[6]．

2. 本症の特徴

1）主な病態

主な病態としては，知的能力障害，低緊張に伴う機能障害であり，生命予後が不良である．知的能力障害の程度は幅広いが，多くは中等度の遅れである．発達特性のなかで目立つのは言語発達の遅れであり，環境要因の影響を受けやすい[7]．筋緊張の低下，関節弛緩などによる運動発達遅滞がみられ，幼児期には粗大運動が遅れ，その後は巧緻動作の未熟性が残る．生命予後は，合併疾患である心疾患の程度と免疫学的特性として感染防御機能の低下の影響を受ける．加齢に伴い早期老化や退行現象がみられ，身体，精神行動にさまざまな影響を及ぼす[8]．

2）主な形態的特徴

小頭傾向，後頭部扁平，大泉門開大，丸い顔，平坦な顔，眼瞼裂斜上，内眼角贅皮，鼻根部平坦，下向きの口角，舌挺出，小さい耳，後頭部皮膚のたるみ，手掌単一屈曲線，5指短小および内弯，足の第1趾・第2趾間解離，脛側弓状紋など全身的に多くの形態的特徴を呈する．

3）主な合併疾患[9]

心疾患の頻度は一般に約40％といわれ，心室中隔欠損症，心内膜床欠損症，心房中隔欠損症，動脈管開存症，Fallot四徴症などの先天性心疾患が多い．肺高血圧症が多いことも特徴である．消化器疾患では十二指腸閉鎖（狭窄）がもっとも多く，症例

の 20〜30%が Down 症候群である．耳鼻科疾患では耳介の変形があり，40〜75%に聴力障害（伝音性，感音性，混合性）を合併する．外耳道狭窄と耳垢塞栓，滲出性中耳炎の合併も多い．眼科疾患としては屈折異常を約 60%に認め，屈折性弱視の可能性が高い．白内障，斜視なども多い．血液疾患としては一過性骨髄増殖症，白血病などが多くみられる．特に白血病の合併頻度は高く，一般小児の 15〜20 倍といわれている．呼吸器系疾患として肺炎や重症呼吸器感染症が多くみられる．甲状腺疾患として甲状腺機能低下症が多く，全年齢において強い相関がある．成人期になるとアルツハイマー病の進行と関連して遅発型のてんかんが増加する．環軸椎不安定性（環軸椎（亜）脱臼）により脊髄圧迫症状をきたしやすいので注意が必要である．

4）主な口腔所見[10]

歯に関しては，乳歯の晩期残存，永久歯の萌出遅延がみられ，先天欠如歯の割合も高い．短根，矮小歯，円錐歯などの歯の形態異常がみられる．上顎骨の発育不良による狭口蓋，巨舌，口唇や舌の筋緊張低下による舌の挺出に起因した口唇の閉鎖不全などの影響によりさまざまな不正咬合を生じる．主な不正咬合としては上顎前歯部の叢生，開咬，反対咬合（アングルⅢ級）などがあげられる．不正咬合や咀嚼筋の異常緊張によるブラキシズムの誘発から咬合性外傷を生じることも多い．口呼吸，口唇の乾燥も高頻度にみられ，加齢に伴う唾液分泌低下により，さらに口腔乾燥が顕著となる．免疫機能異常により，小児期から歯肉炎を発症し，早期より歯周病が重症化する．溝状舌も多くみられ，口腔ケアが不十分であると病原菌の停滞を招く．逆嚥下，舌突出型嚥下などの異常嚥下癖，食塊形成や舌による送り込みの不良などの摂食嚥下機能の低下もしばしば問題になる[11]．

3. 口腔ケア時の注意点

1）全般的な注意点

口腔および摂食嚥下機能の維持・増進は QOL の維持・向上にもつながることから重要である．**図1**は日常生活動作（ADL）能力が，Barthel index で 0 点と 95 点の 50 歳代後半の Down 症候群の口腔内写真である．なぜこのような状況が起こるのか．Down 症候群ではその障害特性から，幼少期からの口腔ケアや正常な摂食嚥下機能の獲得状況が成人期・老年期に大きな影響を与える．このため，まず歯科が早期に介入し，リスク診断することが大切である．その後は，生活背景が変化することにより途絶えがちな口腔のケア，キュアをいかに継続して実施するかが歯科疾患の予防，進行抑制を左右することになる．

Down 症候群の口腔ケアを困難にする主な要因（**表1**）を理解し，ライフステージの変化に応じた適切な口腔ケアを行うことが大切である．口腔の状態だけでなく，個々の生活環境を十分考慮し，全身状態などに関する情報収集とリスクの見直しを行い，包括的に支援する．

58歳男性のDown症候群　　　　　57歳男性のDown症候群
（ADL：Barthel index 0点）　　　（ADL：Barthel index 95点）

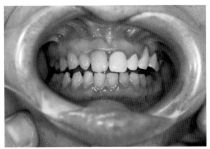 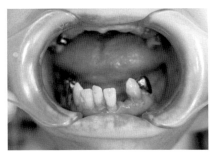

図1　口腔状態とBarthel indexによる日常生活動作（ADL）の評価
ADL能力が高くても，残存歯がほとんどない者もいる．一方で，ADL能力が低くても，多数歯が残存している者もいる．Down症候群ではさまざまな障害特性や長年の口腔ケアの状態によりADLが高く保たれていても，口腔の老化は進行する．歯科の早期からの介入と継続的な支援が必要である．

表1　Down症候群の口腔ケアを困難にする主な要因

	本　人		保（介）護者に関わる因子
	全身的因子	局所的因子	
成年期以前	・理解力，学習能力の低下 ・コミュニケーション能力の低下 ・運動発達遅滞や筋緊張低下 ・合併疾患の状態 ・食生活の状態 ・歯磨きの習慣化の定着度	・手指の巧緻動作能力の低下 ・空間認知能力の低下 ・ぶくぶくうがい習得度 ・口腔機能の状態 ・歯列不正の状態 ・感覚過敏 ・口腔周囲筋の過緊張 ・仕上げ磨きの拒否	・障害受容の状況 ・療育，家庭の状況 ・歯科疾患予防に対する認識度 ・仕上げ磨きの技術力
成年期以降	・ADL低下 ・早期老化・退行現象（急激退行）の発現と進行 ・保（介）護者の介入拒否 ・食生活の乱れ ・新たな疾患の発症と進行 ・免疫機能のさらなる低下	・舌圧の亢進 ・口腔周囲筋の過緊張 ・感覚異常の増大 ・口腔機能低下，唾液分泌量減少による自浄作用の低下	・保護（介）者の高齢化，施設入所に伴う通院介助の困難性 ・施設の協力度，認識度 ・施設の人員の充足度

2）ライフステージに応じた口腔ケア
(1) 出生～就学前（0～6歳）

乳幼児期では，医療面接により患児の成長発達の状態や合併疾患などの全身所見および口腔所見や歯磨きの状態だけでなく，保護者の障害受容の状況，療育や家庭の環境，家族構成，授乳や摂食嚥下機能などを含めた食事の状態を把握する．これにより，Down症候群児の育児を支援するという立場から家庭や生活支援に視点をおいた歯科保健指導，正常な摂食嚥下機能の獲得の促進を行うことができ，保護者との信頼関係の構築につながる．

保護者に対して本症候群の口腔の特徴を説明し，歯科疾患の予防のために継続的な歯科管理が必要なことを理解してもらう．そのうえで，ブラッシングの習慣づけと親の仕上げ磨きの必要性の指導を行う．乳幼児期に基本的な歯磨き習慣が確立していると，その後における習慣の定着が容易になる．

家庭で行えない部分に関しては，療育施設との連携により支援することも大切である．行政，他科との連携や6か月健診での歯科受診指導を通して，定期的な口腔衛生管理の重要性を理解してもらう．

(2) 学童期・思春期（6～18歳）

健康面では比較的安定している時期であり，基本的な生活習慣が定着しやすい時期である．そのため，医療支援が希薄になることが多い．

乳幼児期に基本的な歯磨き習慣が確立していない場合は，学童期にしっかり習慣化させ，定着させる．歯周病予防に対する専門的な口腔衛生管理も必要である．摂食嚥下機能の発達促進，栄養指導による肥満予防などの支援を行い，規則正しい食生活習慣を身につける時期である．

思春期に入ると精神面では就学や就労などの環境変化によるストレス，情緒不安定，自閉性傾向，不眠，無気力，反抗的態度，易興奮性，頑固などの発現がみられる．そのため歯磨きにおいても介入拒否が強くみられるケースもある．

(3) 青年期・成人期（18～40歳）

この時期はADLの低下をきたす時期で早期老化・退行現象（うつ病様症状，適応障害，こだわり行動，易興奮性）などが顕著にみられるようになり，精神保健面への対応を考慮する必要がある[12]．そのため歯磨き介助においても，保護者の介入に対する拒否行動が強くなる．さらに口腔内の変化として口腔機能の低下や唾液分泌量の減少により自浄作用が低下する．舌圧亢進，口腔周囲筋の過緊張，感覚異常の増大などがみられる．栄養の偏りなどの食生活の問題や生活習慣病など新たな疾患の罹患も増加する．また保護者の高齢化や本人の自立のため，居宅生活から施設やグループホームへの入所生活など居住環境にも変化が生じ，それを契機に歯科への来院が中断することもある．これらの変化に伴いセルフケアやプロフェッショナルケアが困難となることが多い．不十分な口腔ケアは急速な口腔環境の悪化をもたらし，う蝕の発症，歯

周病の進行につながる．

　（4）壮年期・高齢期（40 歳以上）

　生活環境の変化や，家族の高齢化の問題，本人の早期老化・退行が口腔内にも影響を与え，それが顕在化してくる時期である．アルツハイマー病，骨粗鬆症，てんかんなどの新たな全身疾患の発症や進行，免疫機能のさらなる低下なども問題となる[13]．成人期より早期老化・退行現象が強く出現し，多くの不適応行動がみられる[14]．特に急激退行がみられる Down 症候群では，自立していた口腔ケア能力の低下や介助磨きの拒否が強くなる．このため口腔ケアが困難となって口腔内が不潔になり，歯周病が進行する．

　この年齢までの口腔管理の状態によって個人差が顕著となる時期である[15]．歯周病や根面う蝕により歯を喪失する者も多く，知的能力障害のため義歯の適応が困難であることから，咀嚼を中心とした口腔機能や嚥下機能の低下をきたしやすい．免疫機能の低下，摂食嚥下機能の低下や不潔な口腔環境から誤嚥性肺炎を発症し，栄養状態が不良になると活動性や意欲の低下もみられる．

4．口腔ケア時の対応

1）全般的な対応

　介助者の協力度と能力に応じた歯磨き支援，継続的・定期的プロフェッショナルケアが重要である．そのためには，かかりつけ歯科医と学校医・施設医，医科の医療従事者，保健師などとの地域連携や学校の先生，施設職員，発達支援センター，親の会などを通じて生活支援者への口腔ケアに関する情報交換や啓発活動を活発に行う必要がある．ライフステージに合わせて，患者を取り巻く地域の環境を整備し，体制をつくることにより歯科保健支援を継続的に行うことが重要である．

2）ライフステージに応じた対応

（1）出生〜就学前（0〜6 歳）

　この時期は歯科保健指導を通して保護者に乳歯の萌出遅延や先天欠如歯が生じること，その先に起こり得るう蝕や歯肉炎，歯列不正などを理解してもらう．さらに先天性心疾患を合併している場合やその術後で感染性心内膜炎のリスクが高い症例に対しては，う蝕・歯肉炎の予防の重要性についての説明も必要である．

　ホームケアに対する指導として，まず現在獲得しているホームケアの方法や口腔内の状態を客観的に把握し，しっかり評価する．セルフケアを左右する因子としては，理解力や学習能力，コミュニケーション能力の程度，手指の巧緻動作能力，空間認知能力，「ぶくぶくうがい」の習得度（筋緊張の低下），感覚過敏，口腔周囲筋の過緊張の程度などがあげられる．これらの要因が適切な部位への歯ブラシのアプローチや，適当な歯磨き圧の習得を困難にしていることを念頭において指導する．感覚過敏の残存に対しては脱感作療法により除去する．「ぶくぶくうがい」の習得は口腔機能の発

達にも影響を及ぼすことから，筋機能訓練，模倣などにより習得を促す．仕上げ磨きの指導では，保護者の負担，技術的能力を十分に把握して，過度な負担がかからない効果的な方法を指導するよう心がけるべきである．

また摂食嚥下機能の問題が多くみられるので，早期から摂食訓練を開始することにより，正常な機能の獲得を促すことができる[16]．

(2) 学童期・思春期（6～18歳）

歯磨きの自立支援においては，口腔ケアの必要性を理解するのが困難であることから繰り返し指導し，早期の習慣化を目指すことである．そのためには，学校との連携により教職員の歯科保健への関心を高め，本人を取り巻く歯科・家庭・学校の3機関における統一された歯みがき支援を行う．保護者の介入への拒否行動に対しては，第三者との連携による支援が必要である．

(3) 青年期・成人期（18～40歳）

保護者の高齢化，施設入所などの生活環境の変化に応じて，作業所，デイサービス，入所施設，グループホームなどの施設と地域の医療機関との密な連携により，ホームケアやプロフェッショナルケアが十分行える環境整備と口腔ケアの重要性に関する啓発活動を積極的に行うことである．また口腔機能の低下や生活習慣病の発症予防や進行抑制のためにも，摂食嚥下機能に関する指導，栄養指導，運動指導も含めた包括的な医療，支援を行う必要がある．

Down症候群の歯周病の進行は，宿主要因，環境要因などさまざまなリスクファクターの影響を受けることにより，その予防や進行の抑制を困難にしていることを十分理解してもらい，口腔ケアの重要性を説明する必要がある．ADLに介助を必要としない施設入所者では，歯磨き介助を受けていない者も多い．そのほとんどがDown症候群の特性によりセルフケアには限界があり，自力で歯磨きができる者に対しても，歯磨きへの介入が必要である[17]．介助者への歯磨き指導では，介助者の負担，技術的能力を十分に把握して，介助者に過度な負担がかからず，継続でき，かつ効果的な方法を指導するよう心がけるべきである．

(4) 壮年期・高齢期（40歳以上）

抱える問題の個人差は大きく，全身状態，生活背景などの情報を十分把握したうえで，一人ひとりに合わせた口腔管理の方法を再検討し，対応する必要がある．

小松知子（神奈川歯科大学大学院全身管理医歯学講座障害者歯科学分野，歯科医師）

文　献

1) Down JLH : Observations on an ethnic classification of idiots, London Hospital Reports, 3 : 259～262, 1866.
2) Lejeune J, Gautier M, Turpin R : Study of somatic chromosomes from 9 mongoloid children, C R Hebd Seances Acad Sci, 248 : 1721～1722, 1959.

3) Kamer AR, Fortea JO, Videla S, et al：Periodontal disease's contribution to Alzheimer's disease progression in Down syndrome, Alzheimers Dement (Amst), 2：49～57, eCollection 2016.
4) Zigman WB：A typical aging in Down syndrome, Dev Disabil Res Rev, 18：51～67, 2013.
5) Kurabayashi N, Sanada K：Increased dosage of DYRK1A and DSCR1 delays neuronal differentiation in neocortical progenitor cells, Genes Dev, 27：2708～2721, 2013.
6) Shin M, Siffel C, Correa A：Survival of children with mosaic Down syndrome, Am J Med Genet A, 152A：800～801, 2010.
7) Foley KR, Girdler S, Bourke J, et al：Leonard Influence of the environment on participation in social roles for young adults with Down syndrome, PLoS One, 29(9)：e 108413, 2014.
8) 菅野　敦：【ダウン症―最近の話題―】ダウン症の退行現象　生涯発達における青年期・成人期の課題と支援（解説／特集），小児科臨床，64(10)：2137～2145, 2011.
9) Bull MJ：the Committee on Genetics. Health supervision for children with Down syndrome, Pediatrics, 128：393～406, 2011.
10) 池田正一，小松知子：Down症候群患者の歯科医療，障歯誌，27(2)：105～113, 2006.
11) 長谷川智子：症例からみるリハビリテーションの実際　Down症児，J Clin Rehabil, 14：1116～1123, 2005.
12) Lin JD, Lin LP, Hsu SW, et al：Are early onset aging conditions correlated to daily activity functions in youth and adults with Down syndrome?, Res Dev Disabil, 36：532～536, 2014.
13) d'Orsi G, Specchio LM：Progressive myoclonus epilepsy in Down syndrome patients with dementia, J Neurol, 261(8)：1584～1597, 2014.
14) 髙野知子，小松知子，宮城　敦ほか：ダウン症候群の老化および退行と歯科受診における変化（第一報），老年歯学，28：27～33, 2013.
15) 植田郁子，髙野知子，小松知子ほか：施設入所中の40歳以上のダウン症候群の口腔内状況に関する調査，障歯誌，35(4)：633～639, 2014.
16) 髙橋摩理，冨田かをり，弘中祥司ほか：Down症候群の小児における摂食嚥下機能の後方視的調査　―地域療育センターにおける支援方法の検討―，日摂食嚥下リハ会誌，19(2)：165～171, 2015.
17) 千綿かおる，武田　文：知的障害者施設職員による入所者への歯磨き介助に関する主観的な負担感，口腔衛生会誌，60：206～213, 2010.

3 自閉スペクトラム症

1. 自閉スペクトラム症（自閉症スペクトラム障害）とは

　自閉スペクトラム症とは脳の機能異常によって起こる発達障害のひとつである．なお本章では，日本障害者歯科学会で用いる疾患名・用語に準じて，「自閉スペクトラム症」を用いた．自閉スペクトラム症の人は会話や共感が難しく，視線，身振りや表情などの非言語的コミュニケーションをうまくとることができず，人との関係づくりが苦手で社会と協調した生活を送りづらい（社会性・コミュニケーションの障害）．また変化に対する恐れや不安から，同じような行動や発言を繰り返す，いつも同じ状態であることにこだわる（反復的な行動），感覚が異常に敏感である，または鈍感であるなどが特徴とされている[1]．人によっては，刺激や条件下などにより精神的に不安定になると，多動・自傷・他害・奇声といった特異的行動がみられることがある．自閉スペクトラム症では70～80％で知的能力障害を伴うが，なかには特定の領域で並外れた能力をもっている人もいる．

　2013年の米国精神医学会の診断基準（DSM-5）では，広汎性発達障害，アスペルガー障害などの分類がなくなり「自閉スペクトラム症／自閉症スペクトラム障害（Autistic spectrum disorders, 以下ASDとする）」というひとつの診断名に統合された．スペクトラムとは「さまざまな症状や障害は重度のものから軽度のものまで連続的であり，明瞭な区別ができない」という意味である[2]．ASDの人が得意なこと，苦手なことを表1に示す[3]．

2. 特性に応じた口腔ケア指導

　知的能力障害を伴うASDの人へのブラッシング指導は，基本的には知的障害者と同様である．ASDの人は，コミュニケーションに障害があることが多く，先の見通しが立たないと不安が大きくなるが，特性として視覚的情報が優位とされている．そのため絵カードや写真など視覚的な媒体を用いて，ブラッシングの手順を提示する手

表1　ASDの人が得意なこと，苦手なこと

得意なこと	やや苦手・不得意なこと
・視覚的な情報処理	・言葉を聞いて理解すること
・機械的な記憶がよい	・抽象的なこと，見えないものへの理解や想像
・細部に気づく	・全体を見る視点が乏しい
・興味があること，物への集中力	・他人の視点や，考えを理解すること
・パターン化，習慣化したことは得意	・新しい状況や変化に適応すること
・規則がいったん理解できれば，それを守る	・ある種の感覚刺激への過敏性，調整が困難である

（全国歯科衛生士教育協議会監修：最新歯科衛生士教本 障害者歯科 第2版，p.22，医歯薬出版，東京，2016を一部改変）

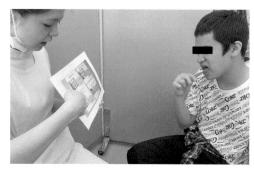

図1 写真をみながら練習する

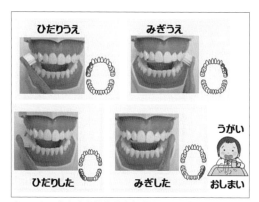

イラストは多摩府中保健所発行「歯みがき絵カード」より
図2 練習用視覚媒体の一例

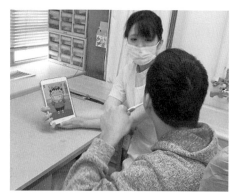

図3 iPadの歯磨き練習ゲームの画面をみながら閉口を模倣して磨く

法が有効な手段として広く応用されている[1]（図1～3）．

　口腔ケア指導に限らず大切なことは「歯科医療者側がいかに本人についての情報を得ているか」である．歯科受診前の一般的な問診および日常生活状況などの把握は当然であるが，コミュニケーション能力，こだわりの具体的内容，自傷，パニックを起こす状況など個人の特性についても知っておく必要がある[4]．そのうえでブラッシングに関した情報収集を行い，問題点を明確にし，その原因・理由を考慮して指導プランを立案することが重要である．口腔ケア指導診査用紙（本人用）の例を表2に示す．

3. 困難状況への対処法および注意点

　ASDの特性をふまえ口腔ケア指導に際して，日常よくある困難状況への対応・注意点を表3に示す[5~7]．問題になるのはライフステージごとに困難状況が変化していくことである．幼児期においては，さまざまな状況に困惑する保護者の心理を理解し，共感的態度で母親との信頼関係を築くことが大切である．また成人期以降では，自己主張が強くなり保護者の介助磨きを拒否する者も多い．保護者に本人の歯磨き能力の段階と限界を伝え，関係する施設支援員にも歯科保健管理について理解が得られるよ

表2　口腔ケア指導診査用紙（本人用）の例

歯磨き指導　診査用紙

氏　名
カルテ No（　　　　　）平成　年　月　日

本　人

①歯磨き自立度	全くできない	少しはできる	だいたいできる	一人でできる
②清掃状態	不良	やや不良	良	特に不良部位

磨く動作の写真を貼付

③技術				
磨き方の特徴（主な歯磨き部位）	一定しない	特定部位のみ	全体を磨く	
1分間の歯磨き	持続不可	持続可		
開閉口　　開口	不適	不十分	適切	
閉口	不適	不十分	適切	
前歯磨きの状況	磨かない	切端部のみ	歯頸部まであたる	
ブラシの持ち方	パームグリップ	ペングリップ	指先で把持	その他
利き手	右	左	部位により両手	
把持力	弱い	適当	強い	
ブラシの動き	一定しない	縦磨き	横磨き	
ブラシ圧	弱い	適切	強い	
動きの速さ	遅い	適切	早い	
上肢の位置	下がる	上がる		

→ 磨き方の特徴を把握する

④理解能力				
プラークの理解	理解困難	多少理解している	概ね理解している	
指導への受容性	拒否，集中不可	少しは可，むらがある	概ね良好	
習慣への融通性	変化を嫌う	対応するが気にする	問題なし	
部位の理解（指示で指す）	口腔内　（上・下・前・奥）			
	顎模型　（上・下・前・奥）			※○で理解可能
開閉口の指示	全くできない	時により可	口頭指示で可	
認知度（模倣）	全くできない	部位により可	口頭指示で可	
短期記憶（指導後）	不良，理解困難	多少理解している	概ね理解している	

→ 理解度を把握する

⑤うがい	飲んでしまう	含んですぐ出す	ぶくぶく　±　+	ガラガラ　±　+
⑥特記事項	出血を気にする			
	染色剤を気にする			
	カウント磨き可能			
	日常動作可能（箸の使用・排泄・衣服の着脱など）			
	名前を書くことができる			
	計算できる			
	その他（　　　　　　　　　　　　）			

→ 自閉症の感覚特性，発達レベル，こだわりなどを知る

表3 困難状況への対応・注意点

状 況	対応・注意点
強いこだわりがある ・歯磨きの時間を変えると途端に嫌がる． ・家では歯磨きができるが保育園ではできない．	・日々のスケジュールや場所に強いこだわりがある場合は，歯磨きの時間，場所をきっちりと決めて行う．変更する場合は，あらかじめしっかり伝えておく． ・自宅と同じコップ，歯ブラシを保育園でも使うようにする．保育園での環境をできるだけ家庭で歯磨きをしている状況に近づけ，環境の変化にとまどうリスクを軽減する[5]．
感覚が過敏 ・口のなかに指や歯ブラシが入ることや，歯ブラシで磨くことを極端に嫌がる．	・歯ブラシで歯を磨くことが，紙やすりで削られているように不快に感じる子もいる．刺激を嫌う部位へは無理に歯ブラシを当てず，清拭から始め少しずつ刺激に慣れさせる． ・ゴシゴシという音が出にくい軟毛の歯ブラシを使用する[5]．
じっとしているのが苦手 ・仕上げ磨きをする間，じっとすることができない．	・おもちゃなど，集中力を阻害する原因を取り除き，なるべく歯磨きに専念できる環境を整えるようにする． ・終わりの目安がつくようにする（写真・絵カード，カウント法，砂時計，歌を歌いながらなど）[5]．
ブクブクうがいができない ・飲んでしまう．	・失敗してもいいようにお風呂でやってみせ，まねさせる． ・水を含んだら下を向かせ，吐き出す練習から始める． ・お風呂や流し台の玩具に水を吐きかけるなど，遊びのなかで練習する． ・飲んでしまって吐き出せなくても，あせらず気長に練習する． ・少しでも上達したらおおげさに褒める． ・吐き出せるようになったら，水を含んでいる時間を延ばしていき，頬を膨らませるなどブクブクうがいを練習する[2]．
摂食の問題 ・落ち着いて食べられない． ・偏食	・時間がまちまち，周囲が騒々しいなど食事場面に安定性がない場合は食環境を整えるようにする[6]． ・無理強いをせず，似たようなみた目のものから試みる[7]． ・調理，味つけ，盛りつけの工夫，好きなものとの交互食べ ・給食で食べても自宅では拒否，相手によって食べないなどの場合は周囲で方針を統一する[6]． ・ある時期特定なものしか食べられなくても，成長発育に影響が出ることはまれであり，保護者の不安を軽減することが大切である[7]．
ブラシ圧が強い	・ゆっくりのストロークで磨く． ・ペングリップで把持する（把持の変更は困難な場合も多い）． ・硬めのブラシの使用を避ける．
介助を嫌う	・家では保護者の介助を拒否するが，場所が変われば問題なく介助させる場合もある．ヘルパーや施設支援員に介助を依頼する（清掃不良部位や磨き方について具体的に示すと協力が得られやすい）． ・歯科での専門的口腔ケアを頻回に行う．

う情報提供を行い，連携を図るようにするべきである[8]．

4. 口腔ケア時の配慮

　歯科におけるASDへの対応について，歯科診療や口腔ケア指導については従来から，学習理論を応用して望ましい行動ができるようにする行動変容や視覚的素材を用いて情報を提示するTEACCHを応用した手法を用いて，効果があった例が多く紹介されている[9]．しかし一方でASDの人は事前にスケジュールを提示されると，そのことだけに思いが集中し，実際の場面ではかえって緊張してできなくなる例もある．また佐々木[10]や寺田ら[11]も視覚支援において，嫌なことや苦手なことに対しては限界がある，江草[12]も絵カードやスケジュールは万能ではなく，個別の対応が必要であると述べている．

　ASDの当事者で「あるがままに自閉症です」の著者東田直樹氏は，「僕がごほうびをもらいたくなかった理由は，指示された行動の結果，ごほうびがもらえるということに抵抗を感じたからです．自尊心が傷ついてしまうのです．どうしてこんなことをするのかという疑問は心の中から消えませんでした（中略……）．自閉症にもいろいろな人がいるのです．僕のように感じてしまう人もいます．本人に合った療育かどうか，見極めることが重要です．そこが支援者の力量だと思うのです」（一部抜粋）[13]と書いている．

　ASDの人に口腔ケア指導を行う場合は，発達レベルやASDの特性を把握すると同時に，本人の個性についても理解しておくことが重要である．

　また中高年のASDの人も成長に伴い少しずつ社会性を身につけ，コミュニケーション能力が高まり，できなかったことができるようになる場合もある．歯科保健支援の立場では，個別性・多様性をもった対応で[9]，本人の成長をみていくという姿勢が望ましい．

松井かおる（愛知県心身障害者コロニー中央病院歯科，歯科衛生士）

文　献

1) 緒方克也，柿木保明ほか：歯科衛生士講座　障害者歯科学，52～55，128～129，永末書店，京都，2014．
2) （公社）東京都歯科医師会監修：スペシャルニーズデンティストリーハンドブック　障害者歯科医療ハンドブック　改訂版，18～22，136～147，東京都立心身障害者口腔保健センター，東京，2015．
3) 全国歯科衛生士教育協議会監修：最新歯科衛生士教本　障害者歯科，22，医歯薬出版，東京，2016．
4) 石黒　光：自閉症者の理解と歯科治療での対応，障歯誌，25(2)：63～69，2004．
5) 一般財団法人 サンスター財団 歯科健診・歯科保健指導事業—自閉症児— http://www.sunstar-foundation.org/checkup/autism/ （2016.8.30. アクセス）
6) 篠田達明監修：自閉症スペクトラムの医療・療育・教育，139～140，金芳堂，京都，2005．

7) 田角　勝, 向井美惠編著：小児の摂食嚥下リハビリテーション　第2版, 280～283, 医歯薬出版, 東京, 2014.
8) 溝口理知子：障がいの受容と歯科保健支援―自閉症児の母として歯科衛生士として望むこと―, 障歯誌, 31(2)：141～148, 2010.
9) 日本障害者歯科学会編：スペシャルニーズデンティストリー　障害者歯科, 第1版, 236～245, 275～277, 医歯薬出版, 東京, 2009.
10) 佐々木正美：自閉症児のためのTEACCHハンドブック, 54～67, 学習研究社, 東京, 1993.
11) 寺田ハルカ, 緒方克也ほか：歯科保健管理が困難であった自閉症の3症例―長期の継続管理をふりかえって―, 障歯誌, 26(2)：255～262, 2005.
12) 江草正彦：自閉症スペクトラムの視覚支援について―TEACCH発祥の地・ノースカロライナから学んだこと―, 障歯誌, 31(2)：149～158, 2010.
13) 東田直樹：あるがままに自閉症です～東田直樹の見つめる世界～, 46～47, エスコアール, 千葉, 2013.

4 脳性麻痺

1. 脳性麻痺とは

1）定義

脳性麻痺とは，出生前，周産期，出生後に何らかの原因により脳の損傷が起きて，筋肉の動きを調整する機能に問題が生じ，運動や姿勢などの異常がみられる状態である．1968（昭和43）年に厚生省研究班は脳性麻痺の定義を「胎生期から生後4週までの期間に脳に非進行性の障害をきたし，その結果として運動機能・姿勢保持機能・筋緊張などに障害をきたした状態をいう．年齢とともに正常化するような運動発達の遅れや，進行性疾患（脳の代謝異常症など）による運動障害は，脳性麻痺に含まれない」としている．このように日本では脳病変発生時期を胎生期から生後4週までと狭く規定しているが，諸外国では満1歳まであるいは満3～5歳までとより広くしているところもある．脳損傷による症状は，運動，知能，てんかん，行動面など多岐にわたるが，脳性麻痺は特に運動面での障害があるものに対して用いられる．運動以外の障害が合併していることもあり，脳性麻痺は特定の原因による一疾患の病名ではなく，いろいろな原因によって生じる状態の総称である．

生後4週以後に発生した脳障害については，その疾病の後遺症として命名を行い，例えば化膿性髄膜炎後遺症，頭部外傷後遺症といった診断名となる．小児期や成人期での病態から，定義に当てはまらない場合でも脳性麻痺という診断名がついていることもある．なお脳性麻痺では，上肢機能および移動機能の障害の程度（1～7級）に応じて，身体障害者手帳の交付を受ける（身体障害者障害程度等級表，p.280）．

2）発生時期と病因，発生率

発生時期を，胎生期，周産期，生後4週までの3つに分けて整理する．胎生期では，脳の形成障害（脳の奇形），脳血管障害，先天性感染症などが病因となる．周産期は，仮死出生に伴う低酸素性虚血性脳症，早産低出生体重に伴う脳循環障害や低酸素性脳症，低血糖や重症黄疸に伴う脳障害，B群連鎖球菌髄膜炎などが病因である．生後4週までの病因は，新生児化膿性髄膜炎などがあげられる．

わが国における発生率の変遷を図1に示す．年間出生数が100万人程度なので，2,000人以上の脳性麻痺児が誕生していることになる．また重症病的新生児，特に早産低出生体重児の救命が向上した結果，脳性麻痺全体に占める早産児の割合と重症の脳性麻痺児の割合が増加している．

3）類型分類

脳性麻痺の病型は，痙直型（spastic type），アテトーゼ型（athetotic type），失調型（ataxic type），強剛型（rigid type），弛緩型（flaccid type），混合型（mixed type）に分類され，それぞれ特徴的な運動機能障害を呈する．ひとつの型だけに分類されるのは少なく，例えば痙直型とアテトーゼ型が混在することがあり，実際には混

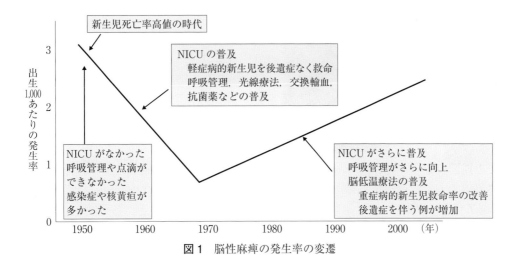
図1 脳性麻痺の発生率の変遷

合型が多いとされている．ただ臨床上，混合型では病型の症状がわからないため，主な症状で病型を表すことが多い．

脳性麻痺の症状は，乳児の成長に伴い，座る，歩くなどの動作に支障が現れ，筋肉のけいれんなどが起きる．麻痺の症状，部位，程度は個人差があり，患児の成長とともに変化することも特徴である．弛緩型が乳児中期まで持続することはまれで，徐々に痙直型，アテトーゼ型，失調型，混合型へと移行する．知的能力障害による運動機能発達障害のある場合でも乳幼児期に低緊張を示すことがあり，弛緩型が持続するようであればほかの疾患への鑑別が必要となる．

①痙直型

錐体路を中心とした障害で，末端の筋肉が過剰に緊張する伸張反射亢進のため，筋肉が硬くなって筋力が低下し，動作がぎこちない．固縮・強剛（rigidity）を要素に含む痙縮（spasticity）が認められるものをいう．障害の影響が両腕と両脚に及ぶ場合（四肢麻痺），主に脚と下半身に及ぶ場合（対麻痺または両麻痺），片側の腕と脚のみに及ぶ場合（片麻痺）がある．麻痺を起こした上肢や下肢は，硬直して筋力の低下がみられる．痙性四肢麻痺の場合，てんかんや嚥下障害に加えて，重い知的能力障害を伴う場合が多い．発達早期から各関節に拘縮，変形，脱臼などの障害をきたしやすい．痙性両麻痺の場合，一般に精神発達は正常でけいれんを起こすことはまれである．上肢機能の障害は通常軽度であるが，体幹の抗重力筋の発達不全があり，両下肢の交互運動や分節的運動が困難である．両下肢は鋏状肢位で交差することがある（図2）．痙性片麻痺では，下肢よりも上肢の左右のいずれかに障害が現れる．成人脳卒中の後遺症に類似した姿勢を示す．知能が平均より低く，脳波異常がみられることもある．

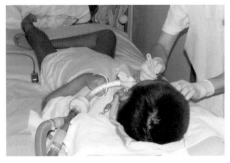
図2 痙直型脳性麻痺児
人工呼吸器装着での口腔ケア実施

②アテトーゼ型

核黄疸や無酸素性脳症が原因で，大脳基底核や深部諸核および小脳の核に障害が生じた場合に起こる．自分の意志に関係なく手足や体が動く不随意運動が起こり，姿勢を保つことが困難で左右対称の姿勢が取りにくい．また心理的要因で筋緊張が強くなりやすい．一般的に知能は正常で，てんかんを合併することはまれである．

③失調型

小脳の器質的病変によるもので，小脳以外の錐体路系，錐体外路系，深部感覚系に病変を重複する症例も多い．身体運動の協調がうまくとれず動きが不安定で，筋力低下や筋肉のふるえがみられる．そのため速い動作や細かい動作が難しく，両下肢の間隔が広く開いた不安定な歩行になる．企図振戦，言語障害や眼振などを伴うことがある．

④混合型

混合型は複数の症状が現れる．

2. ライフステージごとの状態と対応

知的発達に関しては最重度精神遅滞から健常まで幅広いので，各人の知的レベルに相応した対応が必要になる．ライフステージごとに知的レベルを考慮しQOL向上を目指した対応がきわめて重要となる．さらに脳性麻痺は一生つきあう疾患であり，成長とともに症状も変化するので，それぞれのライフスタイルにあわせた治療や療育が必要となる．出生から生涯にわたって医学的管理のみではなく，社会的自立を目指すための社会的療育や可能性を引き出すための教育的療育が重要である．

また糸賀一雄氏は「この子らを世の光に」で，障害児と生活をともにし，実践のなかから到達した障害者福祉の本質や原点を説いている．障害を「かけがえのない個性」と気づかされ，その個性がさらに豊かになり，豊かさを形成していくことが「療育」であると説いている．今後の各ライフステージにおける取り組みにおいては障害児・者にかかわるものにとって，決して忘れてはいけない重要なメッセージである．

1）新生児期（〜生後1か月）

生後の医学的管理とケアから療育が始まり，早期診断と発達ケアを通して，障害予防，児の成長と発達支援，親子の愛着形成の促進を援助することが将来の療育・リハビリテーションの基礎となる．この時期は医療中心の支援となり，新生児集中治療室（NICU）での取り組みから退院後の在宅生活での調整が中心となる．早期発達評価や早期療育から発達支援を行う．

2）乳児期（〜1歳）

もっとも発達の著しい時期で，家庭育児の確立を支援する必要がある．中枢神経系や感覚運動器官の発達と学習によって，知的発達と運動行動を獲得する．そのことをふまえて，各専門職が発達（療育）支援していく必要がある．療育の目標は，子どもの発達とともに，親子の関係性を支援して家庭生活を豊かにすることである．

3）幼児期（1〜5歳）

立位や歩行の獲得などの運動機能，基本的な日常生活習慣と技能，言葉やその他の手段によるコミュニケーション能力を獲得することが目標となる．乳児期初期には確定診断の困難だった軽症な症例でも，幼児期になると病型や症状が明らかになる．それによって，医療にかかわる専門職による専門的な対応が始まり，本格的な療育・リハビリテーションが開始される．脳幹部に反射中枢をもつ原始反射や姿勢反射は，乳児期初期の発達過程では重要な役割を有するが，脳性麻痺ではこれらの反射が残存し運動発達を妨げる．

4）学童期（6〜14歳）

学校生活に適応し，社会適応能力を高めることが目標となる．身体の成長期でもあることから，筋緊張の亢進や変形・拘縮などの二次障害が生じやすい時期である．そのため装具の使用，整形外科手術や薬物治療の適応が検討される．

5）青年・成人期（15〜64歳）

青年期以降，特に40歳代頃から身体機能の低下が著しくなり，不活動や加齢から廃用症候群による機能低下や体力低下，生活習慣病の併発の危険性も高くなる．

6）高齢期（65歳以上）

廃用に伴い生理・心身機能の急速な老化が生じる．健常者より老化現象が早期に現れるとされ，その原因として各病型特有の機能障害による運動不足や社会活動の乏しさが関与しているといわれている．高い精神機能を保ちながら著しく運動能力や心肺機能の低下をきたした場合は，身体機能と精神機能が著しく乖離した不調和な老化をきたしやすい．

3. 口腔ケアの重要性と困難性

口腔の健康は，どの病態でもどのライフステージにおいても重要である．要介護高齢者も口腔の問題を認めるが，スペシャルニーズのある人の口腔の問題は最後まで後

回しにされる傾向にあった．しかしながら，最近は口腔ケアの重要性が広く認知されるようになり，口腔ケアの基本的な意義や手技・実践方法など，さらに摂食機能訓練などについては参考書や文献など多数あるので参考にされたい．

脳性麻痺児・者への口腔ケアは，前述のライフステージでの特徴を十分に理解したうえで，ライフスタイルにあわせた口腔ケアの指導が必要になる．口腔ケアの重要性は理解していても，実際に口腔ケアを行うにあたって困難なことが多い．その困難性についてまとめ，その対策や口腔ケアの実践を紹介する．

1) 過敏

五感と呼ばれている感覚のなかでも，特に触覚や前庭覚（動く感覚），固有感覚（関節や筋の感覚）は心地よい身体接触や人との関わりを通して，基本的な人や外界に対する信頼感や安心感を育てるのに大切な感覚である．しかし脳性麻痺により出生時からさまざまな医学的ケアを必要としている状況では，人との関わりが必ずしも心地よい体験ばかりとは限らない．医学的な処置は往々にして不快感や痛みを伴うことが多い．保育器での不快な刺激だけでなく，出生時からの長期入院により母親に優しく抱いてもらう経験が少ない乳児もいる．そのために必要な訓練がさらに不快な体験となってしまうこともある．

口腔の感覚は皮膚感覚や固有感覚よりも敏感なので，前述のような不快な経験をしたり，接触経験が少ないと口腔の過敏となる．乳児期に哺乳などの口腔を使う経験が少ないと，さらに過敏が生じやすい．対策としては，いかに早期から過敏にならないような取り組みができるかが重要になる．乳児期の歯がない時から，口唇のストレッチや口腔内への積極的な刺激が有効となる．ただし，このような対応が不快な刺激とならないよう，配慮が必要である．母親をはじめ家族に対して，日常生活で早期から口腔の過敏にならないような対策を指導することは必須である．

すでに過敏のある場合でも，過敏の除去は決して諦めることなく行う．過敏の除去は，末梢の手指より始めて頸部や口腔周囲に広げ，徐々に口腔内への刺激を行う．刺激（マッサージ）を行うための接触面積は，可能な限り広くすることがポイントになる．また過敏の除去を行う際には，事前に口内炎の有無の確認が必要である．脳性麻痺児・者は口内炎を頻発あるいは多発することがあるので，弱い刺激を加えて過敏の除去を行っても口内炎があると痛み刺激になり，口腔ケアを拒否することもあるので注意する．

2) 異常反射

驚愕反射，非対称性緊張性頸反射（図3）や緊張性咬反射が残存している場合は，口腔ケアが困難になる．反射抑制肢位の応用だけでなく，さまざまな反射が誘発されないような対応が必要になる．強い咬反射は歯の破折などの事故につながるので，注意深い対応が必要である．具体的には，強く咬んでも安全なバイトブロックを使用し，前歯部は破折や脱臼を起こしやすいので，咬ませないよう注意する．開口困難で咬反

射が強い場合には，歯ブラシなどを舌側や口蓋側へ挿入することができないため，唇側および頰側のみの口腔清掃となることがある．

3) 口腔の形態異常

歯列不正（図4），重度の咬耗歯（図5），歯肉増殖（図6）や高口蓋（狭口蓋）（図7）などの口腔の形態異常は，口腔ケアを困難にする．口唇閉鎖不全（図8）や鼻呼吸が

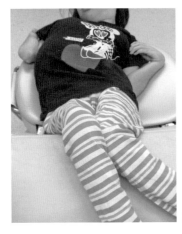

図3 非対称性緊張性頸反射状態の姿勢

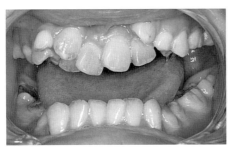

図4 上顎の歯列不正

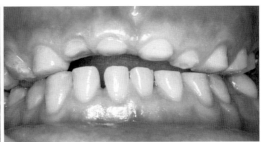

図5 重度の咬耗歯

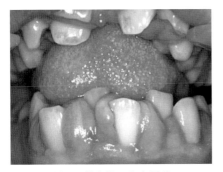

図6 前歯部の歯肉増殖

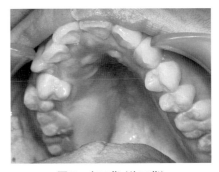

図7 高口蓋（狭口蓋）

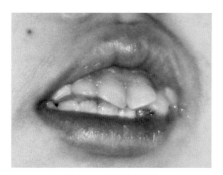 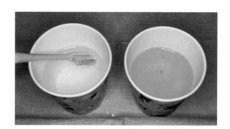

図8 口唇閉鎖不全　　　　　　図9 水場のないところでの工夫

できないといった機能障害によって，口呼吸が原因で口腔環境が悪化する場合もある．これらの形態異常は歯ブラシなどによる口腔清掃を妨げるが，その改善は困難である．歯科医療者側は口腔の機能回復だけでなく，口腔清掃性の向上や改善が少しでもできるように治療計画を検討する．充填処置や補綴治療でも，効率よい自浄作用がある口腔内環境や介助磨きがしやすい環境を目標にした治療が必要である．場合によっては，歯ブラシなどが届かない清掃困難な歯や機能していない歯を抜歯して，口腔ケアしやすい口腔環境を検討することも必要になる．

　4）口腔ケアの習慣と注意点

　どのライフステージにおいても，ライフスタイルにあった口腔ケアの指導が必要である．胃ろうや経鼻経管栄養の場合でも，口腔ケアの習慣をつけるように指導する．画一的な口腔清掃の指導では十分対応ができない場合，家庭での生活環境にも十分配慮した指導が望ましい．さらに図7のような高口蓋（狭口蓋）では食渣や痰の塊などが口蓋に付着していることがあるので，清掃を指導する．また舌苔についても，可能な限り舌ブラシやスポンジブラシなどで清掃するように指導する．

　家庭によっては入浴に合わせて口腔清掃を行っている場合もある．また，居室やベッド上など水場のない環境で口腔ケアをする場合，コップを2個以上用意して歯ブラシを洗浄しながら歯磨きをするといった工夫も必要である（図9）．これは洗浄するためのバケツが1個ではモップが汚れていくだけで，床がきれいにならないことからワン（one）モップ・ツー（two）バケツ方式という床清掃方法を応用したものである．

　機能的にうがいができない，口がすすげない場合は，歯磨剤の使用が困難になる．最近，飲み込んでも安全な抗菌剤のネオナイシンを使った口腔ケア剤が開発され，保湿効果もあり有用である．日常的にむせや痰の咽頭貯留などがみられ，摂食嚥下障害が合併している脳性麻痺児・者の口腔ケアにおいては，洗浄液やうがい水などの処理を適切に行わないと誤嚥性肺炎や窒息などのリスクが高くなる．そのため口腔ケア時の吸引，ガーゼやスポンジブラシなどによる拭き取りをしっかりと行う．

4. まとめ

　脳性麻痺児・者もますます年長・高齢化が進み，小児期だけの対応では不十分である．ライフステージに沿って，個々のライフスタイルにあった口腔ケアを提案する必要がある．口腔ケアの重要性は理解していても，日常の口腔ケアには多くの困難な課題がある．そのため，う蝕や歯周疾患などの歯科疾患の問題がなくても歯科を定期受診することが重要であることを家族だけでなく主治医をはじめ，関係専門職で理解することが重要である．

　ライフステージでの現在の病態や口腔環境を把握して，口腔ケアに関する問題点を少しでも改善できるように，歯科の専門職としての役割をしっかり担っていくことが重要である．

　　　　　　中村全宏（東京都立東部療育センター歯科・全国重症心身障害児(者)を守る会，歯科医師）

参考文献
1) 穐山富太郎，川口幸義ほか：脳性麻痺ハンドブック 第2版 療育にたずさわる人のために，医歯薬出版，東京，2015.
2) 鈴木文晴：脳性麻痺の疫学と病型，小児神経学，有馬正高監修，186〜189，診断と治療社，東京，2008.
3) （公社）日本リハビリテーション医学会診療ガイドライン委員会編：脳性麻痺リハビリテーションガイドライン 第2版，金原出版，東京，2014.
4) Eva Bower 編著：上杉雅之監訳，脳性まひ児の家庭療育 第4版，医歯薬出版，東京，2014.
5) 田巻義孝，加藤美朗ほか：脳性麻痺（1）肢体不自由，脳性麻痺の定義と関連事項，信大教育学部研究論集，9：227〜248，2016.
6) 田巻義孝，宮地弘一郎ほか：脳性麻痺（2）脳性麻痺の部位別分類と類型分類，信大教育学部研究論集，9：249〜272，2016.
7) 糸賀一雄：復刻 この子らを世の光に―近江学園二十年の願い，NHK出版，東京，2003.
8) 有馬正高，北原佶：小児の姿勢，改訂第3版，診断と治療社，東京，2012.
9) 八代博子：写真でわかる重症心身障害児（者）のケア 人としての尊厳を守る療育の実践のために（写真でわかるシリーズ），インターメディカ，東京，2015.
10) 角田愛美，永利浩平ほか：飲み込んでも安全な乳酸菌抗菌ペプチドの効果と臨床応用，FRAGRANCE JOURNAL，429：24〜30，2016.

5 てんかん

1. てんかんとは

　てんかんは，大脳の神経細胞が過剰に興奮するために筋肉の異常な収縮とけいれん（痙攣）を主徴候とし，意識消失を伴いやすい中枢神経系の疾患である．WHO（世界保健機関）では，「種々の成因によってもたらされる慢性の脳疾患であって，大脳ニューロンの過剰な発射に由来する反復性の発作（てんかん発作）を特徴とし，それにさまざまな臨床症状および検査所見が伴う」と定義される．てんかんは，特徴のある脳波やCT・MRIで異常がみられ，症候性てんかんと特発性てんかんに分類される．症候性てんかんは，脳に器質的変化が認められるもので，脳外傷や脳腫瘍，脳炎や髄膜炎，脳血管障害などの脳病変があり，その後遺症として現れるてんかんである．特発性てんかんは，明らかな脳疾患が認められない原因不明のてんかんであり，発作を起こしやすい遺伝的体質があると考えられている．

　発症頻度は0.8％程度であり，男女差はない．日本では約100万人の患者がいる．乳幼児から高齢者まで幅広い年代にみられるが，3歳未満の発症率が80％で特発性てんかんが多い（図1）[1]．成人や高齢者では，頭部外傷や脳腫瘍，脳血管疾患後遺症などの基礎疾患をもつ症候性てんかんが多い．てんかんは精神障害者保健福祉手帳の交付される対象疾患である．

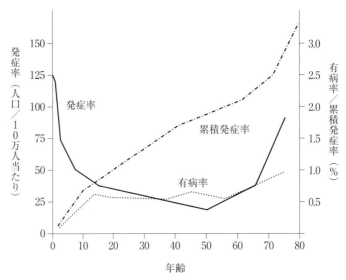

（Anderson VE, et al：Adv Neurol, 44：1986. より）
（http://www.tenkan.info/about/epilepsy/about_01.html からダウンロード）

図1　てんかんの年代別発症率

2. 本症の特徴

1）てんかん発作による分類

（1）部分発作：大脳ニューロンの過剰な発射が大脳半球の一部位から発生した発作．①単純部分発作，②複雑性部分発作，③二次性全般化発作に分けられる．

　①単純部分発作：意識があるのが特徴で，手足がけいれんし，まぶたや頬をピクピクさせる，口をモグモグさせる，手を払いのけるなどの動作がみられる．

　②複雑性部分発作：意識がはっきりせず，その状態で歩いたりすることもあるが，自分では覚えていない．

　③二次性全般化発作：部分発作が大脳半球全体に広がり，全身性けいれんまで進展したもの．

（2）全般発作：両側の大脳半球に起こった発作で大脳の脳深部における過剰興奮をきっかけとして脳全体が一気に過剰興奮状態となって引き起こされる発作であり，意識消失を伴う．①欠神発作，②ミオクロニー発作，③強直間代発作に分けられる．

　①欠神発作：けいれんはなく意識だけを失った状態が数秒から20秒程度持続する．筋の脱力がないので転倒することはない．

　②ミオクロニー発作：全身や手足を一瞬ピクッとする動作がみられる．筋の一部あるいは一連の筋群が瞬間的な不随意的収縮をすることによって起こる．持続は1～2秒と短いが，動きが激しい時は倒れることもある．

　③強直間代発作：大発作であり，急に全身がけいれんして意識を失い，全身がつっぱる発作（強直発作）が10秒程起こり，その後にカクカクとしたけいれん発作（間代発作）が1分程みられ，昏睡期1～5分を経て回復する．

2）難治性てんかん

てんかんの多くは抗てんかん薬などによって発作がコントロールされ，患者の60％以上で発作は再発なく軽快，消失する．てんかんは一般には予後良好な疾患であるが，約15％は発作のコントロールが難しい「難治性てんかん」であり，知的能力障害や各種神経障害を伴うことが多い．

小児期の難治性てんかんとして，West症候群（点頭てんかん）とLennox-Gastaut症候群が知られている[2]．West症候群の好発年齢は生後3～7か月で，約10秒間隔お辞儀をするよう頭部前屈する点頭発作を繰り返す原発性全身けいれんである．年齢が進むとともにLennox-Gastaut症候群に変容することが多い．Lennox-Gastaut症候群は小児期の難治性てんかんの代表で，単発の短い強直発作を主要発作とし，しばしばてんかん重積発作を起こす．

3）てんかんの誘因

てんかん発作は突然起こり，予測がつかないことが普通である．しかし特定の状況下で発作が起こる場合がある．強い光や激しく点滅する光に誘発される「光過敏てん

かん」，音や触覚刺激にびっくりして起こる「驚愕反射てんかん」がある[3]．ほかにも，てんかん発作を起こしやすい要因として，過度の緊張や不安，過労やストレス，睡眠不足，発熱，過度のアルコール摂取，生理（月経）などがある．抗てんかん薬は，毎日規則正しく服用することで薬物の血中濃度を保ち発作を抑えている．飲み忘れによって発作が起こりやすくなる．逆に抗てんかん薬を過剰摂取すると眠気やふらつきなどの副作用が起こりやすいので，適切に服薬していることを確認する必要がある．

4）てんかん発作時の対処

発作時は安全な場所に寝かせ，バイタルサインを確認し，嘔吐物などで窒息しないよう注意する．てんかん発作は本人の記憶がないことが多いので，発作の開始時間と持続時間，けいれんの状態などを記録して，主治医に伝えるようにすると診断に役立つ．てんかん発作は突然始まり，数十秒から数分以内に終わることが多い．小発作後は，すぐにいつもの状態に戻ることがほとんどである．大発作の場合は1〜2時間眠ることが多いので，回復するまで見守る必要がある．発作を繰り返して止まらない時（重積発作）や10分以上続く場合は，専門医に紹介・搬送する．事前に専門医から緊急時の対応方法が指示されている場合もあるので，事前に聞き出しておくとよい．

5）心因性発作

精神的なストレスなどで，てんかん発作とよく似た症状を起こすものを心因性発作という．意識消失やけいれんのような動作などの多彩な症状がみられるが，周囲が騒ぐと症状が悪化しやすいので，経過観察しながら静観するとよい．転換性障害（解離性障害）とも呼ばれる．

6）口腔の特徴

本症患者に特異的な口腔の特徴はない．抗てんかん薬の副作用（表1）[4〜6]として歯肉増殖や口腔乾燥，歯肉出血傾向，唾液過多，口内炎，嚥下障害，歯の形成不全などがある．特にフェニトイン服用者の50％に薬物性歯肉増殖症を認める（図2）．歯肉増殖によってブラッシングや歯面清掃が困難になり，う蝕や歯周疾患が多発しやすい．歯肉増殖が進行すると，歯の傾斜，転位，歯間離開やフレアーアウトによる歯列不正が生じる．著しい場合は，増殖した歯肉が咬合面を覆い，萌出遅延や審美障害，咀嚼障害，発音障害を生じる．発作時の転倒が原因で，口腔・顔面部の外傷や歯の二次的損傷を受けることもある．

3. 口腔ケア時の注意点

あらかじめ，てんかん発作の種類や服用している抗てんかん薬を把握しておく．最近の発作発現状況，抗てんかん薬の服用状況を確認する．てんかん発作は，睡眠不足や過労などにより誘発されやすいため，当日の睡眠や休息など体調も確認する．光や音により発作が誘発される場合もあるので，急に強い照明を当てたり，不用意な音を立てたりしない．転倒時の身体保護のために，頭部保護帽（ヘッドギア）やプロテク

表1 抗てんかん薬と口腔内に発現する代表的副作用

口内炎はほとんどの抗てんかん薬の副作用である．傾眠傾向をきたすものも多く，過量による摂食嚥下障害を生じることもある．

抗てんかん薬	歯肉増殖症	口腔乾燥	歯肉出血傾向	唾液分泌過剰
アセタゾラミド		+	+	
アセチルフェネトライド		+	+	
エトスクシミド	+		+	
エトトイン	+		+	
ガバペンチン				+
カルバマゼピン	+	+	+	
クロナゼパム				+
クロバザム				+
ジアゼパム				+
スチリペントール				
スルチアム				
ゾニサミド			+	
トピラマート				+
トリメタジオン			+	
ニトラゼパム		+		
バルプロ酸ナトリウム	+++		+	
フェニトイン	+++		+	
フェノバルビタール	+		+	
プリミドン	+		+	
ラモトリギン			+	
ルフィナミド				
レベチラセタム	+		+	

(http://www.tenkan.info/download/，国松和司ほか：岩医大歯誌，32：2007．（公社）東京都歯科医師会 監修：スペシャルニーズデンティストリーハンドブック，2015 より作成)

ターを装着している場合がある．水平位などの安定した姿勢をとらせた後は，保護帽などを外して口腔ケアを行い，終了後は必ず装着させてから身体を起こすようにする．

抗てんかん薬による薬物性歯肉増殖は線維性の歯肉肥大のため，歯肉炎の腫脹に比べて弾性硬である．増殖は歯間部歯肉から生じ，歯冠部を覆うように肥厚し，結節状や分葉状に増殖し，仮性歯周ポケットを形成する．薬物性歯肉増殖症は，原因薬物である抗てんかん薬を中止するか，ほかの薬物に変更することで消退するが，変更は困難なことが多い．徹底的なプラークコントロールを行うことで，重症化を予防することができる．軽度の歯肉増殖では，口腔衛生指導と歯石除去，歯面清掃による口腔衛生状態の向上により，症状が改善することが多い．口腔乾燥や口内炎，歯肉の出血傾

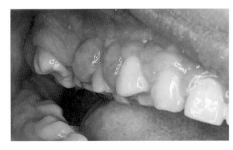

図2 薬物性歯肉増殖症
抗てんかん薬による線維性の歯肉増殖を認める．比較的良好にプラークコントロールされている．

向を呈する場合は，軟らかい歯ブラシや指を用いて丁寧に歯肉のマッサージをすることで血行がよくなる．重度歯肉増殖には，内斜切開法を用いた歯肉切除術が適応される[7]．

　口腔ケア中にてんかん発作が起きた場合は，口腔ケアを直ちに中止し，患者の安全と気道を確保する．チェアーからの転落予防に努めながら，衣服を緩めて楽な姿勢にし，可能であれば口腔内のものはすみやかに取り出す．食いしばって開口が難しい場合には，無理に取り出す必要はない．歯や軟組織の損傷を起こすので，咬舌を防ごうと箸や指を口腔内に無理に挿入してはいけない．てんかんはいつ起きるか予想できないが，大部分のてんかん発作は数分以内におさまるので，慌てずバイタルサインを確認しながら経過観察を行う．嘔吐物などで窒息する可能性があるので，けいれんが治まったら体を横に向けるとよい．難しい場合は，頭部だけでも横に向ける．発作の状態を確認し，重積発作の場合は救急治療が必要なので，5分以上のけいれん発作は救急搬送を依頼する．

4. ライフステージによる課題
1) 歯肉増殖症と外傷について

　各年代とも抗てんかん薬による薬物性歯肉増殖と，てんかん発作による転倒による歯の破折・脱臼，補綴物破損，口唇損傷，骨折などが課題となる．頻回に転倒する場合は，暫間的にマウスピースを作製する．脳性麻痺や発達障害など，身体障害や知的能力障害を合併している障害児・者は，自力での口腔清掃が困難なため，日常的口腔ケアの介助と歯科医師・歯科衛生士による定期的口腔管理を行うことが必要である．

2) 学童期（乳歯列期から交換期まで）

　乳歯列は永久歯列に比べて歯冠長が短いため，歯肉が歯冠を覆って咀嚼困難になる場合がある．重度歯肉増殖症では，晩期残存や萌出遅延などの永久歯の交換期障害を起こしやすく，乳歯抜歯や開窓術が必要な場合もある．日常的口腔ケアは，保護者などによる介助が必須である．

3) 思春期から成人期

　抗てんかん薬による歯肉増殖症のピークは思春期とされる．障害が軽度の者では，

患者自身によるプラークコントロールの確立を目指すが，ブラッシング動作が可能でもプラークが除去できない場合も多く，注意が必要である．

4) 老年期

脳血管障害後遺症などの基礎疾患や認知機能の低下した患者が増加し，口腔乾燥による自浄作用の低下，摂食嚥下障害による誤嚥性肺炎に注意が必要である．義歯の管理を含めた積極的な口腔ケアが重要である．重度う蝕や歯周炎，口内炎などで疼痛がある場合は，歯科治療を優先する．

安田順一（朝日大学歯学部口腔病態医療学講座障害者歯科学分野，歯科医師）

文　献

1) Anderson VE, Hauser WA, et al：Genetic heterogeneity in the epilepsies, Adv Neurol, 44：59〜75, 1986.
2) 大塚頌子：治りやすいてんかんと治りにくいてんかん，こころの科学，157：38〜44，2011.
3) 矢島邦夫：家族によるサポート，こころの科学，157：97〜102，2011.
4) 山内俊雄監修：てんかん患者さんとその家族・友人のための小冊子　てんかんとは？　大塚製薬・ユーシービージャパン，東京，2014.［http://tenkan.info/download/ からダウンロード］
5) 国松和司，尾崎幸生：薬物誘発性歯肉増殖症の基礎と臨床，岩医大歯誌，32：1〜10，2007.
6) （公社）東京都歯科医師会監修：スペシャルニーズデンティストリーハンドブック，231〜234，東京都立心身障害者口腔保健センター，東京，2015.
7) 玄　景華，安田順一ほか：重度歯肉増殖症に対する内斜切開による歯肉切除術の有用性に関する検討，障歯誌，20(1)：115〜119，1999.

6 視覚・聴覚障害

1. 視覚・聴覚障害とは

1) 視覚障害

視覚障害とは,「視力や視野などの視機能が十分でないために,全くみえなかったり,みえにくかったりする状態」である(文部科学省).「盲(全盲)」と「弱視(ロービジョン)」に分けられる.「盲」は視力検査で0.01より低い状態であり,全くみえない人から手の動きや光を感じられる人まで含まれる(身体障害者障害程度等級表,巻末掲載).「弱視」は両眼の矯正視力(眼鏡やコンタクトレンズを着けた時の視力)が0.3未満の状態であり,みえ方や生活への制約の程度も多様である.色覚や光覚の機能もみえ方に影響する.視覚障害のある人は18歳以上で31.0万人,18歳未満で0.49万人である[1].主な原因には,先天的なもの(未熟児網膜症など)や疾患によるもの(緑内障,糖尿病性網膜症,網膜色素変性症,加齢黄斑変性症など),事故,心因性や加齢性のものなどがある[2].

2) 聴覚障害

聴覚障害とは,「身の回りの音や話し言葉が聞こえにくかったり,ほとんど聞こえなかったりする状態」である(文部科学省).身体障害者障害程度等級表(身体障害認定基準,巻末掲載)では,「両耳の聴力レベルが70dB以上のもの」または「一側耳の聴力レベルが90dB以上で他側耳の聴力レベルが50dB以上のもの」とされる.聞こえ方は多様で,聴力や難聴の種類(伝音性難聴[*1]あるいは感音性難聴[*2]),補聴装置(補聴器や人工内耳など)および音域や音質などに影響を受ける.「ろう」と「難聴・中途失聴」と分類されることもある.「ろう」は主に音声言語を習得する前に失聴し手話を第一言語とし,ろう者としてのアイデンティティや手話によるコミュニケーションを重視する.「難聴」は障害の程度に関わらず,聴覚を活用し音声によるコミュニケーションを重視する.また「中途失聴」は言語獲得以降に聴覚障害となった状態で聞こえの程度は多岐にわたるが,筆談・書記および音声言語を話す.全く聞こえなくても,発音は比較的明瞭である.日本では聴覚障害のある人は18歳以上で27.6万人,18歳未満で1.58万人とされるが[1],国連の世界保健機構(WHO)で補聴器の装用が推奨される41dBを基準にすると600万人となる.さらに聞こえの支援が必要な人の数は1,900万人に及ぶとの報告もある[3].聴覚障害の主な原因には先天的なもの(出産前の障害,聴覚組織の奇形,先天性風疹症候群,遺伝によるものなど)と後天的なもの(突発性疾患,薬の副作用,頭部外傷,騒音,高齢化などによる聴覚組織への損傷など)がある.

---

*1 伝音性難聴 外耳・中耳の機能障害により音が伝わりにくくなる.
*2 感音性難聴 内耳・中耳神経の機能障害により,音が歪む.

2. 本障害の特徴

共通するのは情報の受け取りや発信に困難を伴うことで社会生活上の制約があり，その影響が発達や心理状態に及ぶ場合があることである．

1）視覚障害

共通した特徴は視覚を介した情報入手の困難さや慣れていない場所での移動の困難さ，白杖(はくじょう)の所持などである．失明時期や失明以前のみえ方が空間のとらえ方，感覚の感じ方，運動の仕方，言葉のとらえ方や心理状況などに影響する[4]．さらに3グループに分け特徴を述べる．

(1) 早期全盲（幼児期までに全盲になり，視覚イメージ記憶がない）[5]

乳幼児期にリーチング（自分の活動範囲を広げる際に刺激を発する物に手をのばす行為）が遅れる．ブラインディズム（目や顔の穴に指を入れる動き）がみられることがある．視覚的な模倣が困難なので運動や動作の指導には音声で補う必要がある．触覚による認知は，線より点の方が容易であるとされる．一部の情報から事物を判断することで，理解に偏りが生じやすい．バーバリズム（適切な観念やイメージの伴わない言語のみの理解）があり，具体物よりも抽象語の方がよく理解されることがある．視覚に関連した言葉の使用も困難なことが多い．

(2) 後期全盲（幼児期を過ぎて全盲になり，視覚イメージの記憶がある）

みえる人や社会への適応を意識し，努力する傾向がある．失明後に生活が落ち着き，なんとかやっていけるという気持ちになるまでは視力が低下する不安感を感じたり，日常生活での制限や人間関係の変化などによって喪失体験をすることが多い．一般に年齢を重ねてから失明した人ほど，盲人としての生活への適応が困難になりやすいとされる[5]．

(3) 弱視（視力をある程度利用可能な視覚障害がある）

みえる人に比べ全体と細部の把握，境界や立体感の認知，対象の動きの知覚および目と手の協応動作などが困難になりやすい．歩行も不安定になる．周囲の明度やコントラストが変化すると，リーチングが難しくなったり，まばたきが増えたりすることがある．周囲からの「みえないふりをしている」などの誤解がパーソナリティに影響を与えることもある．加齢性のものでは動いているものがみえにくい，文字が小さくみえる，淡い色がみえにくい，視野が狭くなる，まぶしさを強く感じる，暗いところでみえなくなるなどの特徴がある[6]．

2）聴覚障害

聴覚情報の不足から状況把握が困難となり，家庭や社会でのコミュニケーションが制約されやすい．適切なコミュニケーション法や環境の提供がなければ，コミュニケーション自体が成立せず，心理やパーソナリティに影響を与えることがある[7]．例えば聞こえる人とのコミュニケーションにおいて，遠慮，聞き取れた言葉をつなげた解釈，その場を取り繕うためのわかったふり，全体の意味がわからなくてもうなずくなどの

行動がみられる．聞こえる人からすると発言のタイミングや内容がずれることもある．耳鳴りによる不快症状やめまいを感じている人も多い．

(1) 言語習得期までに重度の聴力障害[8]

聴覚からの言語習得や発声の獲得が制約されるため，日本語の読み書き能力に個人差が生じ，発語は明瞭でないことが多い．ろう者が多く，聞こえる人とは異なる生活や思考様式をとることがある．同一の単語やいい回しでも聞こえる人とは意味のとらえ方が違ったり，発言のタイミングが異なったりする場合もある．コミュニケーションには，手話や口話がよく用いられるが，高齢者で学校教育を受けていない人では，身ぶりや独自のサインなどが用いられる．

(2) 言語習得期以降に重度の聴力障害[9]

コミュニケーションには，主に発話時は音声言語，受信時は筆談など文字情報が用いられる．なかには手話を用いる人もいる．失聴から間もなくは喪失感，孤独感や疎外感を経験することが多い．また発話ができることで聞こえていると誤解を受けることもあり，パーソナリティに影響を及ぼす場合もある．加齢とともに聴力が低下する老人性難聴ははじめは自覚症状がないが，進行すると取り繕うなど心理的影響が出やすい．

(3) 聴力をある程度利用可能な聴覚障害

残存聴力，補聴器，人工内耳などで聴力を利用して生活している．聞こえ方は多様である．音声言語を聞き，話して生活しているが，騒音や音質などにより聞き取れない環境ではコミュニケーションに苦慮することも多い．

3．口腔ケア時の注意点

1）視覚障害

突然触ったり，姿勢を変えさせたりしようとすることは危険で，かつ本人の混乱や不信感を招くため，口腔ケアを始める前に名前を名のり，これから何をするのか説明する．転倒や転落予防のため，移動の時は医療従事者の肩や腕につかまってもらい，医療従事者は半歩前を歩くなどする．押したり，抱えたり，引張ったりすることは危険である．椅子に座ってもらう場合も，椅子の背板などを手で確認してもらう．安定した姿勢を確保し，手の動く範囲に障害物がないよう安全に注意する．

2）聴覚障害

口腔ケア中の事故の予防と不安感の軽減のため，事前に口腔ケアの道具をみてもらうなど視覚的に予告し確認してもらう．コミュニケーション時は口型（こうけい）（口の動き）をみせ，口の開閉や痛みを感じた時の合図を決めておく．不用意な表情や態度で誤解を生まないよう注意する．うなずきは全体への同意ではないこともあるため，再確認を心がける．特に日本語の読み書きが苦手な人では，手話のほか，簡単な単語，ふりがな，絵，ジェスチャーなどさまざまな方法を利用してコミュニケーションを図る．

4. 口腔ケア時の配慮

1）視覚障害

言葉による説明に加え，模型（図1）など触ってわかる素材を利用する．指示の仕方は，「あっち」や「こっちはだめ」ではなく，より具体的な言葉を選択する．セルフケアの支援では言葉をかけるだけでなく，軽く手を添える．

乳幼児は他人との接触に慣れておらず，やさしい言葉がけと信頼関係の構築に努める．家族の愛情と自立心を大切にすべき時期で，両親への言葉がけなどにも配慮する．小学生は自分のみえにくさや不自由さの表現が困難であり，医療従事者はみえにくさを想像し不安感に共感を示しながら，模型などで歯の状態を学習させることが重要である．中・高校生は将来への夢をもち，自身の障害受容が進む時期と重なるため，適切なアドバイスを心がけるとともに，就職や自立に向けセルフケアの獲得を目指すことも必要である．成人期・高齢期ではセルフケアが難しい部位について情報提供し，手を添えて口腔ケアするとともに，視覚障害の症状の進行がある場合は心理的な配慮を行う．

2）聴覚障害

鏡をみながら口腔ケアを受けてもらうとよい．静かな環境作りなどコミュニケーション環境の整備，簡単な手話の使用，簡易筆談器や音声認識アプリ（図2）なども有用である．情報不足により，口腔ケアの知識が偏っている場合には情報提供を行う．

乳幼児で不安感がある時には，絵や近親者を見本に口腔ケアを実施する．痛みを与えないことと，本人と直接コミュニケーションをとることが重要である．小学生では，各自の概念形成能力に応じ伝え方を配慮する．中・高校生では各自のコミュニケーション能力の差や，自身の障害受容の状況，コミュニケーションへの自信やアイデン

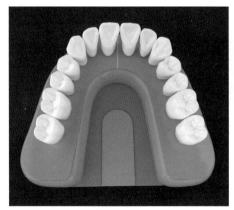

図1 触ってわかる模型の例
2倍大の歯を自由に動かすことができ，歯の状態の説明や歯磨きの方法の指導を行う．

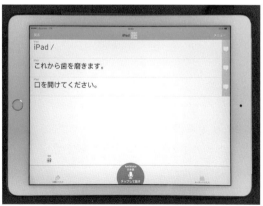

図2 タブレットを用いた音声認識アプリの例

ティティの形成などに配慮する．成人期では，アイデンティティやコミュニケーション方法に配慮する．高齢期では，口腔をみせることや介入を極度に拒否する場合や，歯科衛生士などの専門職でなければ口腔ケアができないこともある．わかりやすいコミュニケーションをすることはもちろんのこと，口腔ケア担当者が信頼関係構築につとめ，専門職も交えたチームでアプローチする．

村上旬平（大阪大学歯学部附属病院障害者歯科治療部，歯科医師）

文　献

1) 内閣府編：平成25年版 障害者白書，日経印刷，東京，2013.
2) 厚生労働省調査研究班　調査報告書，2007.
3) 河野康徳：補聴器供給システムの在り方に関する研究 2年次報告書，55，テクノエイド協会，東京，2003.
4) 伊藤亜紗：目の見えない人は世界をどう見ているのか，45～188，光文社，東京，2015.
5) 佐藤泰正：視覚障害心理学，9～23，学芸図書，東京，1996.
6) 高橋　広編：ロービジョンケアの実際　視覚障害者のQOL向上のために，136～144，医学書院，東京，2002.
7) 村瀬嘉代子編：聴覚障害者の心理臨床，1～18，日本評論社，東京，1999.
8) 佐々木倫子：ろう者から見た「多文化共生」もうひとつの言語的マイノリティ，210～283，ココ出版，東京，2012.
9) 津名道代：難聴　知られざる人間風景，3～10，文理閣，京都，2005.

7 筋ジストロフィー

1. 筋ジストロフィー（Muscular dystrophy）とは

骨格筋線維の破壊・変性（筋壊死）と再生を繰り返し，再生が壊死を代償するに至らず，次第に筋萎縮と筋力低下が進行していく遺伝性筋原性疾患の総称である[1]．骨格筋のジストロフィー変化とは，骨格筋の筋線維の大小不同，円形化，中心核の増加，結合組織の増生，脂肪化を特徴とし，最終的には筋線維束の構造が失われ，筋線維はほとんど消失し，脂肪組織と結合組織で置換され，筋機能の低下・不全が生じる疾患である．ほかの筋現象として筋強直現象（ミオトニー：筋のこわばり）がある．

筋ジストロフィーでみられる遺伝形式は主にX染色体連鎖，常染色体優性遺伝形式，常染色体劣性遺伝形式である．加えて，同じ遺伝子に変異が生じても異なる病型を示す場合（表現型多様性）と異なる遺伝子の変異でも似通った症状を示す場合（遺伝的多様性）の双方が存在する．現在も責任遺伝子が同定されていない分類不能な疾患も多く存在し，これら多くは肢帯型・先天性に分類され，新たな同定とともに日ごとに分類の多様性が増加している．なお先天型筋ジストロフィーとは発症時期の定義が複数示されているが，出生時期（生後1年未満）から筋弱力が認められる遺伝性疾患の総称を指す．主な筋ジストロフィーにはデュシェンヌ型，Becker型，筋強直性，肢帯型，顔面肩甲上腕型，先天型がある．先天型では，福山型が一部韓国と中国で報告されているものの，その遺伝特性から日本人のみに発症するとされ，わが国の代表的疾患である．筋ジストロフィーでは骨格筋のみならず平滑筋の障害により胃腸障害を招き，心筋の障害により心不全や不整脈が生じる．

主な筋ジストロフィーの遺伝，発症年齢，全身の筋機能障害，口腔関連の問題および発症頻度の概要は**表1**に示した．

2. 口腔領域の特徴と歯科疾患との関係

この項では，代表的な筋ジストロフィーであるデュシェンヌ型筋ジストロフィー（DMD），筋強直性ジストロフィー（MyD），福山型筋ジストロフィー（FCMD）について，その口腔領域の特徴と口腔ケアとの関わりを説明する．

1）口腔ケアの基本的捉え方

口腔ケアは発症年齢の違いにより発症から進行途中と最終的な段階に分けると考えやすい．DMDにおいては，発症から数年は健常者と口腔ケアに大きな差を示さない．しかし進行途中から後期にあたるステージ段階（**表2**）[2]のⅣからⅦでは自己管理（自立的口腔ケア），Ⅷから他者の支援を必要とする時期へ移行し，最終的に他者依存的口腔ケアとなる．DMDとMyDでは，自立的口腔ケアを経験する過程が特に重要である．すなわち，DMDとMyDは発症年齢から口腔機能も含めて能力を獲得したあとでその能力の喪失を経験していくのに対して，FCMDにおいては発症からすでに

表1 主な進行性筋ジストロフィーの一覧

疾患名	遺伝	発症年齢	全身症状	口腔関連症状	頻度
デュシェンヌ型筋ジストロフィー（DMD）	X染色体劣性遺伝 通常男子のみ発症．女性は保因者．ジストロフィン完全欠損	2〜5歳で発症．10〜12歳で歩行困難	歩行困難と進行．四肢関節拘縮と脊柱変形	口唇閉鎖不全，咀嚼力低下，高頻度で開咬，舌の仮性肥大，嚥下障害	2.5〜3人/10万人．うち1/3は突然変異
Becker型筋ジストロフィー（BMD）	X染色体劣性遺伝 ジストロフィン蛋白は質的・量的（構造的）な異常を呈する	5〜15歳に発症．20歳代後半以降に歩行不能	近位筋優位の筋力低下を示し，下腿の仮性肥大	主な口腔関連症状はデュシェンヌ型と同様であるが，症状はきわめて軽度	0.5〜1人/3万人．突然変異あり
肢帯型筋ジストロフィー（LGMD）（この名称は記述的用語にすぎない）	日本では常染色体劣性遺伝（LGMD2）と孤発例が多い，常染色体優性遺伝（LGMD1）	乳幼児期，10〜20歳代，25〜50歳代，高齢でも発症	歩行異常からはじまる．関節拘縮が顕著	口腔関連の徴候はさまざまである	遺伝的サブタイプによる確認から流動的
顔面肩甲上腕型筋ジストロフィー（FSHMD）	常染色体優性遺伝 突然変異が30％	6〜20歳くらいに発症	顔面，肩甲部，肩，上腕を中心に障害	口腔周囲筋の機能障害．咀嚼・嚥下障害	Becker型とほぼ同頻度
福山型先天性筋ジストロフィー（FCMD）	常染色体劣性遺伝 日本人では80人に1人が保因者．男女とも発症	生下時あるいは出生後数か月以内に徴候がみられる	四肢・手指関節拘縮，顔面筋・頸部筋萎縮，知的障害	乳幼児期の摂食障害，舌肥大，特に下顎歯列の幅径増大，開咬，咀嚼・嚥下障害	3人/10万人
筋強直性（筋緊張性）ジストロフィー（MyD）	常染色体優性遺伝．男女とも発症．両親のどちらかが患者	10〜30歳代で多くが発症	顔面，頸部，四肢遠位部から発症．筋緊張が特徴．全身症状は多様	顎顔面の異常，開咬，臼歯部交叉咬合，上顎歯列狭窄高口蓋，舌と口輪筋の低緊張	5人/10万人

ステージⅧであり，能力獲得を経験せず能力喪失のまま経過をたどり，出生時から他者依存的である．FCMDと異なりDMDとMyDのように自立的口腔ケアの経験は，自らの口腔関連の異変を自覚することで[2]，その後の他者依存的口腔ケアに移行しても獲得している口腔ケアへの理解はきわめて有益となる．

2）口腔疾患と口腔ケア

歯科の二大疾患であるう蝕と歯周病はいわゆる環境的因子依存型疾患である．したがって，DMDではステージⅣまで患者の生育をつかさどる家庭における口腔保健の

表2 筋ジストロフィー機能障害度の厚生省分類

ステージⅠ	階段昇降可能 　a. 手の介助なし　　b. 手の膝おさえ	⎫
ステージⅡ	階段昇降可能 　a. 片手手すり　　b. 片手手すり，ひざ手 　c. 両手手すり	⎬ 歩行可能
ステージⅢ	椅子から起立可能	
ステージⅣ	歩行可能 　a. 独歩で5m以上 　b. 一人では歩けないが，物につかまれば歩ける（5m以上） 　　ⅰ）歩行器　　ⅱ）手すり　　ⅲ）手びき	⎭
ステージⅤ	四つ這い	⎫
ステージⅥ	ずり移動	⎬ 歩行不可能
ステージⅦ	座位保持可能	
ステージⅧ	座位保持不可能	⎭

表3 DMDのステージ段階別疫学的問題

	う　蝕	歯周疾患	咬　合	その他
A群	乳歯う蝕の放置 永久歯う蝕の継発 処置完了者の低下	一定量の歯垢の存在 ブラッシング不得手 （遊びみがき） 歯石（－）	不正咬合の発症	前歯部外傷（－）
B群	う蝕の減少 処置歯の増加	D.I.(歯垢歯数)値は A群と不変 PMA指数の増加 （＝歯肉炎の増加） 歯石沈着の発現	複合型不正咬合の 出現	前歯部外傷の発現 ADL低下→精神的 ストレス
C群	永久歯および2次 う蝕の発現増加	歯肉炎の存続 歯石沈着増加	不正咬合の悪化 （複合型＋混合型）	外傷または抜去によ る歯の喪失（欠損）

＊A：ステージⅠ～Ⅲ，B：ステージⅣ，C：ステージⅤ以上
（森主宜延ほか，小児歯誌，23（4）：1985.より）

管理が必要であり，保護者への管理方法と歯科保健教育が重要である．ステージⅤ以降では施設入所となる場合が多く，施設の口腔ケアの体制と支援者への対応が必要になる．なおDMDの調査においてはステージⅣにおいて歯肉炎の罹患率と歯垢の付着量がそれ以前より有意に高くなるとの報告があり[3]，自立的から他者依存的への移行期となるステージの歯科保健の重要性は高い（表3）[4]．MyDは発症が10～30歳で，う蝕は永久歯の萌出期から永久歯隣接面う蝕発症期にわたる．10歳頃の発症患者は，萌出間もない永久歯をう蝕から予防するため，食生活指導，口腔清掃の充実，30歳

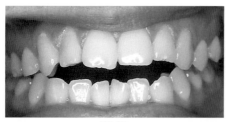
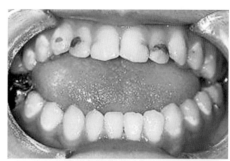
DMD
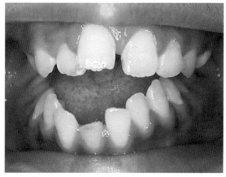
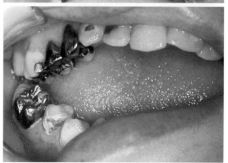
MyD　　　　　　　　　　　　　　　　FCMD

図1　DMD，MyD，FCMD者の代表的歯列・咬合状態

頃の発症患者においては，歯間清掃の指導も必要となる．歯肉炎については，思春期性歯肉炎に加え歯周炎発症期に至るため，歯周病予防の歯垢清掃法の充実が必要となる．

　FCMDは出生から他者依存的口腔ケアであり，乳児期から専門家の歯科保健介入が必要で，できれば乳歯萌出時から歯科医院の定期健診に加え，保護者への口腔ケアの教育が重要となる．具体的に，FCMDは乳児期から口腔の自浄性不良に加え，清掃困難な歯列の頬側・唇側・舌側にう蝕発症と歯肉炎がみられ，これらの部位の具体的口腔清掃と適切な食事の実践的指導は咀嚼指導（食事指導も含め）も加味し，保護者への質の高い口腔ケア指導が必要となる．

　口腔外傷は予想と異なりきわめて低頻度で，理由はFCMDでは歩行獲得がなく当初から口腔外傷への罹患の可能性は低い．DMD，MyDではFCMDと比較し，一度は歩行運動を獲得するため，発症が顕著になる過程で口腔外傷の可能性が増大するものの診断の発達により病名がすでに告知されている可能性が高く，周囲の注意が行き届く結果，口腔外傷が少ないと思われる．

　歯列不正・不正咬合はDMD，MyDおよびFCMDでは避けられない問題となる．永久歯の歯列・咬合形態は本来，遺伝的因子ときわめて密接な関係にあるものの，筋ジストロフィーの歯列・咬合形態は，顎顔面ならびに舌を含めた歯列周囲軟組織の筋の特徴的なアンバランスにより特有の歯列・咬合が形成される（図1）．DMDでは個

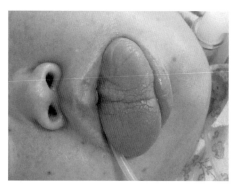

図2　FCMD者，舌の仮性肥大（38歳）

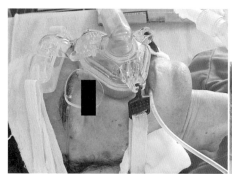
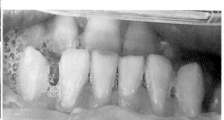

図3　軽度な開咬から正常，そして反対咬合へ移行したDMD者（50歳）

人差はあるものの，50～70％が歯列の側方拡大と開咬がみられる．FCMDでは口輪筋の筋力低下，臼歯部咀嚼筋の緊張低下に対して脂肪組織の浸潤による舌の仮性肥大が顕著である（図2）．主に下顎歯列の側方拡大による極端な開口と上下顎歯列の側方拡大の程度差により歯列全体で交叉咬合や，最終的には最後臼歯のみの咬合関係が高頻度でみられる（図1）．一方，MyDではむしろ低位舌，上顎歯列の狭窄，アーチ型高口蓋，臼歯の挺出で臼歯部交叉咬合が生じている（図1）．しかし，FCMDを除いてDMD，MyDではこれら関連筋の特徴的症状に個人差があり，口腔の環境的因子である機能の異変差により一律な形態異常の発症をみない[5]．DMD者を経年的に観察すると，継続的な吸引チューブの口唇維持と人工呼吸器の鼻マスクの使用により，開咬から正常へ，さらに反対咬合へ移行した症例を経験し，歯列・咬合形態も環境的因子により動的な変化がみられる（図3）．

　これら筋機能と咬合形態の変化により，咀嚼障害に加え口腔清掃への障害が生じる．上肢運動機能低下は姿勢保持障害が進行し，自己刷掃能力が低下し口腔清掃が困難となる．結果として，唾液中の細菌量が増加し，嚥下能力の低下，誤嚥による肺炎などが生じる．そのため，適切な口腔ケアは重要である．

3. 口腔ケアの実際と配慮

本症の口腔ケアは，原則，自己管理（自立的口腔ケア）を目指すことが本人のQOLを向上させ重要である．本人が機能的に口腔ケアが実践可能な場合はなるべく実践を促すことで，本人のみならず周囲の人々へ口腔ケアの意識向上も図れる．事実，歯磨き調査を行うと普段の状況下より，調査という縛りのある方がより良好な歯磨きが実践できる[6]．

口腔清掃についてDMD者では，ステージⅦまで自己管理が可能で，ステージⅦからⅧの移行期も人工呼吸器を鼻マスク，鼻プラグにてNPPV（非侵襲的陽圧換気療法）を使用し，口腔清掃に加え食事の自己管理が可能な者もいる（図4）．設備としては，机も柔軟性のある上下前後に可動式のものが対応しやすく，一方で固定された洗口場は使用しにくい（図5）．

口腔清掃器具については，歯ブラシは柄の長いものを使用し，個人差はあるものの歯ブラシのもち方は親指と人さし指を軸に補助的に非利き手で支え歯ブラシを固定し，頭部を動かして清掃する（図4）．MyDにおいてはDMDと同様と考えられるが，FCMDでは歯磨きの自己管理は不可能である．DMDの摂食と歯磨きの自立的行動について，八雲病院入院中のDMD21名のNPPV開始時期と日常生活行動の経過を図6に示した[7]．仕上げ磨きをする支援者側は口腔清掃時，清掃器具の操作性が難し

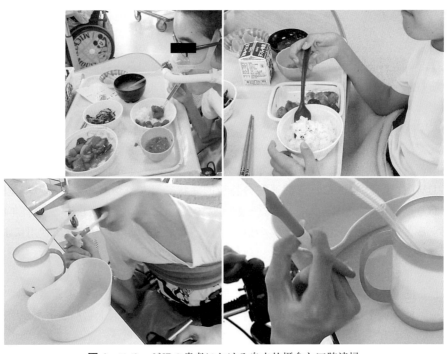

図4 ステージⅦの患者における自立的摂食と口腔清掃

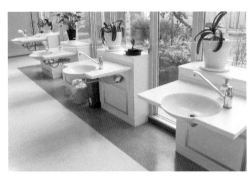

図5 電動車椅子と口腔清掃位置の柔軟な対応が難しく，使用されていない洗口場

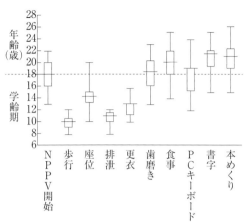

（「筋ジストロフィーのリハビリテーションマニュアル」より）
図6 DMD者の活動障害の経過

く自浄性の低い唇頰面ならびに下顎歯列舌側への配慮が重要となる．これらの部位を直視するには，頰，唇および舌の適切な排除が必要である．これら軟組織は強引に排除するのではなく，歯と軟組織の間に爪が当たらないように手袋か指サックを装着し，指（親指と人さし指）を差し込むことで結果的に排除することが好ましい．なお電動歯ブラシは自立的口腔ケアにおいて，本人からその重量と振動により使用困難であると聞いているが，支援者による使用は有効と考える．加えて，化学的口腔清掃法（歯ブラシ使用による洗口剤の塗布），フッ化物製剤の活用，シーラントなどの二次予防対策が必要となる．

不正咬合については，咀嚼筋機能の低下によりステージⅤでそれ以前より有意に顕著になるものの，咀嚼効率では本人の努力によるものかそれほどの低下がみられない．ただし咀嚼回数は減少するものの，各関連筋の負荷の増大がみられる[8]．したがって，積極的咬合機能維持の歯科的対応が必要とされるが，咀嚼筋への負荷によるトレーニングは有効性がない．咬合訓練として咬筋に対する温熱療法と咬筋の走行に併せたストレッチが有効との報告があるものの[9]，そのほかのトレーニングの有効性は確認されていない．咀嚼に関連する歯列・咬合形態への対応として，咬合の変形を補う可撤式床（咬合床）の採用[10]，矯正治療で改善したとの報告がある[11〜14]．しかし外科的対応も含め矯正治療においては，本人への適応条件への深い配慮や異常な機能による後戻りの問題を残し，未だ一般的には行われていない．

摂食も口腔清掃と同様に，ステージⅦまでは歯ブラシ同様に柄の長いスプーン・フォークを使って，非利き手の補助と机の高さ調節により口腔へ食品を運ぶことは可能である．ただし口腔への取り込みの難しい食品は，支援者が介助する．咀嚼の5段階において，歯科領域では準備期と口腔期への支援が主な役割となる．口腔ケアに参

```
           名前
歯磨きについて                          咬み方について
  1. 歯磨きの回数    1日(     )回        1. 食事の時，噛むのに時間がかかりますか
  2. いつといつ歯磨きしていますか              1) はい  2) いいえ
      ___と___と___                  2. 硬いものでも噛めますか
  3. 歯磨きについて   1) 上手に磨ける          1) ある程度噛める  2) あまり噛めない
               2) あまり上手に磨けない      3) わからない
  4. 歯の磨き方は    1) 主に手だけで磨く    3. 食事の時，あごが疲れますか
               2) 手と首を動かして磨く       1) はい  2) いいえ
               3) 主に首を動かして磨く  4. 食事の時，あごが痛くなることがありますか
               4) 介補をしてもらう          1) はい  2) いいえ
  5. あなたにとってどんな歯ブラシが使いやすいですか  5. 食事以外の時に，あごが疲れたり痛んだりします
      _____          か
  6. 歯を磨く時，息が苦しくなりますか             1) する  2) 時々する
       1) はい  2) いいえ              6. あごがキクキク音がしますか
歯ならびについて                             1) する  2) しない
  1. 歯ならびが前に比べて変わってきましたか     7. 食事の時に，口から食事がこぼれやすいですか
       1) はい  2) いいえ  3) わからない    1) こぼれやすい  2) そうでもない
  2. 変わってきた人はいつ頃気がつきましたか
                          ___歳頃    *何か口の中のことで困っていることがありましたら
  3. 上の歯と下の歯がきちんと全部噛み合っていますか  書いて下さい
       1) はい  2) いいえ
  4. いいえの人はどこで噛んでいますか        [                    ]
       1) 前歯  2) 奥歯  3) 全部
```

(森主宜延ほか，小児歯誌，23(4)：1985．より)

図7　主な口腔問題の査定評価用紙

考となる自己申告型査定評価用紙を示した（図7）[4]．

4．まとめ

　予防学的口腔ケアを考えるうえで，口腔疾患の原因を大きく環境的因子と先天的（遺伝的）因子を対比し基軸におくと，対象となる患者の疾患特性に惑わされることなく適切な口腔ケアを構築できると考え，各口腔疾患と二大因子の関連性を図8に示した．この図から，筋ジストロフィーによって生じる口腔関連器官の変化と原因を遠ざける対応がいわゆる予防学的口腔ケアである．心しておかなければいけないことは，筋ジストロフィー者のう蝕や歯周病，歯列不正ならびに不正咬合が特別ではなく，その原因と口腔疾患とのつながりは基本的に健常者と同様で，対応する口腔ケアも原則的にその配慮と負担に差はあるものの，本質は健常者と同じである．この原則はほかの障害者においても同様である．しかしながら，各障害・疾患における口腔ケアの質・量とも配慮する差はあり，加えて個人差も大きい．

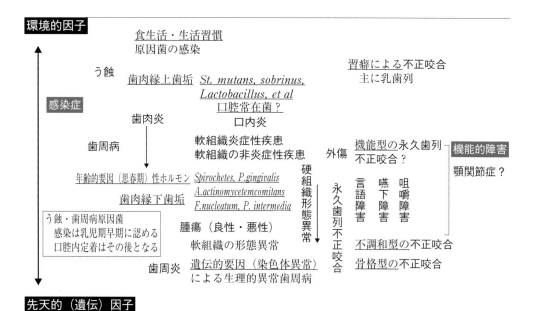

図8 発症要因を考慮した主な口腔（歯科）疾患の位置関係

　本編では，嚥下ならびに呼吸管理についてはあえて触れていない．理由として，歯科領域とは口蓋弓より前方が担当領域とされ[15]，したがって，嚥下に対しては主体となる耳鼻咽喉科の関与は欠かせないし，見守るにしても神経内科医，担当看護師，栄養士，理学療法士などとの連携も必要である．スペシャルニーズのある人の口腔ケアの原則はこのようにお互いの専門性を尊重しつつ医科歯科連携において，歯科領域から果たせることをしっかり行っていくことが大切である．

森主宜延（もりぬし小児歯科医院，歯科医師）

文　献

1) 難病情報センター，筋ジストロフィー http://www.nanbyou.or.jp/entry/4522
2) （一社）日本神経学会 デュシェンヌ型筋ジストロフィー診療ガイドライン 3．検査・機能評価 http://neurology-jp.org/guidelinem/pdf/dmd_03.pdf
3) 松本晋一，森主宜延ほか：Duchenne 型筋ジストロフィー患者の口腔所見と歯科健康管理計画の提案．小児歯誌，22(1)：67～75，1984．
4) 森主宜延，松本晋一ほか：進行性筋ジストロフィー症患者（Duchenne 型）の咀嚼機能評価に基づく歯科健康管理の体系化の検討．小児歯誌，23(4)：885～896，1985．
5) Kiliaridis S, Katsaros C：The effects of myotonic dystrophy and Duchenne muscular dystrophy on the orofacial muscles and dentofacial morphology, Acta Odontol Scand, 56：369～374, 1998.

6) 森主宜延, 松本晋一ほか：進行性筋ジストロフィー患者の口腔衛生状態と歯みがき行動能力評価ならびに歯みがき指導法の提案, 小児歯誌, 22(2)：504〜513, 1984.
7) 厚生労働省精神・神経疾患研究委託費 筋ジストロフィーのリハビリテーションマニュアル http://www.carecuremd.jp/images/pdf/reha_manual.pdf
8) Umemoto G, Tsukiyama Y, et al：Characterization of masticatory function in patients with myotonic dystrophy Part 2：Comparison between patients with myotonic dystrophy and healthy individuals, Prosthodont Res Pract, 5(2)：68〜71, 2006.
9) 杉下周平, 野崎園子ほか：Duchenne 型筋ジストロフィーに対する咬合訓練, 耳鼻と臨床, 53(2)：96〜100, 2007.
10) 有田憲司：筋ジストロフィーの歯列・咬合異常による咀嚼障害に対する咬合床を用いた治療法, IRYO, 61(12)：811〜818, 2007.
11) 荒川忠博, 末石研二ほか：Duchenne 型筋ジストロフィー症患者に対する歯科矯正治験, 障歯誌, 27(2)：163〜168, 2006.
12) 遠藤由夏子, 高橋洋樹ほか：筋強直性ジストロフィー患者に外科的矯正治療を行った一症例, 東京矯歯誌, 17(1)：1〜4, 2007.
13) Thind BS, Turbill EA：Orthodontic camouflage treatment of class II division I malocclusion in a patient with myotonic dystropy, Int J Orthod Milwaukee, 26(4)：55〜58, 2015.
14) Miller JR：Orthodontic treatment of a patient with Duchenne muscular dystrophy and macroglossia：How informed consent was critical to success, Am J Orthod Dentofacial Orthop, 144(6)：890〜898, 2013.
15) 吉澤信夫：歴史に学ぶ歯科医療の打開（V）：歯科口腔外科の診療領域について, 歯科学報, 111(5)：477〜488, 2011.

8 脊髄損傷

1. 脊髄損傷とは

脊髄損傷は脊椎の骨折や脱臼，圧迫などにより，知覚，運動および自律神経の通る脊髄が損傷した状態である[1]．脊髄は背骨のなかにある脊柱管に存在し，頸神経8対（C1～C8），胸神経12対（Th1～Th12），腰神経5対（L1～L5），仙骨神経5対（S1～S5），尾骨神経1対など計31対の脊髄神経で構成され（図1）[2]，それぞれの髄節から出る神経により筋群と機能が支配される（表1）[3]．

脊髄損傷は脊椎骨折，亜脱臼などに伴って発生することが多く，その原因は交通事故，転落事故，スポーツなどが多い．わが国における脊髄損傷の発生率は1年間に約5,000人と推定されている[4]．

2. 本症の症状

障害は損傷した高位レベルによりさまざまである．主な症状は運動麻痺，感覚麻痺，自律神経障害，排尿・排便機能障害，呼吸障害，褥瘡形成，疼痛・しびれ，痙性などであるが，強い外力が加われば死亡する場合もある．同じ部位で同じ程度の損傷であっても初期治療の違いにより，車椅子による移動や駆動が可能になる症例や人工呼吸器が必要になることもある[5]．通常，頸髄損傷であれば四肢麻痺，胸髄損傷であれば両下肢麻痺（対麻痺）になり，感覚麻痺は損傷高位判定の参考になる．

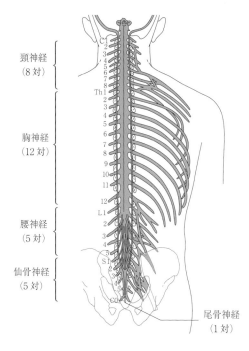

（佐伯由香：林正健二編，ナーシング・グラフィカ，人体の構造と機能，p.343，メディカ出版，大阪，2013より）

図1 脊髄の全体像（後面図）

表1 脊髄神経のおもな支配筋群と機能

支配髄節	支配筋群	機能
C2〜C4	僧帽筋	肩挙上，上腕屈曲・外転（水平以上）
C3〜C5	横隔膜	吸息
C5〜C6	上腕二頭筋	肘関節屈曲，前腕回外
C6〜C8	手伸筋群，手屈筋群	手指伸展，こぶしを握る
C7〜C8	指伸筋群	
C7〜T1	指屈筋群	
C7〜T1	上腕三頭筋	肘関節伸展
T1〜T12	肋間筋	強い吸息，呼息
T7〜T11	腹直筋	有効な咳嗽脊柱支持
T12〜L2	腰方形筋	骨盤挙上
L1〜L4	腸腰筋	股関節屈曲
L2〜L4	大腿四頭筋	膝関節伸展
L4〜L5	前脛骨筋	足関節背屈
L5〜S2	大殿筋	股関節伸展
S4以下	肛門挙上および括約筋，屈筋	排便・排尿コントロール

（湯浅英樹：Nursing Mook7 救急・急変時対応ナーシング，学研メディカル秀潤社，東京，2001より）

機能障害の重症度評価法では，国際基準として用いられている米国脊髄損傷協会（American Spinal Injury Association：ASIA）の評価法（図2）[6]や，Frankelの分類などがある．

自律神経障害をきたした場合は，体温調節障害や起立性低血圧，自律神経過反射などの症状がある（図3）[7]．頸髄損傷や高位レベルでの胸髄損傷では体温調節の障害が生じ，発汗障害により熱が体内に蓄積しやすくなるため体温上昇や眩暈などが引き起こされる[8]．

起立性低血圧は起立3分以内に収縮期血圧の低下が20 mmHg以上，あるいは拡張期血圧の低下が10 mmHg以上認められた場合と定義され[7]，症例によっては気分不良や意識消失を招くこともある．

自律神経過反射は麻痺域への侵害刺激に対する生体反応であり，20〜30 mmHgの収縮期血圧の上昇により特徴づけられる[7]．この反射は損傷レベル以下の皮膚，筋，内臓などに対する侵害刺激が原因で，主に膀胱や直腸の充満が誘因となる（図3）[7]．尿・排便機能障害は大脳から膀胱，尿道括約筋への経路のどこかに障害が起こることで生じる[8]．

脊髄損傷の急性期治療では，尿道から膀胱留置カテーテルを挿入し排尿管理を行うことが多いが[8]，その後の生活期では手指の巧緻性残存の有無や本人の意欲などにより，自己導尿にするか，介助導尿にするか判断される[9]．排便は便意がない場合，排便時間を設定してその時間に便を直腸へ呼び込むような管理が必要となり，座薬や浣

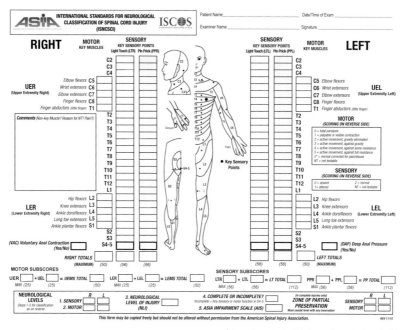

（American Spinal Injury Association より）

図2 米国脊髄損傷協会（ASIA）による脊髄損傷の障害評価法

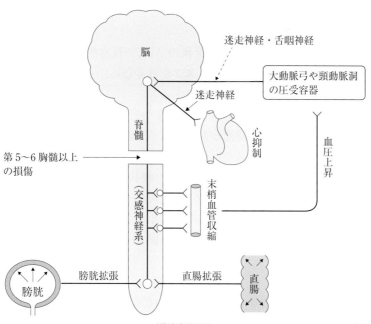

（美津島隆ほか，MB Med Reha，115：2010. より）

図3 自律神経過反射の機序

VII 疾病・障害別のライフステージに応じた口腔ケア 155

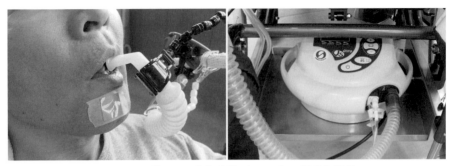

図4 非侵襲的陽圧換気療法（NPPV）の器械と道具
マウスピースを使用した非侵襲的陽圧換気療法と移動可能な人工呼吸器

腸を使用して摘便が行われる[10]．
　呼吸障害では横隔神経の髄節（C3〜C5）が障害されると，吸気が困難となり，人工呼吸器が必要になることもある．人工呼吸器管理では気管切開による管理や，マウスピース・マスクなどを併用した非侵襲的陽圧換気療法（Noninvasive positive pressure ventilation：NPPV）が行われている（図4）．脊髄損傷者では回復の程度や状況に応じて，ベッド上での生活が多くなるため，褥瘡のリスクが高くなることや，錐体路，錐体外路がともに障害されることから痙縮と固縮が生じやすくなる．また中枢からの下行性疼痛制御系が作動しないため，疼痛やしびれなども生じやすい[8]．

3. 口腔の特徴

　脊髄損傷者の口腔の特徴として，発症後のADL（日常生活動作）の低下から口腔衛生状態が悪化し，う蝕や歯周疾患のリスクが高くなる．そのため，定期的な歯科受診によるプロフェッショナルケアが必要である．
　脊髄損傷者では車椅子からの移乗や機能訓練などにより，くいしばる機会が増え，日常的にも上下歯列の歯面接触時間が長くなる．また上肢機能に障害がある場合には口の機能を使って，マウスピースやマウススティックなどを噛んで機器の操作を行うことが多くなり，歯の咬耗やアブフラクション（楔状欠損）（図5），歯冠修復物の脱離，歯列不正（図6）などが生じやすくなる．マウスピースなどを使用した非侵襲的陽圧換気療法中（図4）では，吸気が常に送られてくることから，口腔粘膜の乾燥を生じ口腔乾燥症や黒毛舌の発症をみることがある（図6）．

4. 口腔ケア時の注意点

　脊髄損傷者ではどこの髄節の損傷であるか，どのような病態にあるのか，ADLの程度を含めて把握する必要がある．自律神経過反射による血圧上昇や徐脈，非麻痺域の血管拡張による頭痛，顔面紅潮，発汗などにも注意深い観察が必要になる．歯科治

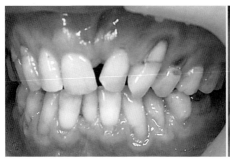 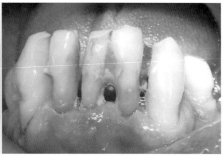

図5　脊髄損傷者にみられたアブフラクション（左）と歯の動揺（右）
咬合圧が原因でアブフラクションが生じたり，歯の動揺に対する固定が必要になる場合も多い．

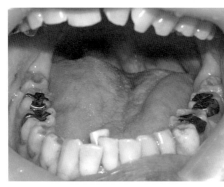 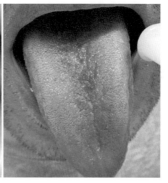

図6　非侵襲的陽圧換気療法中の口腔内にみられらる歯列不正（左）と口腔乾燥（右）

療やプロフェッショナルケア時の体位変換では起立性低血圧の発現にも注意が必要で，口腔ケアであっても血圧や脈拍，経皮的動脈血酸素飽和度（SpO_2）などのモニタリングが必要になる（図7）．歯科ユニットの治療椅子を作動させる際は，急激な体位変換を避け，起立性低血圧の予防に努める．また体幹のバランスを崩し，歯科治療椅子から転落させないなどの配慮も必要になる．

　自律神経過反射の予防では，どのような方法で排尿・排泄を行っているかを事前に確認し，日常生活において排泄・排尿を行っている時間帯の予約はなるべく避ける配慮が必要になる．歯科診療が侵害刺激の原因とならないように愛護的な処置や口腔ケアに努めることはいうまでもないが，腹圧が得られず咳払いが難しい場合は，誤嚥・誤飲に十分注意し，的確なバキューム操作が必要である．

　人工呼吸器を使用している場合は，アンビューバックなどを準備し，緊急時に備えることが大切である．くいしばりやマウスピース，マウススティックなどの使用により歯冠修復物や充塡物の脱離がないかなどの定期的な確認も大切である．

　急性期治療後の回復期のステージにおいて，障害の受容がまだ得られていない患者では，リハビリを重ねることで元の機能が戻るとの期待をもっている場合もあること

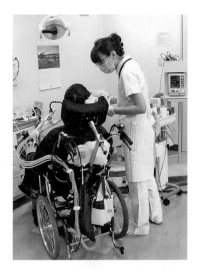

図7 非侵襲的陽圧換気療法中の口腔ケア
高位頸髄損傷により非侵襲的陽圧換気療法を受けている患者に対して，歯科衛生士が血圧，脈拍およびSpO_2によるモニタリングを行い，プロフェッショナルケアを行っている様子

から，本人のADLやQOL（生活の質）が改善できることを目標にして，支援に取り組む姿勢が大切である．上肢の運動麻痺がある患者の口腔衛生状態は，介助者の口腔ケア技術が影響するため，介助者への口腔に関する情報提供と口腔ケアの技術の指導が必要になるが，上肢・手指機能の障害が軽い場合には，歯ブラシの改良などにより自立したセルフケアが可能になることも少なくない．

二宮静香（福岡リハビリテーション病院歯科，歯科衛生士）
平塚正雄（福岡リハビリテーション病院歯科，歯科医師）

文　献

1) 平塚正雄：脊髄損傷，スペシャルニーズデンティストリー障害者歯科（日本障害者歯科学会編），第2版，71〜74，医歯薬出版，東京，2017．
2) 佐伯由香：林正健二編，ナーシング・グラフィカ，人体の構造と機能 1解剖生理学，343，メディカ出版，大阪，2013．
3) 湯浅英樹：Nursing Mook7 救急・急変時対応ナーシング，69〜72，学研メディカル秀潤社，東京，2001．
4) 新宮彦助：日本における脊髄損傷疫学調査 第3報（1990〜1992），日パラ医誌，8：28〜29，1995．
5) 小西宏昭：ひと目でわかる！ 脊髄損傷患者の看護ポイント25，整形外科看護，15(9)：10〜19，2010．
6) America Spinal Injury Association　http://www.asia-spinalinjury.org/wp-content/uploads/2016/02/International_Stds_Diagram_Worksheet.pdf
7) 富岡曜平ほか：脊髄損傷，リハビリナースのための超重要疾患マスターブック（目谷浩通，沢田光思郎編），46〜66，メディカ出版，大阪，2014．
8) 美津島隆ほか：起立性低血圧と自律神経過反射，MB Med Reha，115：18〜20，2010．
9) 小澤秀夫：神因性膀胱，MB Med Reha，115：47〜51，2010．
10) 笠井史人：脊髄損傷，臨床リハ，24(7)：698〜704，2015．

9 関節リウマチ

1. 関節リウマチとは

関節リウマチは自己免疫に異常をきたす膠原病の代表的な疾患で、主に関節の破壊や痛みを伴い、運動機能の障害をもたらす疾患である。まれに肺や皮膚、眼などの関節外症状などもみられる。関節リウマチの免疫異常は、抗シトルリン化ペプチド抗体（抗CCP抗体, ACPA：Anti-cyclic citrullinated peptide antibody）やリウマトイド因子（RF：Rheumatoid factor）に代表される自己免疫反応と炎症性滑膜炎が特徴である。

関節破壊は発症6か月以内に出現し、その後1～3年で進行が顕著になる。リウマチの「リウマ」は水が流れるという意味のラテン語で、体液の流れが波のように関節に押し寄せて関節を破壊する病状を示している[1]。病因は単一の要因だけでなく、遺伝的要因や環境要因などが考えられている。環境要因には歯周病による長期の慢性炎症の持続や肥満、喫煙、女性ホルモン、腸内細菌などがあげられている。歯周病菌の1つである *Porphyromonas gingivalis* はアルギニンをシトルリンに変換する酵素をもっているため、これが抗シトルリン化ペプチド抗体の産生を誘導しているとの報告もある[2]。

罹患者数は124万人、有病率は1.0%でそのうちの79%が加療を受けている。発症年齢のピークは40～50歳代、男女比では1：3で女性に多い[2]。関節リウマチ患者のわが国における死因の第1位は感染症であり、全体の約30%を占め（図1）[3]、そのうち肺炎が最多である。厚生労働省「国民生活基礎調査2013年」によると、介護が必要となった原因で、関節リウマチなどの関節疾患は10.9%を占めている。脳血管疾患の18.5%に比べると少ないが、ノーマライゼーションの実践においては多様な社会資源が必要になる。

2. 本症の特徴

早期診断基準は2010年米国リウマチ学会（ACR）とヨーロッパリウマチ学会

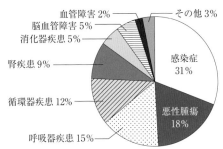

(當間重人ほか：医学の歩み，221(5)：2007 より)

図1 日本における関節リウマチ患者の死因（2002～2004年度107例，*NinJa* による解析）

表1 2010ACR/EULAR　関節リウマチの早期診断基準

腫脹関節数	スコア（0〜5）
＝1　　中〜大関節	0
2〜10　中〜大関節	1
1〜3　 小関節	2
4〜10　小関節	3
＞10　 大小を問わず	5
リウマトイド因子または抗CCP抗体	
陰　性	0
低　値	2
高　値	3
罹病期間	
＜6週間	0
≧6週間	1
急性炎症タンパク（CRPまたはESR）	
正　常	0
異　常	1

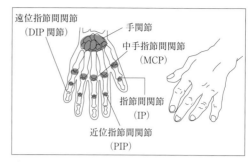

(天野宏一：関節リウマチとは，やさしい関節リウマチの自己管理，p.5，医薬ジャーナル社，大阪，2002より一部改変)

図2　関節リウマチの関節所見
手関節やそれぞれの指節間関節に腫脹が認められる．

(Aletaha D, et al：Ann Rheum Dis, 69：2010 より)
1か所以上の滑膜炎(他の疾患では説明が不可)
各項目の加算が6以上で関節リウマチと診断
抗CCP抗体：ACPA（抗環状シトルリン化ペプチド抗体）
CRP：C-reactive protein（C-反応性蛋白）
ESR：Erythrocyte sedimentation rate（赤血球沈降速度）

（EULAR）の分類基準（ACR/EULAR）が用いられる（**表1**）[4]．この基準では，少なくとも1つ以上の関節で腫れを伴う滑膜炎がみられ，その原因として関節リウマチ以外の病気が認められない場合に①症状がある関節の数，②リウマトイド因子（RF）または抗シトルリン化ペプチド抗体，③CRPまたは赤沈（赤血球沈降速度），④症状が続いている期間，これらの4項目の点数を合計し，6点以上であれば関節リウマチと診断される[5]．

症状は手指の朝のこわばりから始まり，手，足の小関節の疼痛，腫脹が出現し，全身の関節に広がり，多くは対称性の多関節炎を示す．特に，手関節，中手指節間関節（MCP）および近位指節間関節（PIP）の腫脹が多い（**図2**）[6]．骨や軟骨の破壊が進行すると手足の関節は変形を生じ（**図3**）[6]，スプーンや歯ブラシなどもうまくもてなくなる．関節破壊の定型的な進行は4段階に分類され（Steinbrocker分類）[7]，stageⅠは「骨・軟骨の破壊がない」，stageⅡは「軟骨が破壊される」，stageⅢは「骨まで破壊され，関節が変形する」，stageⅣは「関節を作る骨同士が癒合し，強直状態となる」(**図4**)[8]．

関節外症状としては，疲れ，体重減少，貧血，微熱などの全身症状を伴い，皮膚では肘，臀部，後頭部などの皮下の結節（リウマトイド結節）がみられる[9]．

治療は，①薬物療法，②手術療法，③基礎療法が症状に応じて行われる．薬物療法

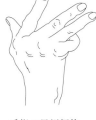
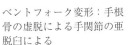
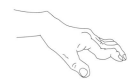
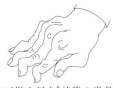
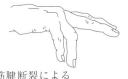
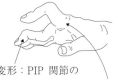

ベントフォーク変形：手根骨の虚脱による手関節の亜脱臼による

晩期の"燃え尽き"状態の患者にみられる変形したMCP, PIP関節：手首のスワンネック変形，母趾のボタン穴変形

手指の尺側偏位

伸筋腱断裂による第4, 5指の下垂指

スワンネック変形：PIP関節の過伸展とDIP関節の屈曲による

ボタン穴変形：PIP関節の屈曲とDIP関節の過伸展による

（天野宏一：関節リウマチとは，やさしい関節リウマチの自己管理, p.6, 医薬ジャーナル社, 大阪, 2002より一部改変）

図3　関節リウマチにみられる主な手指関節の変形

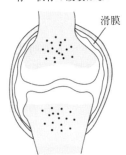
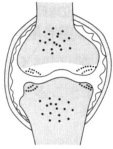
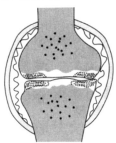
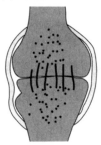

stage Ⅰ（初期）骨・軟骨の破壊はない　　stage Ⅱ（中等度）軟骨が薄くなっている　　stage Ⅲ（高度）骨に破壊が起こっている　　stage Ⅳ（末期）関節が固定されてくる

滑膜

（山本純己，日医雑誌臨時増刊号，リハビリテーションマニュアル，112(11)：113, 1994より）

図4　関節破壊の進行過程（Steinbrocker分類に基づくX線検査上の関節の変化）

には抗リウマチ薬，非ステロイド性抗炎症薬，副腎皮質ホルモン（ステロイド）などがあり，抗リウマチ薬には合成リウマチ薬と生物学的製剤がある．1980年代よりメトトレキサートが標準的な抗リウマチ薬として使用され，2003年からは生物学的製剤のインフリキシマブが認可された．メトトレキサートを中心とした治療法で関節リウマチのコントロールが困難な場合は，生物学的製剤の導入が行われている．このような経緯から，「症状の緩和」から「症状の寛解」へと関節リウマチの治療到達目標は大きく変化した．手術療法は薬物療法にて改善しない場合に行われ，関節機能を維

持するための基礎療法である患者教育やリハビリテーションおよび日常生活指導なども行われる．在宅で生活している本症患者では，「廃用予防のための活動」と「関節保護のための安静」をバランスよく取り組めないことから，生活機能が低下しやすくなるため，生活支援は特に大切になる．

　近年，メトトレキサートや生物学的製剤の導入により，骨破壊を効果的に抑制することが可能となったが，合併症の有無によりリスクとベネフィットを考慮した治療法が選択され，長期の日常生活動作と生活の質を維持するための治療方針として，「目標に向けた治療（Treat to target：T2T）」が推奨されている．

3．口腔の特徴

　口腔の特徴として，以下のような症状がある．

　①顎関節の異常や不正咬合：パノラマX線写真にて下顎頭の平坦化や萎縮，進行すると下顎頭が消失している場合もある（図5）[10]．自覚症状としては顎運動時の顎関節痛や開口障害（図6），さらには上顎前突や開咬などが生じる[11,12]．

　②呼吸障害：顎関節部の破壊により下顎骨が後退して上気道が狭窄し，睡眠時無呼吸症候群を発現し[13]，重症になると気管切開が必要になる場合もある．

　③口腔乾燥症：唾液分泌量の減少による口腔乾燥症の症例も多い．続発性シェーグレン症候群の発現率は20～30％である[14]．

　④手関節や手指の関節の機能障害，さらには肘や肩の関節の機能障害により（図7），口腔清掃が困難となり，う蝕や歯周疾患の重症化を生じやすい（図8）．

　⑤ステロイド性骨粗鬆症を合併した本症患者では，ビスフォスフォネート製剤やメトトレキサート製剤による粘膜の異常（図9）やMRONJ（薬剤関連性顎骨壊死）（図10）[10]を認めることがある．

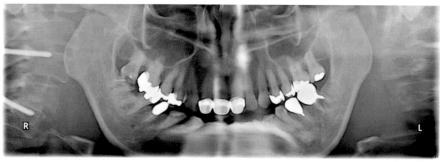

（平塚正雄：関節リウマチ　スペシャルニーズデンティストリー　障害者歯科，第2版，p.77，医歯薬出版，東京，2017より）

図5　関節リウマチ者のパノラマX線写真
　関節リウマチが進行し，両側下顎頭の消失と右側下顎臼歯部の歯冠崩壊が認められる

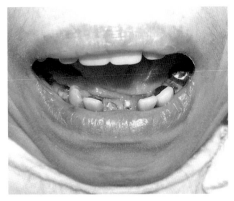
図6 本症患者にみられた開口障害
関節リウマチの進行により開口障害が生じ，開口度が一横指となった症例．

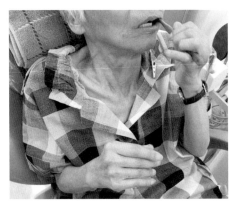
図7 本症患者の肘や肩，手指の関節機能障害
肘や肩，手指の関節可動域が障害を受けると，自立したプラークコントロールが困難になる．

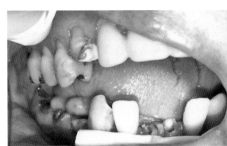
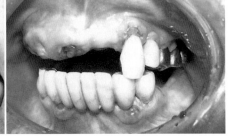
図8 本症患者の口腔内所見
う蝕進行により歯冠崩壊した残存歯と重度の歯肉炎が認められる．

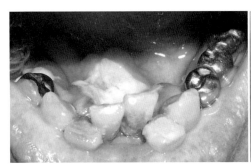
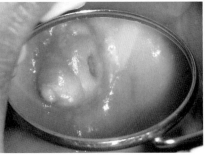
図9 本症患者にみられた口腔内の粘膜症状
舌下部の粘膜に潰瘍を認め（左），口蓋部の骨隆起には骨の露出を認める（右）．

VII 疾病・障害別のライフステージに応じた口腔ケア

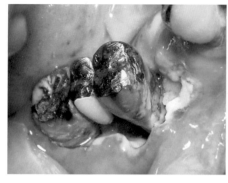

(平塚正雄:関節リウマチ スペシャルニーズデンティストリー 障害者歯科,第2版,p.78,医歯薬出版,東京,2017より)

図10 メトトレキサート製剤とビスフォスフォネート製剤の服用者の右側下顎臼歯部にみられたMRONJ

4. 口腔ケア時の注意点と配慮

　開口障害を認める症例では，ヘッド部の小さい歯ブラシによるプラークコントロールの指導やショートヘッドのコントラを使用した定期的な機械的歯面清掃を含めたプロフェッショナルケアが必要になる．開口器の使用は最小限にとどめ，無理な開口操作や長時間の開口は避ける必要がある．長期の経過では，頸椎の可動性が制限され頭部後屈が困難となり，気管切開が必要になる症例もある．特に気管切開を受けている者は気管内の分泌物貯留による呼吸変動に注意し，パルスオキシメータによる呼吸状態のモニタリングが必要になる．う蝕や歯周疾患の重症化や開口障害などにより歯科治療が困難な場合は，抜歯の適応になることもある．

　関節リウマチの死因には肺炎などの感染症が多いため，セルフケアとプロフェッショナルケアによる口腔衛生状態の維持は欠かせない．メトトレキサートや生物学的製剤を使用している症例では，口内炎や義歯使用による粘膜の褥瘡などの重症化には十分な注意と観察が必要である．粘膜の症状がある場合には抗菌性洗口薬としてベンゼトニウム塩化物やポビドンヨードなどが使用される．グルコン酸クロルヘキシジンは安全性の観点から0.05％未満の濃度で使用されるが，その場合も厚労省からの通知にあるように十分な注意が必要である．

　ステロイド性骨粗鬆症の予防薬としてビスフォスフォネート製剤が投与されている症例では，MRONJの発現にも注意が必要である．MRONJが疑われた場合には早急に専門医の診断が必要になる．治療方針については，2014年AAOMS（米国口腔顎顔面外科学会）ポジションペーパーやそのほかの専門誌を参考にされたい．

　関節リウマチの患者では，全身的合併症が多い疾患であることを念頭におき，定期的な口腔衛生指導を含めたプロフェッショナルケアが大切になるが，医科主治医を含めた医科歯科連携による情報共有は言及するまでもない．

平塚正雄（福岡リハビリテーション病院歯科，歯科医師）

文　献

1) 深江　淳：リウマチ学における進歩：from bench to clinic，日医雑誌，135：1033～1036，2006.
2) 仲地真一郎，田中良哉編：関節リウマチと骨粗鬆症　内科医が実践すべき診断と治療，13～19，医学ジャーナル，大阪，2015.
3) 當間重人ほか：わが国における関節リウマチ患者の合併症と予後—Ninja データベースからの解析：結核・悪性疾患・死因，医学のあゆみ，221(5)：363～367，2007.
4) Aletaha D, et al：2010 rheumatoid arthritis classification criteria：an American College of Rheumatology/European League Against Rheumatism collaborative initiative, Ann Rheum Dis, 69：1580～1588, 2010.
5) 髙崎芳成，田中良哉編：関節リウマチと骨粗鬆症　内科医が実践すべき診断と治療，36～43，医学ジャーナル，大阪，2015.
6) 天野宏一：関節リウマチとは（川合眞一編著）やさしい関節リウマチの自己管理．2～9，医薬ジャーナル，大阪，2002.
7) Steinbrocker O, et al：Therapeutic criteria in rheumatoid arthritis, JAMA, 140：659, 1949.
8) 山本純己：慢性関節リウマチのリハビリテーション　生涯教育シリーズ　リハビリテーションマニュアル．日医雑誌臨時増刊号，112(11)：111～118，1994.
9) 松浦美喜雄，浦田幸朋編：実践リウマチ・膠原病ケア，JJN スペシャル，78：116～131，2006.
10) 平塚正雄：関節リウマチ　スペシャルニーズデンティストリー　障害者歯科（日本障害者歯科学会編），第 2 版，74～78，医歯薬出版，東京，2017.
11) 三上　真ほか：慢性関節リウマチ患者における歯科治療上の問題点，障歯誌，13(2)：8～13，1992.
12) 田中潤一ほか：慢性関節リウマチ患者における顎関節異常とその対策，口科誌，45(4)：497～503，1996.
13) 管原利夫ほか：慢性関節リウマチの顎関節破壊による呼吸困難症例に対する顎関節全置換術の応用，口科誌，42(3)：606～612，1993.
14) 柳沢繁孝：シェーグレン症候群，歯科ジャーナル，15：581～588，1982.

10 パーキンソン病

1. パーキンソン病とは

1) 定　義
主に40〜50歳以上の中高年で発症することの多い原因不明の神経変性疾患である．大脳の一部である中脳が変性することで，体をスムーズに動かすことができなくなり，ふるえ，動作の緩慢，筋固縮，転びやすいといった症状が現れる．症状はゆっくりと進行し，ほとんどの症例が孤発性（遺伝の影響がないもの）といわれている．

2) 疫　学
患者数は人口10万人あたり100人ほどと推定されており，神経変性疾患のなかではもっとも頻度が高い（厚生労働省平成26年患者調査の概況[1,2]では患者数は16万3千人と報告されている）．65歳以上の高齢者では，有病率はその数倍になる．社会の高齢化によって今後さらに重要度が増す疾患であり，本症は介護保険制度でも40歳以上65歳未満の第2号被保険者を対象に「特定疾病」に指定されている．徐々に運動機能が障害されるだけでなく，最近は認知症をきたすともいわれており，介護上も重要な疾患といえる．本症は難病法による医療費助成の対象となる「指定難病」に該当する（Ⅶ-16, p.217）．

3) 原　因
本症の神経変性が起きる原因は現在不明である．病態としては，中脳の黒質におけるドパミン神経細胞が減少することによって起こる．ドパミン神経細胞が減少する理由は明らかになっていないが，現時点ではドパミン神経細胞のなかにαシヌクレインというタンパク質が蓄積することで，ドパミン神経細胞が減少すると考えられている．

4) 病　態
自らの意思で体を動かす際，その運動は大脳にある線条体，黒質，淡蒼球といった大脳基底核といわれる部位で調節を受けている．線条体が大脳皮質からの入力と黒質からのドパミンによる調節を受け，淡蒼球の働きをほどよく調節する．淡蒼球は随意運動を強く抑制する機能をもつが，線条体にほどよく抑えられているため，過剰な運動のみを抑える．このため運動がスムーズに実行できる．

線条体の働きを調節している黒質の変性が起こり，ドパミンが減少すると，線条体は淡蒼球を抑制できなくなる．このため淡蒼球が必要以上に運動に抑制をかけてしまい，運動がスムーズにできなくなってしまう．これが本症の運動機能障害の病態である（図1）．

2. 本症の特徴

1) 主な症状
①安静時振戦（ふるえ），②無動（動作の緩慢），③筋強剛（筋固縮），④姿勢反射

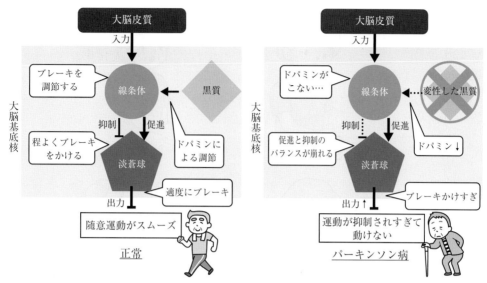

図1 パーキンソン病の病態

障害（転びやすい）といった症状がみられ，これを本症の四徴候という（図2）．

①安静時振戦とは，じっとしている時にふるえ（振戦）が生じ，動作とともに消失するもので，本症の初発症状として特徴的である．後述するパーキンソン症候群では安静時振戦がみられることはまれである．具体的には，指先で何かを丸めるような動きや，踵で床を打つような動きなどの症状がみられる．

②無動とは，動作が乏しくなったり，動作がゆっくりになることである．本症の中心となる症状で，動作の開始に時間がかかるのが特徴である．具体的には，無表情になる（仮面顔貌），声が小さくなる，動作が遅くなる，字がだんだん小さくなるなどの症状がみられる．

③筋強剛とは，関節への他動的な運動で抵抗を示す固縮のことである．本症では，黒質の変性によって大脳基底核での運動の制御機構が障害され，筋緊張が亢進する．その結果，筋の収縮と弛緩のバランスが崩れ，周りから力を加えた際に関節が抵抗を示すようになる．

④姿勢反射障害とは，体の位置の変化に対応して筋を収縮させてバランスをとり姿勢を立て直す機能が障害されるものである．このため，首を前方に突き出し上半身が前かがみになり，膝を軽く曲げた前傾姿勢をとるのが特徴的である．

無動や姿勢反射障害に伴い，歩行時にもさまざまな障害が生じる．本症でよくみられる歩き方として，足を前に出すことができないため「すくみ足」になり，前かがみで床をするように小刻みにすり足で歩き，いったん歩き始めると上体が前のめりになって加速していき，止まれなくなる歩行となる．

VII 疾病・障害別のライフステージに応じた口腔ケア

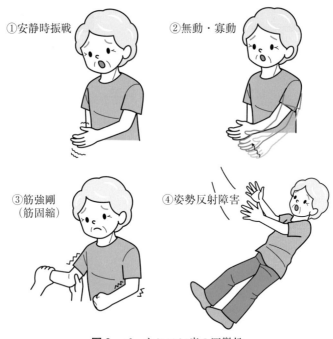

図2　パーキンソン病の四徴候

本症では前述の症状のほかに，自律神経症状（便秘・排尿障害，起立性低血圧，脂漏性皮膚など）や精神症状（抑うつ・不安，認知症，睡眠障害など）も出現する．

2）前兆となる症状

本症の症状は手のふるえや歩きにくさといった，主に運動に関係する症状でみつかることが多い．最近の研究によると本症の患者はこれら運動症状が出現するだいぶ前から，便秘や嗅覚の低下といった症状が現れることがわかってきた．もちろん，これらの症状のある人すべてが本症になるわけではないが，50歳以上の人で便秘や嗅覚の低下がみられる場合には本症の発症率が3〜4倍になるという報告もある[2]．

3）経　過

治療薬が開発され，現在の本症の平均寿命は全人口の平均とほぼ変わらないと考えられている．病気だからと消極的にならず，これまで通りの生活を送るよう心がけるべきだが，症状の進行に伴って少しずつ生活に工夫を加えていくことも大切である．例えば，食事の内容は特に制限はないが，筋肉のこわばりなどの症状が出現してくると食物を飲み込むことが難しくなってくるため，食事量が減ってしまった場合には食事の回数を増やす，喉に詰まらせないよう姿勢に注意するといった工夫が必要になる．また転倒による骨折や誤嚥による肺炎，便秘による腸閉塞といった二次的な疾患の発症に気をつけることが重要である．

本症の進行とともに運動が困難になるため，筋力の低下や関節拘縮をきたす．以前

はある程度病気が進行してからリハビリテーションを開始するのが通例だったが，現在ではより長く良好な状態を保つためには早期から運動療法を取り入れるのが効果的とされる．またメトロノームのリズム音などに合わせるように歩くと歩行しやすいという報告もあり，音楽療法の効果も期待されている．

　4) 検　査

症状がゆっくり進行するため，気がつかないことやほかの病気と間違えられしまう場合も多い．また，後述のパーキンソン症候群のようにほかの病気や薬の副作用で本症と似たような症状が出現することもある．症状がみられた場合には安易に判断せず，正しい診断を受けるために神経内科専門医を受診することが重要である．本症の診断は，症状の程度や進行の具合で判断することが多いが，似たような症状をもつほかの病気と区別するために，CTやMRIなどの画像診断を行う場合もある．

　5) 治　療

治療の基本は薬物療法で，原因である不足したドパミンを補充する．ドパミンは血管から脳に移行できないため，ドパミンのもととなるレボドパや，ドパミンの代わりとなるドパミンアゴニスト（ドパミン受容体刺激薬）が主な治療薬として用いられる．レボドパがもっとも強力な抗パーキンソン病薬だが，長期服用でwearing off*などの運動合併症が起こりやすいため，70～75歳以下で認知機能障害などの合併がない場合は，ドパミンアゴニストで治療を開始する．

レボドパはもっとも強力な抗パーキンソン病薬だが，多岐にわたる副作用が出現することがあり，症状に合わせて量の調節などの対策が必要である．ドパミン過剰によるものとして，嘔気，嘔吐，食欲不振などの消化器症状，体が勝手に動いてしまう不随意運動（ジスキネジア），幻視やせん妄などの精神症状，動悸や不整脈，起立性低血圧などの循環器症状がみられる．長期服用に伴うものとしてwearing off現象や，急に中断することにより高熱や意識障害，筋強剛をきたす悪性症候群がみられることもある．

本症の手術療法としては，脳内に電極を入れて視床下核を刺激する脳深部刺激療法（Deep brain stimulation：DBS）が代表的である．視床下核は運動を抑制していると考えられ，刺激して視床下核の機能を麻痺させると運動の抑制がとれて体が動きやすくなる．手術適応は，レボドパによる症状の改善がみられ，薬物療法は既に十分行われたが薬物療法では効果が持続しない，効果が弱まってしまった患者が対象である．

＊ wearing off現象とは，レボドパの長期服用に伴う副作用の1つである．服用開始して数年後に好発し，レボドパの有効時間が1～2時間に短縮，次の服用までに効果が切れ，症状の悪化がみられることをいう．wearing off現象の機序は多様だが，主にドパミン細胞の変性が関与している．

3. パーキンソン症候群

　安静時振戦，筋強剛，無動，姿勢反射障害などの症状をパーキンソニズムという．パーキンソニズムをきたす疾患で本症以外のものをパーキンソン症候群という．同じパーキンソニズムでも，本症の症状と，パーキンソン症候群とではさまざまな違いがみられる．原因によって治療法が異なるため，まず本症との鑑別，そしてパーキンソン症候群の原因の検索が必要である．パーキンソニズムを呈する疾患は，変性疾患では進行性核上性麻痺，多系統萎縮症（MSA），レビー小体型認知症が，非変性疾患では薬剤性パーキンソニズム，脳血管性パーキンソニズム，中毒性パーキンソニズムなどがあげられる．特に薬剤性パーキンソニズムは原因薬物の中止により完治できるため，早めの鑑別が重要である．

4. 口腔ケアのワンポイント

　次第に手指の動きに不随意運動がみられるため，口腔内の健康維持・改善を図ることが不可欠となる．初期症状が出現した時点から，歯科治療を受け，歯周疾患の予防を勧めると同時に，定期健診を受けるよう指導することが求められる．義歯を装着している人には，義歯の着脱，義歯の保管・管理を指導することが必要である．また手指の動きに合せて，義歯のクラスプ位置の変更や作り直しが必要となるので，かかりつけ歯科医を決めておくとよい．

鈴木大路，服部直樹（豊田厚生病院，医師）
鈴木俊夫，鈴木　聡（鈴木歯科医院，歯科医師）

文　献

1) 厚生労働省：平成26年（2014）患者調査の概況
2) 中島健二，和田健二，植村佑介，山脇美香：我が国におけるパーキンソン病の疫学研究，日本臨床 増刊号 パーキンソン病―基礎・臨床研究のアップデート―，7〜28，2009．

11 脊髄小脳変性症

1. 脊髄小脳変性症とは
1）定　義
歩行・動作・話し方がぎこちなく，不正確になる症状を主とする神経の疾患である．これらの症状は総称して運動失調症状と呼ばれ，小脳という後頭部の下側にある脳の一部が病気になると現れる．病気によっては小脳だけでなく脊髄まで広がることもあるので，脊髄小脳変性症という．本症は1つの疾患の名称ではなく，運動失調症状をきたす病気のなかで，腫瘍，血管障害，炎症，栄養障害が原因ではない病気の一群として定義されているため，本症の症状・原因・治療はさまざまである．

2）疫　学
本症の患者数は全国で3万人ほどと推定されている[1]．発症の原因は不明だが，約3割は遺伝子に何らかの変異があるとされている．遺伝子以外の要因としては，環境因子も影響されるといわれており，飲酒，抗てんかん薬，肺がん，感染などそれ自体で小脳の病気を引き起こし得るものは悪い影響を与えると考えられている．本症は後述する多系統萎縮症（MSA）とともに介護保険制度の「特定疾病」に指定されている．

3）分　類
本症に含まれる疾患は数十以上あると考えられている（**図1**）．遺伝性のものでは，主なものだけでも常染色体優性遺伝性，劣性遺伝性でそれぞれ30種類ほどもある．優性遺伝では2つある遺伝子の片方でも異常があれば発症し，劣性遺伝では2つある遺伝子の両方とも異常がある場合に発症する．すなわち，劣性遺伝の場合は最初から正常な遺伝子がないため，小児期など早くから発症し，重症化することが多い．

非遺伝性のものは大きく2つに分けられ，大部分は多系統萎縮症（Multiple system atrophy：MSA）に分類される．わが国の脊髄小脳変性症のなかではオリーブ橋小脳萎縮症が最も多く，代表的な疾患といえる．本症にはほかに，パーキンソン症候群の1つである線条体黒質変性症や自律神経症状が主体であるシャイ・ドレーガー症候群があるが，進行するにつれ3疾患とも小脳症状，パーキンソニズム，自律神経症状がみられるようになるため，現在はこの3疾患は基本的に同一のスペクトラム上にあると考えられるようになり，多系統萎縮症という概念で統一されるようになった．

MSAという概念で統合されたことにより，オリーブ橋小脳萎縮症はMSA-C（Cは小脳：cerebellarを表す），線条体黒質変性症はMSA-P（Pはパーキンソニズムを表す）と呼ばれるようになった．MSA-C，MSA-Pのいずれも自律神経症状がみられるようになることから，欧米ではシャイ・ドレーガー症候群という概念は，MSA-CとMSA-Pの2つの概念に統合され事実上なくなった．一方，わが国では自律神経症状を主体とする例を欧米同様にMSA-CやMSA-Pの2つの概念に含めるかどうか，

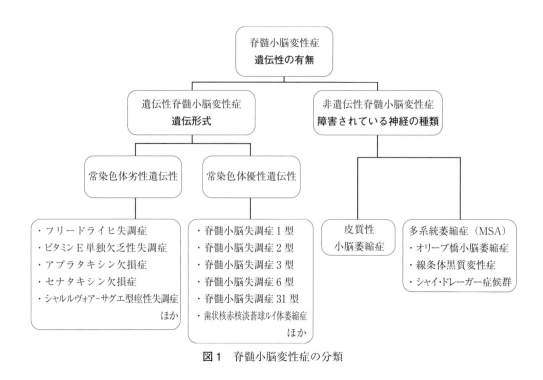

図1　脊髄小脳変性症の分類

統一した見解は未だなく，現時点ではシャイ・ドレーガー症候群という概念を残している．

2. 本症の特徴

1) 症　状

小脳は，多くの筋肉群の運動を調節し滑らかな動作を行う協調運動の中枢である．そのため小脳やその周囲の神経が障害される本症では，歩行・動作・話し方などがぎこちなく，不正確になる．小脳の主な機能として，起立・歩行の制御，四肢の動作の調節があり，障害されると起立・歩行が不安定になる体幹失調や酩酊様歩行，熟練した動作が下手になる運動失調や小脳性構音障害が現れゆっくりと進行する．

2) 経　過

発症の初期は，疾患により症状が異なる．オリーブ橋小脳萎縮症では，何もないところでつまずいたり，体が思い通りに動かなくなる（図2）．線条体黒質変性症では無動，筋強剛，小刻み歩行などのパーキンソニズムが現れる．発症から2～3年で小脳症状，パーキンソニズム，自律神経症状の症状が出そろい始め，車椅子での生活になり，口頭でのコミュニケーションが困難になる．発症後5～10年で寝たきりとなり，感染症などで死亡することが多い．睡眠中に突然死することもある（後述）．症状の進行はゆっくりで，急に悪化することはない．

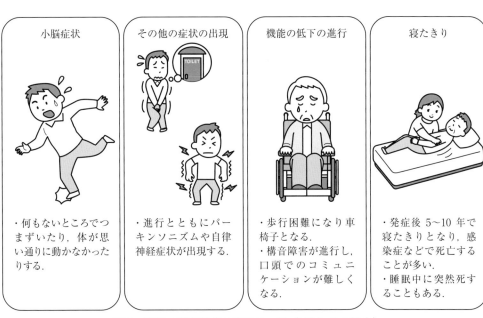

図2　脊髄小脳変性症の進行の一例（MSA-Cの場合）

3）検査

本症の診断は，症状の程度や進行の具合で判断することが多いが，遺伝性脊髄小脳変性症かどうかを見きわめるためには，最終的には遺伝子検査が必要となってくる．本人の遺伝子を調べて陽性だった場合，次の世代からは遺伝する可能性がある．これは精神的なケアが関わる難しい問題である．今までの家族に本症の患者がいなくても子どもの世代から遺伝子が突然変異することは珍しくなく，医師やカウンセラーの十分な説明，遺伝相談を受けて妊娠・出産を希望する挙児を選択するべきである．

4）治療

現時点では本症に対する根治療法はなく，症状を抑える対症療法が中心である．小脳症状，パーキンソニズム，自律神経症状の各症状に対し薬物療法，リハビリテーションを行う．薬物療法は主に症状の進行を遅らせる，または現在の状態を維持する助けとなることが目的であり，できるだけ早い段階からの開始がよいとされている．運動失調症状の進行は一般的に緩やかだが個人差があるため，何らかの症状が出現した際には早めに専門医を受診するべきである．一般的に薬物療法の開始が早ければ早いほど，運動機能の維持や身体機能を良好に保つことができる可能性が高くなる．

また薬物療法には限界があるため，リハビリテーションの重要性は高い．運動失調の症状が軽減されるだけでなく，筋力をつけることで寝たきりになる可能性を減少させ，転倒のリスクを抑えることもできる．一度は専門家のいる施設にてリハビリテーションの方法を習得し，継続することが大切である．

5）在宅療養

本症の患者は症状の進行につれ歩行や移動が困難になり，やがて病院へ通うことが困難になる．外来に通えなくとも治療やリハビリテーションを継続するためには，在宅診療を受けることも1つの方法である．いくつかの主な症状とその対応について説明する．

①構音障害

構音障害は小脳症状として起こる途切れ途切れの言葉で，周囲の人は聞き取りづらさが増すこととなる．言葉によるコミュニケーションが取りにくくなると，文字を打つアプリを用いたり，50音表を指差したりといった方法を用いることとなる．さらに症状が進行すると，何かを意図して動作を行う際に強い震えが生じたり，小脳失調のためうまく指差したりすることができなくなる．次第にイエス・ノーの問いかけに表情や瞬きなどで答えるようになる．なるべく状態に合わせて，普段から負担の少ない方法でコミュニケーションをとるよう心がける必要がある．

②嚥下障害

疾患によっては，症状が進行すると飲み込みの機能が障害されて嚥下障害が出現する．嚥下障害が合併すると誤嚥性肺炎の危険が増し，身体に大きな影響を与える可能性があるため，食事を細かく刻む，とろみをつけるなどして本人が飲み込みやすい形態にすること，食後の口腔ケアを励行することが重要である．また嚥下障害が進行した場合，内視鏡下で胃ろうを造設する経皮内視鏡的胃ろう造設術（PEG）による栄養管理が普及しつつある．

③排尿障害

自律神経障害で起こる代表的な症状で，初期は排尿回数の増加や尿意を感じてから我慢できる時間が短くなるといった症状が出現し，次第に膀胱の収縮する力が弱まり排尿できなくなったり，排尿後にも膀胱内に尿が残ったりする状態となる．自力で尿が出せないため，カテーテル留置が必要となり，尿路からの感染を引き起こしやすくなる．

④睡眠呼吸障害

声帯の神経が麻痺することにより窒息や睡眠中の突然死につながる睡眠呼吸障害をきたすこともあり，気道の閉塞による窒息のほか，夜間の低酸素血症から致死的不整脈が起こることによる突然死の可能性も考えられている．突然死を防ぐため，マスクやマウスピースなど，非侵襲的な器具を使った人工呼吸である非侵襲的陽圧換気療法（NPPV）が広く用いられるようになってきている．気管内挿管や気管切開と比べ着脱可能（はずせば食事や会話ができる），意識レベルを下げずに使用可能で，QOLの向上，長期在宅療法が可能などの利点がある．

⑤起立性低血圧

在宅療養者ではベッドから起き上がるだけでも意識を失うこともある．姿勢を変換

する際にはゆっくりと行い，症状を出さないようにすることが大切である．また寝たきりの場合は，この傾向はより強くなるため，弾性ストッキングを下肢に装着したり，ミネラルコルチコイドを内服させて予防する治療法もある．

3. 口腔ケアのワンポイント

次第に手指の動きが悪くなり，進行してくると嚥下障害が出現してくる．進行にあわせて，歯磨きなどのセルフケアが維持できるよう支援し，時に自助具の作製も必要となる．また嚥下障害から誤嚥性肺炎が起こるため，口腔の健康管理は不可欠で，かかりつけ歯科医を決め，定期的に歯科治療と検診を受けるよう指導する．

鈴木大路，服部直樹（豊田厚生病院，医師）
鈴木俊夫，鈴木　聡（鈴木歯科医院，歯科医師）

文　献

1) 石川欽也，水澤英洋：脊髄小脳変性症の分類．別冊日本臨床　神経症候群（第2版）Ⅱ，330～335，2014．

12 筋萎縮性側索硬化症

1. 筋萎縮性側索硬化症（ALS：Amyotrophic lateral sclerosis）とは

筋萎縮性側索硬化症（以下 ALS）は，上位および下位運動ニューロンがともに変性し，徐々に全身の筋肉の萎縮が生じる進行性の疾患でわが国の神経難病（Ⅶ-16, p.217）のひとつである．

ALS では運動ニューロンは障害されても知覚神経や自律神経は侵されないので，視覚・聴覚・嗅覚・味覚・触覚などの感覚，記憶や知性を支配する神経は原則として障害は認められない．ALS で障害されるのは随意筋を支配する運動ニューロンで，心臓や消化器の筋肉は随意筋ではなく自律神経であるため，心臓や消化器の機能には影響はない．しかし呼吸筋は自律神経と随意筋の双方が関与しているため，ALS では呼吸筋が徐々に減退し，呼吸困難になることが多い[1]．

ALS は現在のところ，原因不明で治療法は確立されておらず，有病率は人口 10 万人あたり約 1～2.5 人で，全国で約 9,200 人（平成 25 年）と推測されている．性別では男性に 1.2～1.3 倍多く認め，もっとも罹患しやすい年齢層は 60～70 歳代といわれている．そのほとんどが孤発性で，約 5％は家族内で発症し，家族性 ALS と呼ばれている[2]．介護保険制度の「特定疾病」のひとつである．

進行性の筋萎縮と筋力低下による日常生活動作遂行能力の低下，構音・嚥下障害による摂食・コミュニケーション能力低下が生じる．呼吸筋も冒されるため，呼吸機能障害出現時に気管切開し人工呼吸器を用いなければ余命は短い[3]．

2. 本症の特徴

初発症状は，細かい作業がしにくい，つまずきやすい，物が重く感じる，異常な疲労感などの自覚症状を訴えることが多い．次第に上肢から下肢の筋肉が細くなり歩きにくくなる．さらに話しにくい，固形物が飲み込みにくいという症状が発現する．やがて，呼吸筋を含め全身の筋肉が萎縮して筋力が低下し，歩行困難になるなど病状進行が早いことが特徴である[1]．

ただし，進行しても通常は視力や聴力，体の感覚などは問題なく，眼球運動障害や失禁もみられにくい．特に下位運動ニューロンである舌咽，迷走，舌下神経の障害によって，球麻痺症状である構音障害や嚥下障害が生じる．嚥下障害の状態をステージ別にみると，口腔期から始まった場合，咬合力が保たれていても咀嚼して食塊が形成しにくくなり，舌運動や舌萎縮のため食物の咽頭への移送がしづらくなる（図1）[4]．さらに咽頭期に障害が起こり，反射が低下すると食物の咽頭残留が生じやすくなり，進行すると誤嚥が多くなる[5,6]．これらが重症化し，経口による十分な栄養摂取が困難な場合は，経鼻経管栄養や胃ろう，経静脈栄養などが必要となる．嚥下障害の初期段階から嚥下造影検査（Video fluorography；VF）などの客観的評価を行い，嚥下

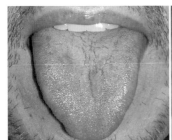 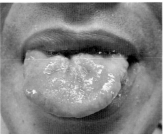 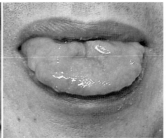

発症2年　　　　　　　　発症4年　　　　　　　　発症5年
図1　ALS患者の舌の経時的変化（挺舌と舌萎縮）

障害の進行に備えて適切な指導を行うことが必要である[7].

3. 口腔ケア時の注意点

　口腔ケアを実施することによる誤嚥性肺炎の予防や日常生活動作，QOLの向上が報告[8]されており，口腔器官や嚥下機能を維持し賦活するリハビリテーションとしての期待もある．嚥下反射誘発部位のアイスマッサージや他動的な口唇や頬部・舌の運動（ストレッチ），開口訓練は改善がみられる例もあるがALSでは筋が疲労しやすいため，筋力が低下することも念頭におかなければならない．

　口腔ケアの最大のリスクは唾液と口腔内汚染物の誤嚥である．そのリスク管理として，①呼吸機能と嚥下機能のアセスメントを事前に行い，必要に応じて姿勢や咳嗽，吸引などの対策を講じる．②口腔ケア中は呼吸および嚥下動作，開口による関連筋への負荷に注視し，小休止（インターバル）をとりながら本人のペースに合わせて行う．③唾液および口腔内汚染物を咽頭流入させないようガーゼなどで防湿・吸湿し，吸引することが重要である．④口腔ケア後は必ず咽頭と気管に流れ込みがないかを聴診（頸部・胸部）で確認し，適宜喀出，吸引を施行する．これらの確実な実施が誤嚥性肺炎の予防には不可欠である．

　本人の病態にあった口腔ケア戦略は，呼吸機能と嚥下機能に主眼をおいたアセスメントで立案する．

【事前のアセスメント】
　1）問　診
　　・最近の発熱状況，体重の変化
　　・食事中のむせの頻度（とくに水分摂取時），唾液によるむせの有無
　　・痰の量と性状，食後に声の変化（湿性嗄声の程度）
　　・食欲の低下，食事内容の変化，食事時間の変化
　2）視診・触診・聴診
　　・呼吸状態（胸部触診して観察），呼吸回数・パターン，SpO_2

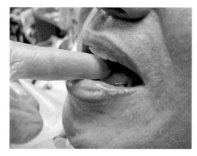

図2 事前のアセスメント
開口量の測定：一横指分

表1 発声の評価：最長発声持続時間
　　　（Maximum phonation time：MPT）

- 被検者に最大吸気させたあとに自然な話声程度の声の大きさで，できる限り一定の強さで「アー」と可能な限り長く持続発声を行わせる
- その持続時間を測定して評価する

評価基準
- 0 ── 3.0秒未満
- 1 ── 3.0秒以上6.0秒未満
- 2 ── 6.0秒以上10.0秒未満
- 3 ── 10.0秒以上

（西尾正輝：標準ディサースリア検査，p.52，インテルナ出版，東京，2004．を参考に作成）

表2 鼻咽腔閉鎖機能の評価：ブローイング検査

方法
- ストローでコップの水を吹く
- その時の呼気鼻漏出の有無と程度を鼻息鏡で測定する

評価基準
- 0 ── 5度以上の鼻漏出が認められる
- 1 ── 3，4度の鼻漏出が認められる
- 2 ── 1，2度の鼻漏出が認められる
- 3 ── 鼻漏出が認められない

（西尾正輝：標準ディサースリア検査，p.52，インテルナ出版，東京，2004．を参考に作成）

- 口腔・頸部周囲筋（図2）
- 舌の萎縮や線維束性攣縮，軟口蓋の機能，奥舌の機能
- 最長発声持続時間（表1）[9]，ブローイング検査（表2）[9]
- RSST（反復唾液嚥下テスト），改訂水飲みテスト
- 胸部，頸部の聴診など

4. 口腔ケアの方法
1) 必要物品の準備（図3）[10]
2) 全身状態の確認

　バイタルチェック，呼吸状態（回数・パターン・胸郭ROM・SpO_2），咽頭貯留状況（湿性嗄声の有無，頸部聴診），誤嚥状態（胸部聴診・気管カニューレ側管吸引）．頸部および胸部聴診で異常音聴取の際は，痰など貯留物を喀出あるいは吸引器で吸引してから行う．またカフつき気管カニューレの場合は，唾液などが流れ込まないよう

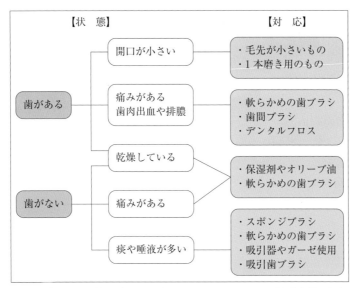

(晴山婦美子ほか:看護に役立つ口腔ケアテクニック,p.21,医歯薬出版,東京,2008を一部改変)

図3 口腔ケア用品の選択目安(状態と対応)

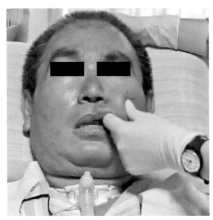

図4 口腔周囲筋のストレッチ

カフ圧を40〜50mmHgに設定する.

3) 体位の調整

安楽で誤嚥しにくい姿勢として,ベッドアップ30〜45°で頸部を少し前屈させる.

4) リラクゼーション(図4)

呼吸筋の萎縮や舌の萎縮など球麻痺症状の出現により,発話の低下や嚥下機能の低下で口腔を使う頻度が少なくなると,口腔周囲筋の萎縮や顎関節に拘縮が生じる.ま

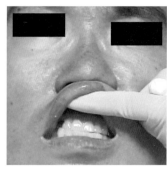 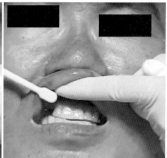 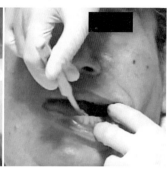

　　指で上唇排除　　　　指で上唇を排除しながら磨く　　指で口唇・頰を排除しながら磨く

図5　視野の確保

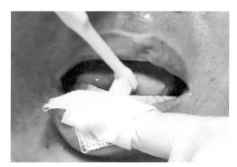 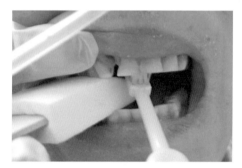

図6　ガーゼで唾液を吸湿しながら磨く　　図7　開口保持困難な場合，ウレタン製のバイトブロックを使用して磨く

た人工呼吸器装着により口腔本来の動きを失うと口腔が廃用となり，顔面の皺が消失し表情も少なくなる．表情筋や咀嚼筋などの口腔周囲筋をストレッチして筋を他動的に動かすことにより，開口も期待できる．

　5）口唇の保湿

　　口唇の乾燥は裂傷のリスクが高まるため，リップクリームなどで保湿する．

　6）口腔内の観察

　　口腔内の汚染状態，歯肉の炎症，粘膜の傷，歯の状態などの異常を確認する．

　7）視野の確保

　　ブラッシングする部位を直接目でみて行うために，口唇や頰を指で広げる（**図5**）．

　8）ブラッシング（歯間ブラシ，デンタルフロスなど含む）

　　唾液や汚染物をガーゼなどで拭き取りながら行う（**図6，7**）．また吸引歯ブラシの使用は誤嚥の予防にもなる．

　9）口腔内を清拭（含嗽可能な場合に行う）

　　スポンジブラシを使用し，歯・歯肉・粘膜・口蓋・舌を拭く（**図8**）．

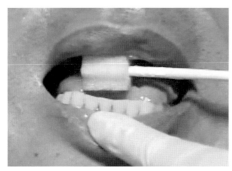

図8 口腔内を清拭
スポンジブラシを使用

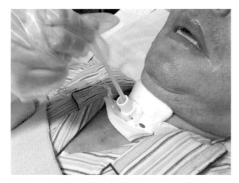

図9 口腔ケア後の気管カニューレ内の吸引

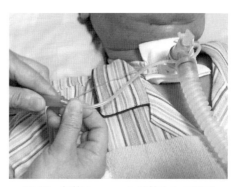

図10 気管カニューレ側管からの吸引

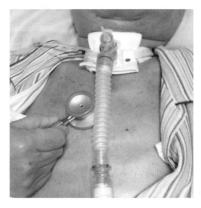

図11 口腔ケア後の胸部聴診
気管および肺野への誤嚥を確認

10) 口腔ケア後の後処理（汚染物の回収と評価，図9〜11）

　口腔内の確認ならびに咽頭貯留物や誤嚥物を頸部と胸部を聴診することで確認する．あれば喀出，体位ドレナージ，スクイージング（呼気時に胸郭に手掌を当てて圧迫する）などを行い吸痰し回収する．気管カニューレのカフ圧を上げた場合は必ずもとに戻す．最後は呼吸状態が正常であることを再度聴診，パルスオキシメータなどで確認する．

5. 口腔ケア時の配慮

　ALSは知覚神経が侵されないことから，本人は口腔ケア中の痛みや不快は十分に認識できる．また人工呼吸器装着による拘束感，意思伝達に音声を使うことができないもどかしさ，文字盤などのコミュニケーションエイド操作の煩わしさがストレス要因となる．さらに知的機能が保たれることから，自分の現実を知的・客観的に判断できることに伴う不安など，さまざまな心理的圧迫や葛藤のなかで療養生活を送っている[8]．口腔はデリケートな部分であるため，日々の口腔ケアの行為そのものが苦痛であってはならない．本人への声かけ，今から行うことの説明，愛護的な動作などに配慮をし，信頼関係を構築することが大変重要である．

柴田享子（名古屋医健スポーツ専門学校，歯科衛生士）

文　献

1) 中島　孝監修：ALSマニュアル決定版！，13～15，日本プランニングセンター，千葉，2009.
2) （公財）難病医学研究財団難病情報センター http://www.nanbyou.or.jp/entry/214
3) 山本敏之：筋萎縮性側索硬化症，パーキンソン病に対する嚥下障害の評価と対策，臨床神経，51：1072～1074，2011.
4) 金城亜紀，白砂兼光：ALS患者さんの口腔初発症状，難病と在宅ケア，15(11)：58～61，2010.
5) 谷口裕重，大瀧祥子ほか：筋萎縮性側索硬化症例における舌萎縮と嚥下時の食塊移送との関係，顎機能誌，15：30～37，2008.
6) 村田尚道，山本昌直ほか：筋萎縮性側索硬化症における摂食嚥下障害の特徴，老年歯誌，29：350～355，2015.
7) 市原典子：筋萎縮性側索硬化症の摂食・嚥下障害─ ALSの嚥下・栄養管理マニュアル─，IRYO，61(2)：92～98，2007.
8) 隅田好美，黒田研二：筋萎縮性側索硬化症（ALS）患者の口腔ケアの現状，日在ケア誌，5(3)：69～74，2002.
9) 西尾正輝：標準ディサースリア検査，52，インテルナ出版，東京，2004.
10) 晴山婦美子，塚本敦美ほか：看護に役立つ口腔ケアテクニック，21，医歯薬出版，東京，2008.

13 統合失調症

1. 統合失調症とは

統合失調症は幻覚や妄想などの異常な体験，意欲の低下，感情の異常，自閉性，意思疎通の障害などのために，日常生活あるいは対人関係を含めた社会的な活動が大幅に制限される精神障害である．その症状は幻覚・妄想や思考の障害などの陽性症状，感情鈍麻，意欲の低下，引きこもりなどの陰性症状，抑うつ症状および注意，実行，記憶などの認知障害に区分される[1]．本症は青年期を中心に初発し，1,000人に7～9人程度の罹病危険率で比較的ありふれた精神疾患とされる．原因は不明であるが，遺伝的要因と社会心理的な要因の相互作用が考えられている．慢性化しやすく急性化と寛解を繰り返して生涯にわたって続くことが多い．

診断基準としてアメリカ精神医学会によるDSM-5（精神障害の診断・統計マニュアル）[2]が広く用いられている．治療は抗精神病薬が主体であり，最近では錐体外路症状が問題となる定型抗精神病薬に代わって，同症状が少ないとされる非定型抗精神病薬が主に用いられる．あわせて心理療法や生活技能訓練などが行われる．治療の結果，20～30％程度は症状の消失する寛解に至るが10％は不良といわれる[1]．完全治癒もあるが，多くは再発予防のため長期間の服薬の継続が必要とされる．現在，本症患者の多くは外来で治療されている．

わが国では精神保健福祉法により，「精神障害者保健福祉手帳（1～3級）」が交付され，さまざまな福祉サービスが受けられる．

2. 口腔の特徴

本症患者は，健常者と比較してう蝕の未処置歯数と喪失歯数が多く，歯周疾患は重症化の傾向を示す（図1）[3]．その原因としては，異常体験や興奮などのために身の回りのことが全くできない急性期の陽性症状の影響がある．さらに陰性症状とされる意欲の低下や感情の鈍麻に起因する歯磨きや不潔への無関心，意思疎通不良や自閉に基づく受療行動の抑制など慢性期の症状の影響もある[4]．また抗精神病薬の副作用の影響も見逃せない[5,6]．定型抗精神病薬では抗コリン作用に起因する唾液分泌の低下が

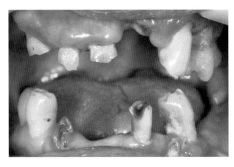

図1 76歳の男性，統合失調症
歯磨きの習慣がなく，う蝕や歯の欠損は放置され，すれ違い咬合を呈している．

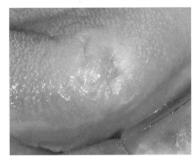

図2 30歳の男性，統合失調症
オーラルジスキネジアによる舌の誤咬で咀嚼時痛を訴え，舌左側縁部に潰瘍を認める．

あり，口腔内の自浄性の低下や菌叢の変化がう蝕の多発や歯周疾患の悪化をもたらす．さらに抗精神病薬による錐体外路症状のために，開口や閉口障害，嚥下障害，下顎や舌の不随意運動などが生じる（図2）．この結果，歯磨きが思うようにできず，また顎口腔の運動障害による自浄性の低下により口腔内環境が不良になる[5,6]．これに加え，抗精神病薬の副作用に対する抗パーキンソン薬や下剤，併用薬の抗不安薬などが刺激唾液の分泌量を低下させ，口腔の自浄作用はさらに悪化する[3]．このように本症患者では精神症状に治療薬の影響も加わって，口腔衛生状態が不良になりやすいことが大きな特徴である[4]．ただ本症患者の一部には，健常者にも劣らないほど清潔な口腔衛生状態を保つ者がいることも付け加える．

3. 口腔ケアの問題点と対応

本症患者の口腔ケアを，急性症状のために精神科入院治療の時期と症状が安定して外来治療を受けている時期に分けて検討する．なお本症患者の口腔ケアに対する注意点は，すでに拙著[4]に述べた歯科診療一般上の問題点や対応法と重なるところが多いので参考にしてほしい．

1) 急性期の口腔ケア

本症の急性期においては，緊張病性興奮すなわち原因の理解が困難な運動暴発や衝動行為がみられる．このような興奮状態の患者は精神科入院下で手厚い医学的管理のもとにおかれる．この時期の患者は，外傷，出血，炎症など緊急性のあるケース以外，歯科スタッフが関与することはない．状態が安定してきても，急性期の患者は幻覚や妄想などの異常体験が活発で精神的に不穏であり，言葉も含めて些細な刺激に対して非常に敏感であり対人的な接触を極端に嫌う．口腔ケアが必要とされても必要最小限にとどめるべきである．この時期の患者は非常に不安定で，診療のキャンセルが多発する可能性が高い．口腔ケアも姑息的，短期的なものにとどめるべきである[7]．

2) 慢性期の口腔ケア

急性症状が落ち着き，精神科に外来通院する状態になった患者は，対人的な接触も改善され，多くはほぼ問題なく口腔ケアが可能になる．この時期は慢性的に残る陰性

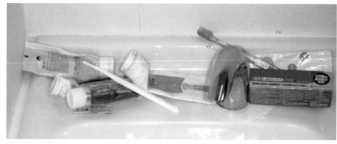
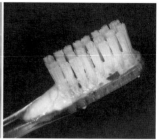

洗面台に散乱する歯ブラシと歯磨剤　　　　　　　　汚れた歯ブラシ

図3　33歳の男性，統合失調症
刷掃方法に関心はなく，歯磨剤へのこだわりをみせた．歯磨き指導は歯ブラシの洗い方から始めた．

症状が大きな問題となることが多く，意欲の低下や感情鈍麻のため口腔の汚れに無関心で，自発的に歯磨きすることがない．また自閉的で歯科受診に拒否的なこともある．加えて患者は認知機能の低下のため歯磨きの必要性が理解できず，歯ブラシを購入しないこともあり，歯磨き指導はしばしばうまくいかないことがある（図3）．

　口腔ケアの実施にあたって患者の拒否が強い場合は，歯科スタッフは無理強いすることなく，患者との意思疎通を工夫する必要がある．患者が強い不安をもっている場合は訴えに耳を傾け，わかりやすく説明して含嗽など口腔内に刺激が少ないことから始める．フッ化物配合の歯磨剤やデンタルリンスを併用する際は，患者に対してはっきりと含嗽を指示し，飲用しないよう患者に繰り返し注意することも必要である．その後は処置内容のステップアップのたびに説明をし，納得のもとで刷掃指導を進めるが，陰性症状の強い患者では歯磨きの習慣化に至らず十分な刷掃効果を得られないことが多い．その場合は月に1回程度の定期的な歯科スタッフによる歯面清掃を続けることが現実的である．この時期の患者に対しては気長な対応を覚悟する必要がある．また本症は再燃しやすく，このような対応を行っている間に急性化することもある．その際は，早めに対応を中止して精神科受診を勧める．時に口腔ケアのスタッフが妄想の対象になることもある．このような場合は精神科主治医との連携が必要になる．

4. 非定型抗精神病薬の口腔ケアへの影響

　最近よく用いられる非定型抗精神病薬の副作用には鎮静と食欲亢進があり，口腔ケアに影響を及ぼす．鎮静状態の患者は口腔衛生に対する関心が失われ，能動性の低下に伴い歯磨きがおろそかになる．また食欲亢進に陥った患者は生活習慣が乱れて過食に陥りやすく，鎮静に基づく運動不足とあいまって内臓脂肪型肥満や糖尿病を招きやすい[7,8]．ここに甘味飲料の多飲の傾向も加わり，口腔内が常に汚れた状態になりやすい．このような場合は食事の時間をきちんと決め，口腔内に残留しやすい食物は避

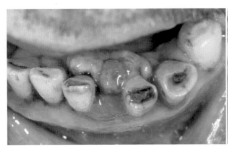 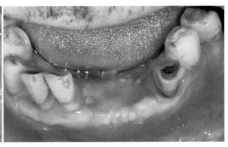

初診時，1̄2̄の歯肉腫瘍と歯肉出血を認める　　初診から3か月後．歯肉腫瘍切除（病理診断：エプーリス）を終え義歯の装着が可能となった．

図4　63歳の男性，統合失調症

けるべきである．

5. 口腔ケアの実際（図4）

　症例は63歳，男性の統合失調症患者で，歯肉腫瘍と歯肉出血を主訴として当科を受診した．患者はもともと歯磨き習慣が乏しく，最近では歯磨きによる易出血性もあり歯磨きはできていなかった．患者によく説明して納得を得た後に，スポンジブラシとポピドンヨードによる含嗽で口腔ケアを始めた．歯ブラシの毛先は軟らかいものを用い，歯磨きの仕方は患者にまかせた．その後，徐々に普通の硬さの歯ブラシへと移行し，磨き方も最終的には縦磨きを指導した．この間，処置の都度，歯肉の腫脹と出血の改善を鏡でみせることにより，患者自身に症状の改善を実感させた．症状が少しでも改善すれば患者とともに喜びを分かち合い，患者自身による歯磨きの効果を繰り返し褒めた．その結果，5週間を費やしたが口腔のセルフケアが可能となった．このようにして確立された信頼関係の下で，歯肉腫瘍切除手術，義歯の装着まで治療を終えることができた．

6. 終わりに

　統合失調症患者の口腔衛生状態は不良になりやすい．その背景には，意欲の低下を始めとする精神症状の問題がある．患者に少しでも口腔内をきれいにするという意識をもたせることが，患者のQOL（生活の質）向上の第一歩である．読者のなかには本症患者との接触に懸念を感ずる人がいると思う．しかし本症患者の多くは，説明と同意を徹底して受容的に対応すれば，トラブルなく口腔ケアを実施することが可能であることを強調する．

　　　　　　　　　　　福本　裕（国立精神・神経医療研究センター病院歯科，歯科医師）
　　　　　　　　　　　中村廣一（元国立精神・神経センター武蔵病院歯科，歯科医師）

文　献

1) 渡辺雅彦：統合失調症，専門医がやさしく語るはじめての精神医学，70～71，中山書店，東京，2007.
2) 高橋三郎，大野　裕監訳：DSM-5 精神疾患の分類と診断の手引き，48～50，医学書院，東京，2014.
3) 向井美惠，眞木吉信ほか：精神障害者の口腔環境・機能の実態―抗精神薬はどこまで影響するか―，日歯医学会誌，28：44～48，2009.
4) 中村広一：統合失調症の歯科診療―問題点と対応―，障歯誌，27：541～547，2006.
5) 中村広一：統合失調症患者と歯科治療―第2報　抗精神病薬の副作用の影響および本症患者に特有の現象について―，精神科治療学，21：897～902，2006.
6) 中村広一，福本　裕：薬物性錐体外路症状がもたらす顎口腔症状について，外来精神科診療シリーズ　メンタルクリニックでの主要な精神疾患への対応 [3]　統合失調症，気分障害（高木俊介ほか編），93～96，中山書店，東京，2016.
7) 中村広一：統合失調症患者の長期歯科治療上の問題点に関する縦断的検討，日歯心身，23：41～45，2008.
8) 徳山明広：統合失調症と生活習慣病，精神看護学，12：4～22，2015.

14 うつ病

1. うつ病とは

うつ病は心的感情や身体感情のみならず，身体症状をも含む多様な臨床症状よりなる精神疾患である．その有病率は2～3%程度といわれており，精神障害のなかでも頻度の高い疾患である．本症の原因として社会的要因，心理的要因，また生物学的要因などがあげられるが，詳細は未だに不明である．世界保健機関のICD（国際疾病分類）や米国精神医学会のDSM（精神障害の診断・統計マニュアル）の診断基準によれば，抑うつ気分，興味または喜びの喪失が本症のもっとも特徴的な症状とされる．これに加えて，集中力や思考力の減退，易疲労感や気力の減退，無価値観，罪悪感，食欲不振，睡眠障害などさまざまな症状を呈する[1]．本症患者では，感情，思考，意欲および行動が著しく障害される．そのため心身ともに活動が停滞し，結果としてQOL（生活の質）が著しく低下してしまう．

本症の治療には十分な休養が大切とされ，抗うつ薬による薬物療法および精神療法が主体である．抗うつ薬としては現在，SSRI（選択的セロトニン再取り込み阻害薬），SNRI（セロトニン・ノルアドレナリン再取り込み阻害薬）が主流で，三環系抗うつ薬も用いられる．心理療法としては認知行動療法や対人関係療法などが有効とされる．さらに自殺の危険性があるような重症例では，全身麻酔下にECT（電気けいれん療法）も用いられる．本症の予後は比較的良好とされるが，うつ状態が長引いたり，再発することもあり，生涯有病率は14.0%といわれる[2]．重症の患者では精神状態の悪化のために自殺の危険性が高まり，起き上がることも食事もできず，入院治療が必要になる[2]．

2. 口腔の特徴

本症患者の口腔状態は症状が重症になるにつれて不潔になっていく．軽症の患者でも意欲の低下や億劫さのために十分な歯磨きができなくなり，良好な口腔衛生状態を保てなくなる．病状が重くなるにつれ食欲がなくなり，何を食べてもおいしいと感じなくなり，食事への関心もなくなる．重症になると咀嚼運動にも疲労を感じ，噛む気力が減退する．この状況に三環系抗うつ薬の抗コリン作用による唾液分泌低下や，難治性の場合に併用される抗精神病薬による過鎮静や副作用の筋緊張異常（錐体外路症状）が加わると，摂食嚥下機能や口腔の自浄作用の著しい低下をもたらす．さらに注意力や思考力の低下が加わると，患者は口腔内の不潔に無関心となる．このようにして口腔環境は悪化の一途をたどる（図1）．重症の患者が自分自身で口腔衛生を保つことは困難である．

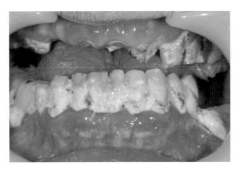

図1 57歳の男性，うつ病
下顎臼歯部の口腔前庭や歯頸部に多量の食物残渣を認める．

3．口腔ケアの問題点と対応

1）患者との対応上の留意点

本症患者は気持ちがひどく落ち込み，憂鬱で何もする気がしない状態であることをまず理解する必要がある．その症状の強さは健常者が感じる落ち込みとは比べものにならない．このような患者にみられる不良な口腔衛生状態に対し，最初からこれを指摘し批判することは避けるべきである．精一杯頑張っても清潔にできない状態にあることを，歯科スタッフは理解する必要がある．対応にあたっては患者が語ることを批判せず受容的に傾聴することが大切である．スタッフは患者に対して常に支持的にふるまい，患者との信頼関係を樹立する．処置を行う際は，必ず患者に簡潔に説明して同意を得る必要がある．こまごまとした指示や厳しい指導は患者にとって大きな精神的負担となる．強い励ましも控えたほうがよい[3]．

2）口腔ケアの導入にあたって

本症が軽症の場合，口腔ケアは歯科診療室で普通に行える．この段階の患者はコミュニケーションに問題がない．ただ軽症であっても億劫さは強いため，口腔ケアを自発的に希望する患者は必ずしも多くない．患者が口腔ケアに乗り気でない場合は，初回に無理強いをしない．初診時は患者に顔を知ってもらうだけで十分であり，調子のよいときに再度口腔ケアを行えばよい．口腔診査にあたっては歯や歯周組織，補綴物だけでなく口腔内をまんべんなくみる必要がある．特に口腔前庭，口蓋部，舌背部，歯頸部は食物残渣や剝離した粘膜の付着物がたまりやすい．歯周ポケットの計測は痛みを与えないよう手早く簡単に行う．診査の際，口腔内の汚れが目立っても軽く指摘するだけにしておく．あまりにこまごました説明は患者の心の負担になるだけである．

3）口腔ケアの実施

本症患者の口腔ケアにあたっては，患者の心身に負担とならないように優しく手早く行い，患者に不快感を極力与えないようにする．重症の患者では口腔衛生状態が不良で，しばしば乾燥した唾液や剝離した粘膜上皮膜が厚く層をなして口腔粘膜に固着

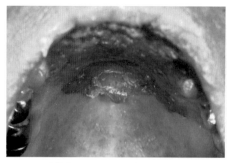 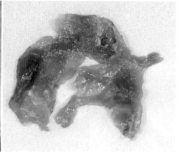

口腔乾燥と口蓋部の多量の付着物　　2%重曹水を使用し除去した付着物
図2　69歳の男性，うつ病

していることがある．保湿剤などで十分に軟化して口腔ケア用ウエットティッシュやスポンジブラシを用いて丁寧に除去する（図2）．開口域に制限がある場合は，ポイントブラシを用いる．この時，う蝕や歯周病による動揺歯がみつかったとしても積極的に処置は行わない．うつ病が軽快した時に一般的な歯科治療を行う．なお重症の患者で希死念慮や幻覚・妄想がある，意思疎通がとれない，極度の不安や焦燥感のためじっとしていられない患者は口腔診査すら困難である．あくまでも姑息的な処置に止め，本格的な口腔ケアは症状の改善を待ってから行う必要がある．なお本症患者に対して口腔ケアをあまりに頻繁に行うと心身の負担となる．様子をみながら，必要最小限の口腔ケアにとどめるべきであろう．

　4) 歯科補綴物に関連する注意

本症患者では軽症でも補綴物にさまざまな問題が出てくるケースが多い．特に床義歯においては，それまで問題がなかった義歯に違和感が生じ，装着が続けられないことがある．これはうつ病に伴う適応力の低下に起因すると思われる．また床義歯の維持不良を訴える場合もあるが，服用中の抗うつ薬の副作用に起因することもある．さらに本症の重症化に伴い補綴物のメインテナンスにも問題がみられ，床義歯では，それまできちんと行ってきた清掃がおろそかになる．患者は億劫さのために，その重要性がわかっていてもできないのである．また意欲の低下から義歯の不調に無頓着になり，そのまま装着し続けることもある（図3）．口腔ケアにあたっては，補綴物の破損状況，咬合状態や適合状態を十分チェックする必要がある．ただ，この時点で補綴物の形態や咬合を変えるような処置は避けるべきである．また活動性の落ちた重症の患者では，適合不良な床義歯は口腔内に落下して誤嚥，窒息の危険がある．そのような患者はむしろ義歯の撤去が望ましい場合がある．本症患者では，支台歯が多数歯にわたるブリッジやインプラント補綴のような複雑な補綴物のメインテナンスが長期間にわたって行われず，トラブルにつながる恐れがあることにも留意する必要がある．

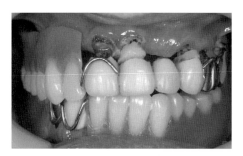

図3 72歳の女性，うつ病
ブリッジの支台歯が破折し，上顎の義歯の維持力が低下している．

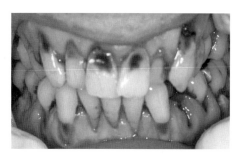

図4 71歳の男性，うつ病
肺血栓塞栓症のため，活性化血液凝固第Xa因子阻害薬を服用中の患者．歯肉の易出血性を認める．

5) 誤嚥性肺炎

　入院治療が必要な重症の患者では，口腔衛生状態の悪化に伴う誤嚥性肺炎のリスクが高まる．その予防のため，ベッドサイドでの口腔ケアが必要である．処置にあたっては必ず患者の名前を呼んで声をかける．これで覚醒状態や認知の状態がある程度わかる．患者が無反応あるいは拒否的な場合は無理に口腔ケアを行わない．患者が口腔ケアに同意した場合，ベッド上で上体を起こし，口腔清掃に伴って生じる汚れが気管に流れ込まないように口腔内を十分吸引しながら口腔ケアを行う．また重症のうつ病が長期にわたると，咀嚼筋，口腔周囲筋の廃用性萎縮により開口障害を生じることがある．そのため口腔周囲筋に拘縮があれば口唇や頰部のマッサージを行うが，その実施にあたっては心身の負担を考慮する必要がある．なお長期臥床者では，血栓症予防のためにワルファリンや第Xa因子阻害薬など経口抗血栓症予防薬が投与されることがあり，出血傾向への注意が必要になる（**図4**）．

　　　　　　　　　　　　　　　　福本　裕（国立精神・神経医療研究センター病院歯科，歯科医師）
　　　　　　　　　　　　　　　　中村廣一（元国立精神・神経センター武蔵病院歯科，歯科医師）

文　献

1) 渡辺　登：うつ状態を呈する疾患，治療，93：2340～2352，2011．
2) 大熊輝雄：現代臨床精神医学　第12版，（「現代臨床精神医学」第12版改訂委員会編），395～399，金原出版，東京，2013．
3) 中村広一：うつ病，知りたいことがすぐわかる高齢者歯科医療—歯科医療につながる医学知識—（小谷順一郎，田中義弘編），148～149，永末書店，京都，2008．

15 内部障害

1. 内部障害とは

　内部障害は身体障害者福祉法第4条に規定され，肢体不自由以外の身体の内部の臓器障害のことを指す．身体障害者福祉法は，身体障害者の自立と社会経済活動への参加を促進するため，1950（昭和25）年に施行された．この法律において「身体障害者とは，付表（p.280）に掲げる身体上の障害のある18歳以上の者であって，都道府県知事から身体障害者手帳の交付を受けた者をいう」とされており，18歳未満の者については児童福祉法の対象となる．当初の身体障害は，視覚障害，聴覚障害，平衡機能障害，音声機能障害，言語または咀嚼機能の障害および肢体不自由とされていたが，身体障害の範囲が1966（昭和41）年に改正され，内部障害者の心臓および呼吸器機能障害に拡大された．

　学童期の内部障害児については，学校教育上は「身体虚弱を含む病弱」というカテゴリで対応することがある．2007（平成19）年4月に施行された改正学校教育法で盲学校，聾学校，養護学校などの特殊教育諸学校の名称が「特別支援学校」に統一されたが，その後も「養護学校」という名称が使われていることが多い．また身体虚弱を含む病弱児を対象としている特別支援学校は，それぞれの地方の国公立病院に併設または隣接し，そこに入院している児童に対応している．病弱児のための特別支援学校が近くにないか，設置されていない場合，院内学級や訪問学級という名前で基幹病院の小児科病棟のなかに病弱児のためのクラスが設けられている．そのため，18歳未満児が内部障害を有する状態であっても，「内部障害児」と呼ぶケースは多くない（Ⅶ-19病弱児・者，p.236）．

2. 分類と定義

　内部障害の具体的な身体障害は7種類であり，1）心臓機能障害，2）呼吸器機能障害，3）腎臓機能障害，4）膀胱・直腸機能障害，5）小腸機能障害，6）ヒト免疫不全ウイルス（HIV）による免疫機能障害，7）肝臓機能障害に分類されている．

　身体障害者福祉法では，心臓機能障害および呼吸器障害に続いて1972（昭和47）年に腎臓機能障害，1984（昭和59）年に膀胱・直腸機能障害，1996（平成8）年に小腸機能障害，1998（平成10）年にヒト免疫不全ウイルス（HIV）による免疫機能障害，2010（平成22）年に新たに肝臓機能障害が内部障害として規定された．内容，程度，等級については医療や社会の情勢変化に沿って検討が続けられており，現在6つの障害が更生援護の対象となっている．身体障害者障害程度等級（p.280）は，ヒト免疫不全ウイルスによる免疫機能障害と肝臓機能障害が1級・2級・3級・4級に，そのほかの障害は1級・3級・4級に区分されている．それぞれ1級に該当する障害の内容を概説する．

1）心臓機能障害

1級に該当する障害は，安静時または自己身辺の日常生活活動で心不全症状，狭心症症状または繰り返しアダムスストークス発作が起こる者で，心電図で陳旧性心筋梗塞，脚ブロック，完全房室ブロック，心房細動または粗動などがある者をいう．そのほかに人工ペースメーカを装着した者や人工弁移植，弁置換を行った者も該当する．

主な疾患として，不整脈，虚血性心疾患，狭心症，心筋梗塞，心不全などがあげられる．

2）呼吸器機能障害

1級に該当する障害は，呼吸困難が強いため歩行がほとんどできない者，呼吸障害のため指数（1秒量の予測肺活量に対する百分率）の測定ができない者，指数が20以下のもの，または動脈血酸素分圧が50Torr以下の者をいう．認定対象の疾患や状態は，肺・胸郭系の疾患が原因となって発生した呼吸器機能障害，呼吸筋の障害または末梢神経の障害に由来する呼吸器機能障害，原発性肺高血圧症や肺血栓塞栓症などによる肺循環系の障害に由来する呼吸器機能障害の場合を指す．常時人工呼吸器を使用する必要のある者は，原因のいかんを問わず1級として認定する．

主な疾患として，呼吸慢性気管支炎，慢性肺気腫，慢性呼吸不全などがあげられる．

3）腎臓機能障害

1級に該当する障害は，腎臓機能検査において内因性クレアチニンクリアランス値が10 ml/分未満，または血清クレアチニン濃度が8.0 mg/dl以上であって，かつ自己の身辺の日常生活活動が著しく制限されるか，またはきわめて近い将来に血液浄化（透析）を目的とした治療が必要となる者，血液浄化を目的とした治療をすでに行っている者，腎移植後，抗免疫療法を必要とする期間中である者をいう．

主な疾患として，糸球体腎炎，腎盂炎，腎硬化症，ネフローゼ症候群などがあげられる．

4）膀胱・直腸機能障害

1級に該当する障害は，自己の身辺の日常生活活動が極度に制限され，かつ腸管のストーマに尿路変更のストーマを併せもち，かついずれかのストーマにおいて排便・排尿処理が著しく困難な状態にある者をいう．ストーマとは，消化管や尿路の疾患などにより，腹部に便または尿を排泄するために造設された排泄口のことを指す．ストーマのある人をオストメイトと呼び，消化管ストーマ（人工肛門）と尿路ストーマ（人工膀胱）に分けられる．

主な疾患として，二分脊椎，膀胱がん，大腸がん，腸閉塞（イレウス）などがあげられる．

5）小腸機能障害

1級に該当する障害は，次のいずれかに該当し，かつ栄養維持が困難となるため，推定エネルギー必要量の60％以上を常時中心静脈栄養法で行う必要のある者をいう．

VII　疾病・障害別のライフステージに応じた口腔ケア

(1) 疾患等により小腸が切除され，残存空・回腸が手術時，75 cm 未満になった者をいう．小腸大量切除を行う疾患や病態として，上腸間膜血管閉塞症，小腸軸捻転症，先天性小腸閉鎖症，壊死性腸炎，広汎腸管無神経節症，外傷などがある．
　(2) 小腸疾患により永続的に小腸機能の大部分を喪失している者をいう．小腸疾患として，クローン病，腸管ベーチェット病，非特異性小腸潰瘍，特発性仮性腸閉塞症，乳児期難治性下痢症，そのほかの良性の吸収不良症候群などがある．
　「栄養維持が困難」とは栄養療法開始前に以下の2項目のうちいずれかを認める場合をいう．①成人においては，最近3か月間の体重減少率が10%以上であること．②血清アルブミン濃度 3.2 g/dl 以下であること．
　主な疾患として，腸閉塞（イレウス），腸結核，上腸間膜血管閉塞症，事故による外傷などがあげられ，小腸の一部を切除し食事以外の栄養摂取が必要になる．

6) ヒト免疫不全ウイルス（HIV）による免疫機能障害（HIV 感染症）
　1級に該当する障害は，ヒト免疫不全ウイルスに感染し次のいずれかに該当する者をいう．
　(1) 13歳以上の場合
① CD4陽性Tリンパ球数が 200/μl 以下で，次の12項目のうち6項目以上が認められる者
・白血球数について 3,000/μl 未満の状態が4週以上の間隔をおいた検査において連続して2回以上続く．
・Hb量について男性 12 g/dl 未満，女性 11 g/dl 未満の状態が4週以上の間隔をおいた検査において連続して2回以上続く．
・血小板数について 10万/μl 未満の状態が4週以上の間隔をおいた検査において連続して2回以上続く．
・ヒト免疫不全ウイルス—RNA 量について 5,000 コピー/ml 以上の状態が4週以上の間隔をおいた検査において連続して2回以上続く．
・1日1時間以上の安静臥床を必要とするほどの強い倦怠感および易疲労が月に7日以上ある．
・健常時に比し 10% 以上の体重減少がある．
・月に7日以上の不定の発熱（38℃以上）が2か月以上続く．
・1日に3回以上の泥状ないし水様下痢が月に7日以上ある．
・1日に2回以上の嘔吐あるいは30分以上の嘔気が月に7日以上ある．
・口腔内カンジダ症（頻回に繰り返すもの），赤痢アメーバ症，帯状疱疹，単純ヘルペスウイルス感染症（頻回に繰り返すもの），糞線虫症および伝染性軟属腫等の日和見感染症の既往がある．
・生鮮食料品の摂取禁止などの日常生活活動上の制限が必要である．
・軽作業を越える作業の回避が必要である．

②回復不能なエイズ合併症のため介助なくしては日常生活がほとんど不可能な状態の者

(2) 13歳未満の場合

ヒト免疫不全ウイルスに感染していて，「サーベイランスのためのHIV感染症／AIDS診断基準」（厚生労働省エイズ動向委員会，2007年）が採択した指標疾患（Indicator Disease）のうち1項目以上が認められる者．指標疾患は下記にあげる．

A．真菌症：1.カンジダ症（食道，気管，気管支，肺），2.クリプトコッカス症（肺以外），3.コクシジオイデス症，4.ヒストプラズマ症，5.ニューモシスティス肺炎

B．原虫症：6.トキソプラズマ脳症（生後1か月以後），7.クリプトスポリジウム症（1か月以上続く下痢を伴ったもの），8.イソスポラ症（1か月以上続く下痢を伴ったもの）

C．細菌感染症：9.化膿性細菌感染症（13歳未満でヘモフィルス，連鎖球菌等の化膿性細菌により次のいずれかが2年以内に2つ以上多発あるいは繰り返して起こったもの，①敗血症，②肺炎，③髄膜炎，④骨関節炎，⑤中耳・皮膚粘膜以外の部位や深在臓器の膿瘍），10.サルモネラ菌血症（再発を繰り返すもので，チフス菌によるものを除く），11.活動性結核（肺結核又は肺外結核），12.非結核性抗酸菌症

D．ウイルス感染症：13.サイトメガロウイルス感染症（生後1か月以後で，肝，脾，リンパ節以外），14.単純ヘルペスウイルス感染症，15.進行性多巣性白質脳症

E．腫瘍：16.カポジ肉腫，17.原発性脳リンパ腫，18.非ホジキンリンパ腫，19.浸潤性子宮頸癌

F．その他：20.反復性肺炎，21.リンパ性間質性肺炎／肺リンパ過形成（13歳未満），22.HIV脳症（認知症又は亜急性脳炎），23.HIV消耗性症候群（全身衰弱又はスリム病）

7）肝臓機能障害

1級に該当する障害は，次のいずれかに該当する者をいう．

(1) Child-Pugh分類の合計点数が7点以上であって，肝性脳症，腹水，血清アルブミン値，プロトロンビン時間，血清総ビリルビン値の項目のうち肝性脳症または腹水の項目を含む3項目以上が2点以上の状態が90日以上の間隔をおいた検査において連続して2回以上続く者．

(2) 次の10項目のうち，5項目以上を認める者
　　①血清総ビリルビン値が5.0 mg/dl以上
　　②血中アンモニア濃度が150 μg/dl以上
　　③血小板数が50,000/mm³以下
　　④原発性肝がん治療の既往
　　⑤特発性細菌性腹膜炎治療の既往
　　⑥胃食道静脈瘤治療の既往

⑦現在のB型肝炎またはC型肝炎ウイルスの持続的感染

⑧1日1時間以上の安静臥床を必要とするほどの強い倦怠感および易疲労感が月7日以上ある

⑨1日に2回以上の嘔吐あるいは30分以上の嘔気が月に7日以上ある

⑩有痛性筋けいれんが1日に1回以上ある

　肝機能障害の主な原因は，B型・C型肝炎ウイルスによる肝炎や，アルコールの長期摂取によるアルコール性肝障害，薬剤の服用によって起こる薬物性肝障害，自己免疫の異常による自己免疫性肝障害などである．主な疾患として，肝炎，肝硬変，肝臓がんなどがあげられる．

3. 実態と対応

1) 内部障害の実態調査

　高齢・障害者雇用支援機構による5年毎の身体障害者実態調査が行われている（**表1**)[1]．身体障害者数では肢体不自由がもっとも多いが，次いで内部障害者107万人で30％を超え，高齢者が多く身体障害のなかでは増加の伸び率は最も高い．また肢体不自由との合併がもっとも多いため（**図1**)[1]，医学的管理が必要な重複障害の対応が求められる．

2) 内部障害者の問題点と接し方

　内部障害者の共通の悩みとして，外見からは問題がないようにみえて，障害があることをわかってもらえない，いわゆる「みえない障害」という点にある．呼吸器機能障害者では酸素ボンベを携帯している場合もあるが，ほとんどの人が外見からはわからないため，周囲の理解が得られにくく，電車やバスの優先席に座っていても，マナーを守らないようにみられ，嫌な思いをすることがある．

　そのため，内部障害のある人と接する場合に適切な対応がとれるよう，日頃から生活上のさまざまな不便さを理解しておくことが重要である．進行性の疾患を伴っていることも多く，症状の変化で不安を抱えたり，人工透析などの継続的な医療ケアや介護が必要な人もいる．定期的な病院への通院，本人自身の自己管理，周囲の理解ある配慮などにより生活のリズムを守り，体調を維持することが重要である．ヘルプマーク（**図2**）を身につけることで，周囲の人からの援助が得られやすくなる．

3) 内部障害のリハビリテーション

　内部障害者はその原疾患や障害により長期の安静・臥床などが強いられ，身体・精神活動が抑制されることが多い．その結果，能力低下をもたらし，内部障害や運動機能障害がさらに悪化するおそれがある．そのため，積極的な運動を行い，健康や体力を維持・向上させる運動療法が効果的なことがある．薬物療法・食事療法・カウンセリングなどのリハビリテーションを行うことで症状の改善が期待できる．

　それぞれの内部障害に応じたリハビリテーションでは，次のようなリハがあげられ

表1　内部障害者の実態調査

在宅身体障害者数	348万3,000人	
65歳以上	63.5%	
内部障害者	107万人，30.7%	
内訳	心臓機能障害者	59万5,000人
	腎臓機能障害者	23万4,000人
	膀胱・直腸機能障害者	13万5,000人
	呼吸器機能障害者	9万7,000人
	小腸機能障害者	8,000人
	ヒト免疫不全ウイルスによる免疫機能障害者	3,400人
	肝機能障害者	5,000人

(厚生労働省「平成18年身体障害児・者実態調査結果」より)

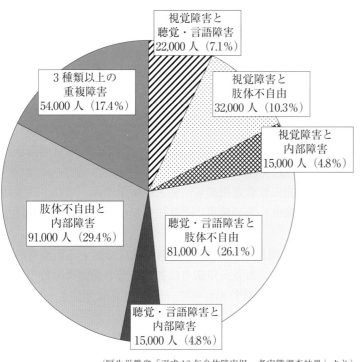

(厚生労働省「平成18年身体障害児・者実態調査結果」より)
図1　身体障害者における障害別の重複障害の状況

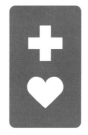

図2　ヘルプマーク

る．「心臓リハ」は心筋梗塞や冠動脈バイパス術後などの患者に対して医学的評価，処方された運動，心疾患危険因子の改善，教育とカウンセリングを含む包括的かつ長期的なプログラムを行う．「呼吸リハ」は慢性閉塞性肺疾患患者に対して運動療法，栄養指導，教育を含めた包括的プログラムを行う．「腎臓リハ」は主に慢性腎不全透析患者に対して運動療法，教育，食事療法，精神的ケアなどの包括的リハを行う．

4. 内部障害に関わる医療費制度

内部障害児・者に対する自立支援医療費制度が確立されており，心身の障害を除去・軽減するための医療について医療費の自己負担額を軽減する公費負担医療制度である．医療費負担に関しては9割給付，1割原則自己負担（食事療養・生活療養については通常生活において必要な費用は除く）となる．この自立支援医療制度は，大きく分けて更生医療と育成医療がある．いずれも実施主体は市町村である．

1) 更生医療：身体障害者福祉法に基づき身体障害者手帳の交付を受けた者で，その障害を除去・軽減する手術等の治療により確実に効果が期待できる者（18歳以上）

2) 育成医療：児童福祉法に基づく身体に障害を有する児童で，その障害を除去・軽減する手術等の治療により確実に効果が期待できる者（18歳未満）

3) 対象となる障害と治療内容例
　・心臓機能障害：弁口，心室心房中隔に対する手術，ペースメーカ埋め込み手術
　・腎臓機能障害：人工透析療法，腎臓移植術（抗免疫療法を含む）
　・肝臓機能障害：肝臓移植術（抗免疫療法を含む）
　・小腸機能障害：中心静脈栄養法
　・HIVによる免疫機能障害：抗HIV療法，免疫調節療法，そのほかHIV感染症に対する治療
　・そのほかの先天性内臓障害：先天性食道閉鎖症，先天性腸閉鎖症，鎖肛，巨大結腸症，尿道下裂，停留精巣（睾丸）等の疾患により尿道形成，人工肛門の造設などの外科手術

なお，療育医療とは結核および骨関節結核の18歳未満の児童に対する医療費の公費負担制度で，児童福祉法で規定されており，申請者は都道府県の保健所に行う．また養育医療とは，未熟児に対する医療費公費負担制度で，母子保健法で規定されている．

4) 内部障害の医療費の割合

更生医療の給付状況は，内部障害の給付件数と医療費が著しく高比率となっている．これは心臓手術費と腎臓機能障害者の人工透析療法に関わる医療費が給付対象になっていることが大きい．2014（平成26）年では給付件数の総数は317,574件で，そのうち内部障害（入院・入院外）は273,440件と86.1％を占めた．更生医療費に関わる医療費総額は6,780億円で，そのうち内部障害は6,191億円で91.3％を占め，内訳は腎臓機能障害5,767億円（93.1％），心臓機能障害385億円（6.2％）であった[2]．

育成医療の給付状況は，2014（平成26）年で給付件数の総数は48,925件で，そのうち内部障害は16,326件と33.4%を占めた．育成医療費に関わる医療費総額は452億円で，そのうち内部障害（入院・入院外）は303億円で67.1%を占め，心臓機能障害が221億円で72.9%と最も多かった[2]．

5. 内部障害に対する福祉サービス

障害の認定を受け身体障害者手帳を交付されると，障害者総合支援法のサービスを利用することができるほか，納税，年金，交通機関や公的施設の利用などで優遇措置を受けることができる．さらに就労移行支援や就労継続支援といった福祉サービスを利用して，就労に向けて訓練を受けることができる．ホームヘルパーやグループホーム，補装具費助成など生活の支援を受けることも可能である．

認定の代表的な例に，心臓ペースメーカ装着，透析導入，人工肛門装着，人工呼吸器装着，中心静脈栄養法実施，進行した肝硬変などがある．

6. 内部障害児・者のライフステージと予後

内部障害児・者のライフステージは，原因疾患が発症したのちに症状が固定された段階から始まる．心臓（循環器），肺（呼吸器），腎臓（泌尿器），肝臓（消化器），小腸（消化器）などの重要臓器は直接，生命維持に大きな役割を担っているために，その障害により日常生活にさまざまな支障をきたす．病院，施設，在宅など，それぞれのおかれた状況により，内部障害児・者のライフステージも大きく影響を受ける．QOLの向上および維持のためには，安定した医学的管理の継続と落ちついた生活環境の整備が重要である．

内部障害児・者の予後は，原因疾患の重症度と加齢による影響によって大きく左右される．その実態は不明だが，高齢者が占める割合が非常に高く，障害の危険因子となり得る糖尿病，高脂血症などの疾患の増加もあり，予後は加齢に伴い不良と推測される．また複数の障害を有する重複障害者が77.1%と急増し，なかでも内部障害と肢体不自由との重複障害が最多であり，予後に与える影響は大きい．機能別では心臓機能障害が最も多く，ついで腎臓機能障害であり，死因順位（平成21年）では心疾患が2位，腎不全が8位，肝疾患が9位，慢性閉塞性肺疾患が10位と上位を占めている．さらに小腸機能障害，膀胱・直腸機能障害および肝臓機能障害では「がん」による機能障害があり，がんの再発や進展による予後への影響は大きい．

7. 内部障害別の口腔ケア

1）心臓機能障害

（1）全身状態と心疾患

不整脈，虚血性心疾患，狭心症，心筋梗塞，心不全などにより，低酸素血症や心不

表2　先天性心疾患を併発する主な症候群

症候群	口腔症状	先天性心疾患
22q11.2欠失症候群（DiGeorge症候群を含む）	口蓋裂，歯の萌出遅延，開口，エナメル質形成不全，小下顎症	Fallot四徴症，総動脈幹症，心室中隔欠損を伴う肺動脈弁閉鎖症，大動脈弓離断，右側大動脈弓，右側肺動脈の大動脈起始症
Down症候群	歯の先天欠如，矮小歯，円錐歯，短根歯，上顎劣成長，巨舌，溝状舌，歯周炎	（50％の例に合併），心房中隔欠損症（ASD），心室中隔欠損症（VSD）
Pierre Robin症候群（Robin sequence）	軟口蓋裂，小下顎症，摂食嚥下障害	心房/心室中隔欠損症，動脈管開存症，肺動脈高血圧症
Turner症候群	上顎歯列狭窄，小下顎症，シャベル切歯	大動脈縮窄症
Noonan症候群	高口蓋，口蓋裂，歯の奇形	肺動脈弁狭窄症，肥大型心筋症
Marfan症候群	高口蓋，口唇裂，口蓋裂，歯の奇形，不正咬合（歯列狭窄），オトガイ突出	僧帽弁逸脱症，大動脈弁閉鎖不全症
CHARGE症候群	哺乳障害，摂食嚥下障害	Fallot四徴症，両大血管右室起始症，心房/心室中隔欠損症，動脈管開存症
Williams症候群	エナメル質形成不全，矮小歯	大動脈弁上狭窄症，末梢肺動脈狭窄症
軟骨外胚葉性異形成症	口唇裂，口蓋裂，二分口蓋垂，二分舌，出生歯，エナメル質形成不全，歯の先天欠如，円錐歯，下顎角の拡大	心房中隔欠損症，心内膜床欠損症

（岡田芳幸：内科的疾患（先天性心疾患），スペシャルニーズデンティストリー障害者歯科，第2版，p164，医歯薬出版，東京，2017．より）

全発作が出現しやすい．小児領域では先天性心疾患を合併することがあり，Fallot四徴症，完全大血管転位症，左心低形成，単心室症などではチアノーゼが生じる．さらに非チアノーゼ性心疾患として，心室中隔欠損症，心房中隔欠損症，心内膜床欠損症，動脈管開存症などがあり，多呼吸や喘鳴などの呼吸障害，運動時の息切れや疲労感，乳児期以降での体重増加不良などの症状が出現する．

（2）口腔内環境

先天性心疾患を合併する症候群にはさまざまな口腔症状が出現する（表2）[3]．代表的な疾患にDown症候群があり，先天欠如歯や進行性歯周炎など多くの口腔症状がみられる（Ⅶ-2 Down症候群，p.111）．

心筋梗塞，狭心症，心不全などに伴う内部障害の場合，年齢層として高齢者が多いため歯周疾患の罹患や進行，加齢や服用薬剤による口腔乾燥症によって重度の根面う

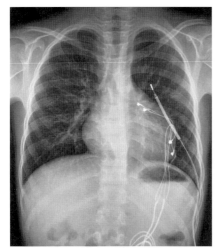

図3 先天性 QT 延長症候群患児（8歳男児）の埋め込み式除細動器

表3 NYHA（New York Heart Association）分類

Ⅰ度	心疾患はあるが身体活動に制限はない．日常的な身体活動では著しい疲労，動悸，呼吸困難あるいは狭心痛を生じない．
Ⅱ度	軽度の身体活動の制限がある．安静時には無症状．日常的な身体活動で疲労，動悸，呼吸困難あるいは狭心痛を生じる．
Ⅲ度	高度な身体活動の制限がある．安静時には無症状．日常的な身体活動以下の労作で疲労，動悸，呼吸困難あるいは狭心痛を生じる．
Ⅳ度	心疾患のためいかなる身体活動も制限される．心不全症状や狭心痛が安静時にも存在する．わずかな労作でこれらの症状は増悪する．

蝕の罹患を認める．さらに高血圧治療薬の降圧薬カルシウム拮抗薬を服用している場合，薬物性歯肉増殖症が生じることがある．

一方で歯周病罹患者は循環器疾患を発症しやすいといわれており，歯周病原因菌からの炎症性サイトカイン等でアテローム性動脈硬化症を引き起こし，結果的に心臓血管系の異常につながることが証明されている[4]．そのため，積極的な口腔ケアが全身疾患である心臓血管系疾患の予防につながることが期待される．

(3) 口腔ケアの実施と注意事項

内部障害としての心臓機能障害では人工ペースメーカや埋め込み式除細動器（図3），冠動脈バイパス手術，先天性心疾患などへの対応がそれぞれ必要になる．人工ペースメーカ装着者は強い磁場の発生する環境では機器に不具合が生じる危険性が高く，MRI 検査は禁忌である．冠動脈バイパス術後の患者では抗凝固薬（ワーファリンなど）を服用していることが多く，口腔ケア時の歯肉・粘膜出血に注意を払う．さらに先天性心疾患や弁置換術後などの人へ出血を伴う処置や口腔ケアを実施する場合には，感染性心内膜炎予防のために事前に抗生剤を服用するなどの対応が必要である．

①口腔ケアの導入前

・心臓機能障害のある児・者は小児科や内科を受診しており，主治医に病名，全身状態，投薬内容および日常生活上の注意点などを問い合わせ，対診を必ず取る．

・NYHA 分類（表3）[5]により心疾患の重症度をはかり，日常生活の状況（寝たきり，自立度など）を把握する．

・肢体不自由を合併していることも多いため，身体麻痺や車いす移動の状況を把握する．

・知的能力障害や認知症などの精神活動レベルの把握とともに，日常生活上の歯磨き能力も事前に把握する．
・口腔内状況により，う蝕治療や交換期障害の乳歯および重度歯周炎による動揺歯の抜歯などの歯科治療を事前に検討し，口腔内の環境を整える．歯科治療上のリスクが高い場合には，高次医療機関に紹介する．

②口腔ケア実施時の注意点
・重度の知的能力障害を合併した先天性心疾患児では，口腔ケア時の協力が得られにくく号泣や息ごらえなどにより容易にチアノーゼが出現する．そのため酸素飽和度を測定するパルスオキシメータによるモニタリングを実施し，安全面に配慮する．
・普段から息切れや疲労感が強い重度心不全の場合は，起坐呼吸などがみられ，水平位（仰臥位）での口腔ケアはなるべく避け，本人の楽な姿勢で行い，状況に応じて酸素投与も検討する．
・精神的な緊張が強い場合は，循環動態（血圧や心拍数）に大きな影響を受けるので，事前に十分なコミュニケーションをとり，お互いの信頼関係を構築したうえで，安心してリラックスした状態で口腔ケアを実施する．
・心筋梗塞の発症後3か月以内は歯科診療が絶対的禁忌で，発症後6か月以内は観血処置のみ禁忌とし対症療法にとどめるが，口腔ケアに関しては無理のない範囲で実施する．実際には内部障害の心臓機能障害では比較的安定期の場合が多いので，発症時期と全身状態から口腔ケアの内容を検討する．
・スケーリングなどの専門的口腔ケアを導入するにあたっては，歯肉出血のおそれがあるのでワルファリンカリウムやバイアスピリンなどの服用薬剤を確認する．口腔ケア時には服用薬剤などの中止は必要ないが，抜歯などの外科治療を行う場合は抗血栓療法ガイドライン[6]を参考に対応を検討する．
・先天性心疾患や弁置換術後などでは出血を伴う専門的口腔ケアについて，事前に感染性心内膜炎を予防するため抗菌薬を服用することを検討する．感染性心内膜炎の予防と治療のガイドライン[7]を参照する．
・重症先天性心疾患を合併した乳児の場合，哺乳摂取が困難なことが多く，経鼻経管栄養で管理されることがある．そのため離乳食による経口摂取の機会が少なく，摂食嚥下機能の獲得が十分ではないことがある．間接訓練を中心とした機能的口腔ケアを通じて，摂食嚥下機能の獲得を図る．

2）呼吸器機能障害
（1）全身状態と在宅酸素療法
　呼吸器機能障害をきたす主な疾患として，慢性気管支炎，慢性肺気腫，慢性呼吸不全などがあげられる．前者の二疾患は，慢性閉塞性肺疾患（COPD）としてまとめられ，COPDの症状が重症化すると運動能力が低下して寝たきり状態となり，さらに

表4 Hugh-Jones の呼吸困難度分類

Ⅰ度	同年齢の健康者と同様の労作ができ，歩行，階段の昇降も健康者並にできる．
Ⅱ度	同年齢健康者と同様に歩行できるが，坂，階段は健康者並にできない．
Ⅲ度	平地でさえ健康者並には歩けないが，自分のペースなら休まずに1.6 km 以上歩ける．
Ⅳ度	休みながらでなければ50 m 以上歩けない．
Ⅴ度	会話，衣服の着脱にも息切れがする．息切れのため外出ができない．

(Fletcher CM：Proc R Soc Med, 45：1952. より)

慢性呼吸不全や心不全などの重篤な疾患に移行する．呼吸機能の総合評価として Hugh-Jones の呼吸困難度分類（**表4**）を示した[8]．

筋ジストロフィー症や筋萎縮性側索硬化症などの神経筋疾患による呼吸不全は進行性に症状が悪化するため，早めに換気状態や喀痰排出能力などを評価するとともに嚥下機能や誤嚥の有無なども確認する．最終的には気管切開や人工呼吸器による管理が必要になる（Ⅶ-18 気管切開児・者）．

また，呼吸器機能障害で在宅酸素療法を受けている人が増加している．在宅酸素療法（Home oxygen therapy：HOT）とは，持続性低酸素血症のため家庭でも酸素療法を行うことで，日常生活の拡大によるQOLの向上や社会復帰が可能となる．症状が安定し，空気吸入で安静時の動脈血酸素分圧（PaO_2）が 55 mmHg 以下，もしくは PaO_2 が 60 mmHg 以下で睡眠時または運動負荷時に著しい低酸素症をきたす症例が適応となる．なおHOTに用いる酸素吸入器具は鼻カニューレが多い．それ以外に簡易酸素マスクやリザーバー付酸素マスクが用いられる．吸入酸素流入の決定はパルスオキシーメータによる経皮的動脈血酸素飽和度（SpO_2）の測定で行う．酸素流量と吸入酸素濃度の目安を**表5**に示す．

(2) 口腔内環境

呼吸器機能障害のある人の特徴的な口腔所見は認めない．喫煙の場合，タバコによる歯の着色や歯周疾患の重症化を認める．さらに年齢層としては高齢者が多いため，歯周疾患の罹患や進行，加齢や酸素吸入による口腔乾燥によって重度の根面う蝕の罹患などを認める．

(3) 口腔ケアの実施と注意事項

呼吸器機能障害のある人は，タバコや大気汚染，風邪やインフルエンザウイルスなどが口腔内環境の不良（不衛生）につながり，その影響が強く出現して疾患が悪化する．さらに誤嚥性肺炎や唾液による沈下性肺炎などの呼吸器疾患には，口腔ケアがいっそう重要である．

①口腔ケアの導入前

・内科あるいは呼吸器科に受診しているので，主治医に対診をとって病名，現在の

表5 酸素吸入器具と吸入酸素濃度

鼻カニューレ		簡易酸素マスク		リザーバー付酸素マスク	
酸素流量 (l/min)	吸入酸素濃度の目安（%）	酸素流量 (l/min)	吸入酸素濃度の目安（%）	酸素流量 (l/min)	吸入酸素濃度の目安（%）
1	24				
2	28				
3	32				
4	36				
5	40	5〜6	40		
6	44	6〜7	50	6	60
		7〜8	60	7	70
				8	80
				9	90
				10	90〜

状態（息切れ，咳，痰の状態など），投薬内容および治療内容などを問い合わせる．また心血管系疾患の合併の有無も確認する．
・日常生活の状態，喫煙状況，咳，痰の量や粘稠度，息切れ，疲労感などを確認する．
・開口保持による呼吸困難の程度や起坐呼吸の有無を確認する．
・酸素吸入やネブライザーなどの対応も確認する．
・口腔内の環境を整えるためにも，歯科疾患の治療を検討する．
・歯磨きに対する能力を事前に把握する．セルフケアから全介助までどのレベルでの口腔ケアを実践しているか確認する．
・気管切開児・者では気管切開の状況，気管カニューレの種類，人工呼吸器の使用状況などについて事前に把握する（Ⅶ-18気管切開児・者，p.230）．

②口腔ケア実施時の注意点
・パルスオキシメータで酸素飽和度90％酸素分圧60 mmHgでは，酸素飽和度の値がそれ以下になると急激に酸素分圧が低下する．そのため，95％を目安に酸素吸入を維持する．ただし先天性心疾患があり，常時チアノーゼがある症例では普段から酸素分圧が低下しているので，日常の安定している状態を事前に確認する．
・冬場の乾燥している時期や感染症（風邪など）の流行時期は呼吸状態が悪化することがあるので，部屋の加温と加湿に配慮する．
・呼吸器疾患の治療薬に吸入ステロイド薬を使用している場合，強いストレスや痛みを与えた際に低血圧やショック状態に陥りやすいので注意が必要である．

・鼻カニューレやマスクを使用している場合，口腔ケアが円滑に実施できるかどうか事前に検討する．状況に応じて短時間の鼻カニューレなしでの対応が必要になることもある．
・CO_2ナルコーシスは，低酸素血症を合併している慢性閉塞性肺疾患や神経筋疾患の患者に，高濃度の酸素を投与すると呼吸が抑制されCO_2が短時間のうちに体内に蓄積して意識混濁から昏睡に陥ることをいう．笑気吸入鎮静法などで高濃度の酸素を与えた場合に注意を要する．
・口腔ケア時に著しい息切れと呼吸困難を訴え，チアノーゼを呈する時は肺性心を疑い，救急搬送する．肺性心は肺高血圧症をきたして右心室の機能不全が生じ，予後不良の状態を示す．
・HOT導入中の鼻カニューレやマスク周辺でのアルコールトーチやバーナなどの火気使用は厳禁である．さらに酸素投与については可能な限り，加湿を行う．
・痰の喀出困難や仰臥位での呼吸困難がある場合には，口腔ケア時の姿勢を慎重に検討する．本人の楽な姿勢で対応することが望ましい．
・口腔ケア時の水分や唾液などの咽頭への流れ込みによるむせや開口した状態での咽頭部の水分の貯留などがあると，さらに呼吸困難が出現する．頻回の口腔内吸引やスポンジブラシ・ガーゼなどによる拭き取りで対応する．
・口腔ケア時の開口では呼吸抑制が出現しやすいので，なるべく鼻呼吸を促し誤嚥しないよう配慮する．

3) 腎臓機能障害
(1) 全身状態と人工透析

主な疾患として，糸球体腎炎，腎盂炎，腎硬化症，ネフローゼ症候群などがあげられる．腎臓は高血圧，代謝性疾患（糖尿病，痛風），膠原病（全身性エリテマトーデス）などの全身性疾患で障害を受けやすい臓器である．さらに糖尿病や動脈硬化などの基礎疾患が慢性腎不全の発症原因となる．特に糖尿病患者の増加に伴い，糖尿病性腎症による新規の透析導入は全体の半数以上を占めている．そのなかで糖尿病歴は10年から数十年にわたり，すでに複数の合併症を発症しているケースが多い．糖尿病による透析患者では高血圧，低血圧，ショック，易感染性をきたしやすい．慢性腎不全における臨床症状として，高血圧，心不全，肺水腫，電解質代謝異常，貧血，出血傾向，免疫機能の低下，骨軟化症，骨粗鬆症，脂質代謝異常，尿毒症から神経症状，食欲不振・悪心・嘔吐・消化管からの出血や潰瘍などの消化器症状など，多様な症状が出現する．

人工透析（透析療法）は腎疾患の進行とともに最終的に尿毒症に陥り，腎機能のクレアチニンクリアランスが10 ml/分以下，血清クレアチニン値8 mg/dl以上に悪化した時に適応となる．人工透析は患者の血液を体外に導き出し，4～5時間かけて体外循環によって浄化する方法である．動静脈シャント，透析器，透析液供給装置の3

つの部分から構成される．動静脈シャントは患者の血管からの血液の出入りを容易にするため形成され，皮下で動静脈を吻合して動脈化した静脈に穿刺して血流を得る内シャント（図4）が用いられる．血液透析のほかに腹膜透析もある．人工透析は週3日程度で実施され，開始すると原則永久的に継続される．人工透析では高血圧，心不全，自律神経障害，虚血性心疾患，脳血管障害，消化器潰瘍などの合併症をきたす．

（2）口腔内環境

透析患者は健常者と比較して，う蝕や歯周病の有病率が高い．疫学調査によって重度歯周病が透析患者の死亡率に影響するとされている[9]．慢性腎不全は心血管疾患のリスク因子であり，さらに進行した歯周病も心血管疾患のリスク因子になる．

透析患者の口腔内の特徴として，口臭，口腔乾燥症，味覚障害，歯槽骨の変化などがあげられる．口腔粘膜の蒼白，出血斑，口内炎や舌乳頭萎縮がみられる．長期透析により，腎性骨異栄養症が発生する．これは腎不全による全身の骨・関節での代謝異常で，骨密度の低下が生じる．

（3）口腔ケアの実施と注意事項

腎臓機能障害による厳重な医学的管理と長期にわたる人工透析のために，歯科疾患の予防と口腔機能の維持を目的とした口腔ケアを導入する．

①口腔ケアの導入前

・内科あるいは透析医に対して，腎臓機能障害の疾患名，臨床検査データ，現在の状態，投薬内容，透析の状況，日常生活上の制限などについて問い合わせ，必ず対診をとる．

・普段の血圧の状態を把握する．透析患者は血圧が高いことが多いため，必要に応じモニタリングを行う．血圧測定は動静脈シャントを造設している腕と反対側の上肢で行う．

・う蝕治療や抜歯治療が必要な場合は，事前に透析医と連携をとる．特に抜歯する際は，易感染性や易出血性を確認したうえで対応を検討する．また骨粗鬆症の治療薬（ビスフォスフォネート製剤など）を服用しているケースがあり，抜歯後の

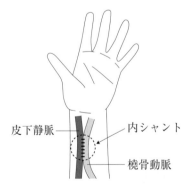

図4　動静脈シャント

顎骨壊死などの合併症をきたすことがあるので注意する．
・抜歯などでの抗菌薬の投与については，βラクタム系（セフェム系／ペニシリン系）は通常の1/2量投与，肝代謝のマクロライド系・テトラサイクリン系は減量なしでの投与が可能である．
・将来的に腎移植が予定されている場合は，事前にう蝕や歯周疾患の徹底した治療を行う．

②口腔ケア実施時の注意点
・人工透析後は全身倦怠感を強く感じることが多いので，非透析日に専門的口腔ケアを実施するなど，人工透析による体調を考慮した口腔ケアプランが必要である．
・人工透析の病院や診療所とかかりつけ歯科医院との連携を強化し，定期的な歯科受診や予防処置を受けることが重要であることを理解してもらう．特に口腔衛生に関するセルフケアとプロフェッショナルケアの両方が大事で，本人の健康意識を高めるようにする．
・人工透析患者は口腔乾燥が強く免疫機能が低下しているため，歯周病に罹患しやすい環境にある．また感染症にかかりやすく，感染症は透析患者の死因第2位（死因の約1/4）となっているため，徹底した口腔ケアの導入が求められる．
・抜歯などの観血処置はもちろん，出血を伴うような専門的口腔ケアやスケーリングなどでも易感染性や易出血性に十分に配慮して対応する．
・人工透析治療は長時間に及ぶため，歯痛や歯周疾患の増悪などで困らないよう，普段からの口腔管理が重要である．

4）膀胱・直腸機能障害
（1）全身状態とストーマ管理
　主な疾患として，二分脊椎，膀胱がん，大腸がん，腸閉塞（イレウス）などがあげられる．二分脊椎では水頭症，けいれん（発生率10％程度），Chiari（キアリ）奇形（発生率50％程度で呼吸・嚥下障害を合併）などを合併し，排泄障害によって腎機能が低下し死亡することもある．
　ストーマの管理として，ストーマ周囲炎や合併症予防のために退院後も定期的なフォローアップが必要である．消化器ストーマの場合は，下痢や便秘に気をつける．食物の種類にも注意が必要である．風邪をひいたり体調をくずすと下痢などの消化器症状が起きやすい．尿路ストーマの場合は，感染予防が重要である．1日に1,500～2,000 mlぐらいの尿量になるように，飲水量を増やす．尿の色は混濁のない，琥珀色が望ましい．発熱や血尿がみられた場合は医師に早めに相談する．
　オストメイトのマーク（図5）は，人工肛門・人工膀胱を造設している人のための設備があることを示している．オストメイト対応のトイレの入口・案内誘導プレートに表示され，そのトイレがオストメイトに配慮されていることを示す．人工肛門（消化器ストーマ）と人工膀胱（尿路ストーマ）の種類を図6，7[10]に示す．

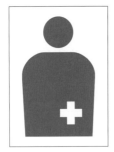
図5　オストメイトマーク

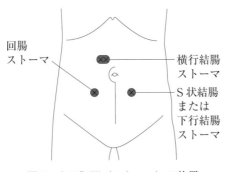
図6　人工肛門（ストーマ）の位置

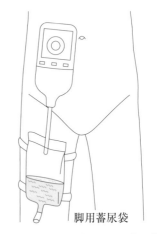
図7　人工膀胱（パウチと蓄尿袋）

(2) 口腔内環境

膀胱・直腸機能障害に特有な口腔所見は認めない．二分脊椎では，てんかん発作を合併する場合に抗てんかん薬による薬物性歯肉肥大がみられる．

(3) 口腔ケアの実施と注意事項

ストーマを伴う膀胱・直腸機能障害に対して，肢体不自由や知的能力障害などがなければ口腔ケアの実施にあたって大きな問題はない．

①口腔ケアの導入前
・膀胱・直腸機能障害をきたした疾患名と現在の状態などを主治医に対診をとる．原疾患以外の合併症についても確認する．
・人工肛門あるいは人工膀胱の種類や位置，パウチの状況などを確認して，口腔ケアを実施するにあたって，配慮しなければならない点を決めておく．
・日常の歯磨きの状況を把握しておく．
・口腔内診査により歯科疾患への対応を十分に検討する．
・ストーマの管理にあたって，経口摂取（食事の形態，水分摂取など）への指示や制限などを確認する．

②口腔ケア実施時の注意点
・二分脊椎児・者では下肢の障害や脊椎の変形などから，口腔ケア時の姿勢に配慮

が必要である．状況に応じて，タオルやクッションなどを用いて無理のない姿勢をとる．さらにストーマの位置にも配慮する．
・二分脊椎児・者ではゴム手袋によるラテックスアレルギーのリスクが70％程度にあるとされ[11]，事前にアレルギー等の既往を確認する．
・呼吸障害や摂食嚥下障害がある場合，口腔ケア時の誤嚥に注意を払い，口腔・咽頭部の吸引をしっかりと行う．

5) 小腸機能障害
(1) 全身状態と栄養管理法

小腸機能障害をきたす主な疾患として，腸閉塞（イレウス），腸結核，上腸間膜血管閉塞症，事故による外傷などがあげられ，小腸の一部を切除し食事以外の栄養摂取が必要である．栄養摂取法には経管栄養と経静脈栄養がある（**表6**）．それぞれ利点と欠点があり，さらに栄養補給方法の適応の流れがある（**図8**）．中心静脈栄養（Total parenteral nutrition：TPN）による栄養管理は長期間に及ぶと感染症のリスクが高くなり，小腸粘膜が萎縮して分泌型IgAの減少など消化管の免疫が低下しBacterial translocation（腸管粘膜の構造的なバリア機能が破壊され，腸内細菌やエンドトキシンが全身に侵入すること）を引き起こす．そのために可及的にTPNより経腸栄養への切り替えが望ましく，さらに最終的に経口摂取への移行も検討する．

・在宅静脈栄養（Home parenteral nutrition：HPN）と在宅経腸栄養（Home elemental entenal hyperalimentation：HEEH）：小腸機能障害のある人のQOLは，在宅静脈栄養法と在宅経腸栄養法によって大きく向上した．残存腸管が

表6 栄養摂取法の種類

経管栄養 （経腸栄養）	胃や腸に管（チューブ，カテーテル）を通し，胃に栄養剤を直接入れる自然かつ生理的な方法．胃ろう，腸ろう，経鼻経管栄養に分かれる． 経静脈栄養と比較して管理が簡単で介護負担が軽く，生命維持に必要な栄養を補給できる．チューブが挿入されることへの不快感，誤嚥性肺炎のリスクがある．	胃ろう	お腹の皮膚から胃壁へとカテーテルで繋ぎ栄養剤を注入する．
		腸ろう	胃ろうから小腸，お腹から小腸へとカテーテルを繋ぎ栄養剤を注入する．
		経鼻経管栄養	鼻から胃へカテーテルを通し栄養剤を注入する．
経静脈栄養	血管に点滴や輸血をする方法．末梢静脈栄養と中心静脈栄養に分かれる． 腸の機能が衰えていても水分や栄養分の補給ができる．経管栄養と比較して管理が複雑で介護負担が大きく，生命保持に必要なほどの栄養補給にならなかったりする．	末梢静脈栄養	いわゆる点滴のこと．手足の末梢静脈に点滴注射で入れる．
		中心静脈栄養	鎖骨下などの中心静脈にカテーテルを埋め込み，そこから栄養剤を入れる．

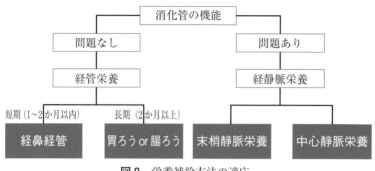

図8　栄養補給方法の適応

30 cm 以下の小腸広範囲切除術後でも，社会復帰が可能になった．入院中の栄養管理からHPN，HEEHの在宅移行には①長期にわたってTPNまたは経腸栄養が必要である，②病状が安定し，投与する成分が足りている，③精神的，身体的にHPN，HEEHに支障がない，④家庭環境も受け入れ可能であることなどで決定する．具体的にはさらに2～3か月以上TPNや経管栄養が続く場合は，HPN，HEEHへの移行を検討する．HPNではジャケットなどに輸液と輸液回路，携帯用輸液ポンプを入れて，社会復帰をはかることができる．夜間に1日必要量を投与し，日中はカテーテルをヘパリンロックして社会生活を送ることも可能である．

(2) 口腔内環境
・小腸機能障害に特有の口腔所見は認めない．
・比較的高齢者が対象となっており，加齢に伴う口腔疾患（う蝕や歯周疾患など）の増加や，低栄養状態による口腔粘膜疾患の合併などがみられる．
・胃食道逆流症などを合併している場合，酸蝕症などの影響を認める．
・腸ろうなどの経管栄養法が長期間導入されていると，摂食嚥下機能低下の可能性が高い．

(3) 口腔ケアの実施と注意事項
経口摂取が不可もしくはかなり制限されている場合は，積極的な口腔ケアの導入が重要である．

①口腔ケアの導入前
・小腸機能障害をきたした疾患名や栄養摂取状況などを主治医に対診をとる．
・歯科疾患の治療を優先的に検討する．
・経口摂取不可の場合は，口腔内の過敏や鈍麻，開口障害などが合併していることが多いので，口腔機能の評価を事前に行う．
・口腔乾燥の状態と影響する服用薬剤の有無を確認する．
・日常の歯磨き状況を事前に把握する．

②口腔ケア実施時の注意点
・経口摂取不可の期間によって，口腔ケアの導入は影響を受ける．特に長期間にわたって経口摂取不可により歯磨きがされていない場合，過敏や緊張の少ない部位からマッサージして歯磨きを行う．
・口腔乾燥状態を確認して痂皮（剝離上皮膜）などの付着物を認める場合，口腔内を十分に湿潤させながら口腔ケアを実施する．
・低栄養状態によるサルコペニアの進行がある場合，口腔機能向上を図るとともに経管栄養などによる栄養改善を図る．
・嚥下機能と口腔機能の評価を口腔ケアのなかで実施していく．
・嚥下機能低下を認める場合，むせや誤嚥性肺炎を罹患させないよう，しっかりと口腔・咽頭部の吸引を行う．
・口腔ケアに関しては，歯のみだけでなく舌，口蓋，口唇などへの刺激を与える．
・経口摂取不可の場合は，間接訓練を含めた口腔ケアを実施する．

6）ヒト免疫不全ウイルス（HIV）による免疫機能障害
（1）全身状態とエイズ
　HIVは，ヒト免疫不全ウイルス（Human immunodeficiency virus：HIV）という病原体の名前の略称である．このHIVに感染した状態をHIV感染症という．HIVに感染し，数年から十数年経った後に免疫力が破綻し日和見感染症や日和見腫瘍（癌），認知症などの疾患群が発症して初めてエイズ（Acquired immunodeficiency syndrome：AIDS 後天性免疫不全症候群）の発症となる．すなわち初感染から血中にウイルスをもち各種の疾患が発症するまでがHIV感染症の期間であり，特定の疾患が発症して初めてエイズという．現在は治療法の進歩により致死的な疾患ではなくなり，長期生存が可能な慢性疾患となっている．
　日本のエイズ発生動向調査によればHIV感染者，エイズ患者ともに報告数は依然増加傾向にあり，現在HIV感染者とエイズ患者の累計は2.5万人を越えている[12]．そのうち外国籍例は減少しているが，日本国籍感染例が増加している．感染経路としては異性間性感染が横ばいであるのに対して，男性同性間性感染が急増している．年齢的には40歳以上の増加が鈍化しているのに対し，若者，特に15〜29歳の報告数が急増している．

（2）口腔内環境
　HIV感染者の口腔症状は多様で，感染初期から現れる症状の多くは早期発見のきっかけになる．また医学の進歩に伴いHIV感染者の治療は長期化しており，その間の歯科治療の機会も増加する．
　HIV感染者は口腔粘膜症状の出現頻度に関して，60%に口腔内に不快感を感じ，28.4%に口腔内症状がみられた．最も多く発現したのはカンジダ症34.1%，口腔乾燥症29.7%，次いでアフタ性口内炎11.3%，毛状白板症7.0%，帯状歯肉紅斑7.0%の

表7 HIV 感染者の口腔病変

腫瘍性	カポジ肉腫，悪性リンパ腫
細菌性	Linear gingival erythema，壊死性潰瘍性歯周炎，結核，MAC，細菌性血管腫症
ウイルス性	単純ヘルペス，帯状疱疹，サイトメガロウイルス潰瘍，毛状白板症，尖圭コンジローマ
真菌性	カンジダ症（偽膜性，紅斑性，口角炎），ヒストプラズマ症，クリプトコッカス症
その他	再発性口内炎，免疫性血小板減少症，HIV 唾液腺炎，色素沈着

(Deborah Greenspan：Aids Clinical Care, 9：1997. より)

順であった[13]．HIV 感染者にみられる口腔病変を表7に掲げた[13]．

歯周疾患については，進行が非常に速く重篤な状態になる場合がある．HIV 歯周疾患と呼ばれていた病態は，現在は壊死性潰瘍性歯周炎（Necrotizing ulcerative periodontitis：NUP）といわれている．また HIV 歯肉炎と呼ばれていた病態が，現在は線状歯肉紅斑（Linear gingival erythema：LGE）と呼ばれており，NUP の前駆病変と考えられている．

口腔カンジダ症は HIV 感染者でもっとも頻度の高い疾患であり，しばしば HIV 感染者の初発症状となる．偽膜性カンジダ症（鵞口瘡）・紅斑性カンジダ症・口角口唇炎の3型に分類されている．偽膜性カンジダ症は除去可能な白色クリーム状のプラークであり，口腔・咽頭のどこでも発生する．

HIV 感染者では，抗ヒスタミン剤・抗不安剤・抗うつ剤など唾液分泌を低下させる薬物による口腔乾燥症がしばしばみられる．また口腔乾燥症の有無にかかわらず，三大唾液腺が腫大することがある．これは CD8 陽性リンパ球の唾液腺などへの浸潤や，HIV の緩徐な増殖による．

(3) 口腔ケアの実施と注意事項

口腔ケアは HIV 感染者の健康維持に重要であり，口からおいしく食事をとることにより栄養状態の改善，免疫力の向上に貢献し，HIV 治療全体の要となる．特に免疫抑制や医科的治療の副作用のため口腔病変に罹患しやすくなった小児は，予防対策がより重要である．

①口腔ケアの導入前
・内科主治医へ対診をとり，病名の確認，臨床検査データ，現在の状態，投薬内容，日常生活上の制限などを確認する．
・口腔内状況を把握し，歯科疾患があれば治療を優先する．抜歯などの外科的処置を伴う場合は，主治医と連携しながら対応する．
・内科主治医やカウンセラーなどと診療上の密接な関係を確立し，より良質な歯科医療を提供する．
・口腔症状を早期に発見する目的で，ゲイコミュニティや地域社会のスクリーニン

グプログラムに参加する．
・ほかの健康管理の専門家（内科医，看護師，カウンセラー，ソーシャルワーカー，介護者）に情報を提供し，HIV 感染症の口腔合併症に関する知識の啓発活動を行う．
・口腔疾患の予防に重点をおくことにより，口腔衛生や QOL を向上させ，病気の進行中においても口腔合併症の発症を抑制する．
・HIV 感染症の病期にかかわらず，すべての患者に予防のためのプロトコールを作成する．プロトコールは以下の2つからなる．
　○第1プログラムはう蝕になりやすい口腔環境を早く察知すること，う蝕歯の修復．
　○第2プログラムはう蝕のリスクファクターおよび歯周疾患に対する易罹患性の認知，食事指導，口腔衛生方法の指導や家庭での注意，フッ素の局所応用，維持療法としての定期的な検診．

②口腔ケア実施時の注意点
・毎回の口腔ケア時に口腔内診査を行い，早期の口腔粘膜疾患の発見に努める．頻回な定期的口腔健康診査（1～3か月）を実施する．
・必要に応じて，咬合面小窩裂溝へのシーラントによる予防処置を実施する．局所的なフッ化物歯面塗布を行う．
・口腔乾燥はう蝕の進行，歯周病や軟組織の感染を悪化させるため，うがいの励行と抗菌薬の適切な使用が求められる．
・歯周疾患の予防は，良好な口腔衛生状態，家庭でのケアが行われているかを歯科医やスタッフが常にチェックすることで促進される．HIV 感染者は治療が必要とされる問題の早期発見のため，定期的に歯周検査を受けるのが望ましい．
・持続的な難治性カンジダ症，口腔潰瘍，ヘルペス性疾患や新生物は，口腔ケアの実施が困難になる．
・すべての歯科医は HIV 感染児・者に対し，日常的な歯科的ケアを提供しなければならない．通常 HIV 感染者の多くは，一般的な歯科治療を受けることが十分可能である．極度の好中球減少，血小板減少や医学的危機に陥っていなければ，一般的な歯科治療や口腔ケアを受けることは可能である[14]．
・重篤な免疫不全状態の患者においては，歯および口腔の感染源の排除は健康の維持のため重要である．
・歯垢や歯石の除去を目的として定期的に計画された歯周疾患の予防は，HIV 感染者に有効である．さらにリステリンやポビドンヨードのような抗菌性の含嗽剤を毎日規則的に使用することは，貴重な補助手段である[14]．
・感染症対策として「ユニバーサルプリコーション」は，血液由来の病原体が医療従事者に伝播する危険性を減らすためにデザインされた，血液と体液防御策を普

遍的（すべての患者）に実施する予防策である．
- 現在は主に「スタンダードプリコーション」が用いられ，これは米国疾病対策予防センター（CDC）が1996年に発表したガイドライン[15]のなかに規定されている．「すべての患者の血液，体液（汗を除く），分泌物，排泄物，粘膜，損傷した皮膚には感染の可能性がある」とみなし，患者や医療従事者による感染を予防するための予防策（標準予防策）のことである．感染症の有無を問わず，すべての患者を対象に実施される．具体的には，①手洗い，②手袋やガウンの正しい着用，③器具や器材の正しい取り扱い，④患者の隔離などがあり，消毒や滅菌の方法などが具体的に定義され，感染経路の遮断を図るものである．
- 日本ではHIV/エイズ治療拠点病院が地域におけるエイズ診療の中核的役割を担う目的で整備されており，地域の一般歯科診療所との連携を図っていく．
- HIV感染児・者は長期の療養が必要であり，口腔ケアを継続しながら歯科疾患や口腔粘膜疾患の予防を組み入れた生活支援の視点が重要である．

7）肝臓機能障害

(1) 全身状態と肝疾患

　肝臓機能障害の主な疾患として，肝炎，肝硬変，肝臓がんなどがあげられる．肝臓機能障害とは特定の病名ではなく，肝臓に現れる不調や異常の総称である．肝臓機能の異常は，その原因によって脂肪肝，アルコール性肝機能障害，非アルコール性脂肪肝炎（NASH），薬物性肝機能障害，自己免疫性肝疾患，ウイルス性肝機能障害などに分類される．

　肝臓は別名「沈黙の臓器」と呼ばれており，軽度の障害の場合は自覚症状がないことが多い．しかし障害が進行すると，食欲不振・全身倦怠感・黄疸などの症状が現れる．放置すると肝炎・肝硬変・肝臓がんなどに進行し，重い肝臓機能障害をきたす．

　肝臓は多くの役割を果たすために，大量の酸素が必要であり，肝臓に出入りする血管は門脈・肝動脈・肝静脈がある．そのなかの門脈は，胃や腸，膵臓，脾臓，胆囊などからの血液が流れ込んでくる血管で，小腸から消化吸収されたさまざまな栄養素を心臓に送り込む血管になる．肝臓の機能は，タンパク質代謝や糖代謝，脂質代謝，ビタミン代謝，ミネラル代謝，胆汁酸代謝などを行っている．解毒機能もあり，有害物質を水に溶けやすい形に変え，尿や胆汁の中に排泄する働きがある．消化機能として胆汁分泌もみられる．

　肝臓が健康かどうかは血液検査で診断できる．健康診断で注目すべき肝機能の検査数値としては，γ-GTP値，GOT（AST）値，GPT（ALT）値，総ビリルビン値，ALP値，総たんぱく値などが代表的である．

　肝機能に障害が起こると，体のほかの部分にも重大な影響が現れる．なかでも肝臓の働きと密接な働きのある腎臓や脾臓，血管に症状が現れることが多く，時には血流を通じて脳にまで影響が及び，重い神経障害を引き起こすことがある．代表的な合併

症として，肝性糖尿病，肝腎症候群，門脈圧亢進症があげられる．肝不全の主要症状は，①黄疸，②出血傾向，③腹水，④胃食道静脈瘤，⑤肝性脳症があげられる．

肝臓がんは男性の方が多く発症年齢の平均が60歳代前半で，現在も年間約3万人が肝臓がんで亡くなっている．B・C型肝炎のウイルスによる肝臓がんは平均で35年ぐらいの経過をたどる．がんの進行に伴い肝臓機能障害が出現した場合は，ターミナル期に移行し緩和ケアの対応になる．

肝臓移植は，肝機能が生命の維持に恒常的に支障がある状態となり，薬物療法で回復の見込みがない場合に行われる．生体肝移植が行われることが多い．

(2) 口腔内環境
・肝臓機能障害児・者に特有な口腔所見は認めない．
・重症の肝機能障害の場合は，口腔内出血を伴うことがある．
・年齢的には高齢者が該当し，う蝕や歯周疾患の進行などがみられる．

(3) 口腔ケアの実施と注意事項

肝機能障害のある人の口腔ケアにあたって，まずは肝炎ウイルスによる感染症のリスク，肝機能の状態とそれに伴う全身状態，出血傾向などを確認する．

①口腔ケアの導入前
・内科主治医に病名，肝機能の状態，感染症の有無を確認することが重要である．
・肝機能が低下した患者では肝臓での炭水化物，脂質の代謝，ビタミンの貯蔵，活性化が低下するため，免疫の低下，治癒遅延，易感染の状態にあることを常に注意して口腔衛生管理を行う．
・う蝕や重度歯周炎を認める場合は，全身状態を加味して早めに歯科治療を行う．

②口腔ケア実施時の注意点
・口腔ケア時の感染症対策ではスタンダードプリコーションで対応する．
・肝炎から肝硬変に移行し血小板数や血液凝固因子が減少すると，歯肉からの出血や粘膜下出血が生じやすくなる．そのため粘膜や歯肉を傷つけないよう口腔ケアの器具の操作を慎重に行う必要がある．
・口腔ケアの処置時に出血傾向を示すことがあるので，注意が必要である．
・歯ブラシのヘッドで粘膜を傷つけてしまう場合は，小児用の歯ブラシを使用する．
・歯性感染や歯周疾患が増悪しやすいので，早期発見と予防のためのケアを十分行う．
・口腔乾燥や低栄養状態のために，口腔粘膜疾患になりやすいので常に粘膜を健康に保つ．

　　　　　玄　景華（朝日大学歯学部口腔病態医療学講座障害者歯科学分野，歯科医師）

文　献

1) 厚生労働省社会・援護局障害保健福祉部企画課：平成18年身体障害児・者実態調査結果（平成20年3月24日）http://www.mhlw.go.jp/toukei/saikin/hw/shintai/06/dl/01.pdf
2) 厚生の指標 増刊 国民の福祉と介護の動向，63(10)：3．障害者総合支援法のサービス体系，125〜130, 厚生労働統計協会，東京，2016.
3) 岡田芳幸：内科的疾患（先天性心疾患），スペシャルニーズデンティストリー障害者歯科，第2版，163〜168, 医歯薬出版，東京，2017.
4) 奥田克爾：動脈硬化，口腔内バイオフィルム デンタルプラーク細菌との戦い，149〜152, 医歯薬出版，東京，2004.
5) The Criteria Committee of New York Heart Association：Nomenclature and Criteria for Diagnosis of the Heart and Great Vessels. 9th ed, Little, Brown & Co, Boston, 253〜256, 1994.
6) 循環器病の診断と治療に関するガイドライン（2008年度合同研究班報告）：抜歯や手術時の対応，55〜56, 循環器疾患における抗凝固・抗血小板療法に関するガイドライン（2009年改訂版）http://www.j-circ.or.jp/guideline/pdf/JCS2009_hori_h.pdf
7) 日本循環器学会：感染性心内膜炎の予防と治療に関するガイドライン（2008年改訂版），Circ J, 72（Suppl）：1〜46, 2008.
8) Fletcher CM：The clinical diagnosis of pulmonary emphysema；an experimental study, Proc R Soc Med, 45：577〜584, 1952.
9) 篠部道隆：透析患者における歯周病と心臓血管疾患の関係（総説），東女医大誌，第82巻臨時増刊号：E376〜E381, 2012.
10) 前川厚子：ストーマ造設による排泄機能障害（内部障害），障害形態別介護技術，一番ケ瀬康子ほか編，174〜184, ミネルヴァ書房，京都，1990.
11) 中出伸一：ラッテクスアレルギー，日本ゴム協会誌，82(10)：430〜435, 2009.
12) 平成27(2015)年エイズ発生動向—概要—，厚生労働省エイズ動向委員会 http://api-net.jfap.or.jp/status/2015/15nenpo/15nenpo_menu.html
13) Deborah Greenspan：Oral Manifestations of HIV Infection, Aids Clinical Care, 9：29〜33, 1997.
14) 池田正一：HIV感染症の歯科治療マニュアル，厚生労働省科学研究補助金エイズ対策研究事業，HIV感染症の医療体制の整備に関する研究（主任研究者：木村　哲），HIV感染症の歯科医療に関する研究（分担研究者：池田正一），2005.
15) 向野賢治訳，小林寛伊監訳：Infection control 別冊　病院における隔離予防策のためのCDC最新ガイドライン，メディカ出版，大阪，1996.

16 難　病

1. 難病とは

「難病の患者に対する医療等に関する法律（難病法）」が 2015（平成 27）年 1 月より施行され，「難病」とは発病の機構が明らかでなく，治療方法が確立していない，希少な疾病であって，長期の療養を必要とするものと定義された．難病は医学的に明確に定義された病気の名称ではなく，いわゆる「不治の病」を意味する社会通念として用いられてきた．

2. 歴史

1955（昭和 30）年頃に発生した「スモン（Subacute myelo-optico-neuropathy：SMON 亜急性脊髄視神経末梢神経障害）」は重篤な末梢神経障害が出現し，当時原因不明の奇病といわれた．後に整腸剤キノホルムが投与されたことによる薬害と判明したが，その原因調査をきっかけに「難病対策要綱」が策定された[1]．

わが国の難病対策は，1972（昭和 47）年に難病対策要綱が策定され本格的に推進された．この事業により，難病の実態把握や治療方法の開発，難病医療の水準の向上，患者の療養環境の改善および難病に関する社会的認識の促進などに一定の成果をあげた．一方で，原因の解明されていない疾患であっても研究事業や医療費助成の対象にならないものもあり，難病の疾病間での不公平感や都道府県における医療費助成の超過負担，国民の理解が不十分などの課題が指摘されていた．そのために，希少・難治性疾患はその確率は低いものの，国民の誰にでも発症する可能性のあることから，難病患者や家族を社会全体で包含し，支援していく方向で検討された結果，難病対策要綱から「難病の患者に対する医療等に関する法律（難病法）」が 2014（平成 26）年 5 月に制定された[1]．

3. 難病法による医療費助成

難病法による医療費助成の対象とする疾患は新たに「指定難病」とされた．難病は，①発病の機構が明らかでなく，②治療方法が確立していない，③希少な疾患であって，④長期の療養を必要とするもの，という 4 条件であるが，指定難病にはさらに，⑤患者数が日本において一定の人数（人口の 0.1％程度）に達しないこと，⑥客観的な診断基準（またはそれに準ずるもの）が確立していること，という 2 条件が加わった．

指定難病の指定にあたっては，第 1 次実施分として 110 疾病が指定され，さらに第 2 次実施分 196 疾病が決まり，合計 306 疾病（対象者数約 150 万人）が対象となり，平成 27 年 7 月から医療費助成が開始された．これに伴って，指定難病患者は平成 27 年度末には約 94 万人となり，医療費助成の事業規模は約 2,221 億円となった．その後，平成 29 年 4 月に 24 疾病が追加され，指定難病は 330 疾病になった（図 1）．概要に

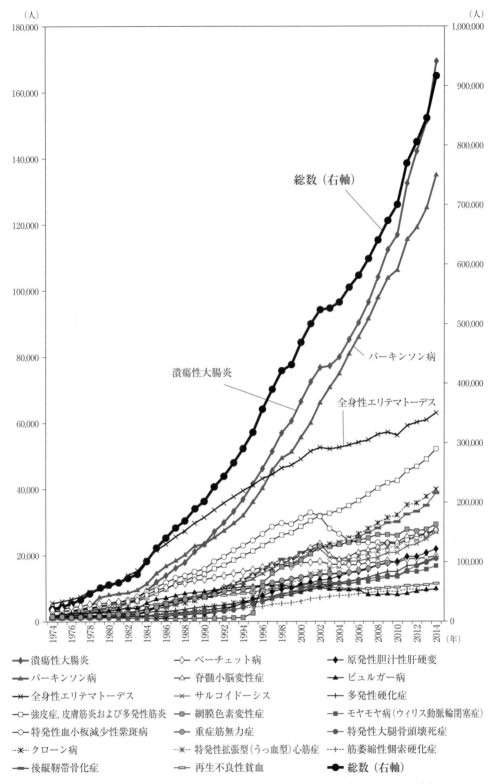

図1　特定医療費（指定難病）受給者証所持者数年次推移（1974～2014年）

ついては難病情報センターホームページ[2]に掲載されている．

なお，難病のなかで「神経難病」という用語が使用されている．これは神経の病気で，はっきりした原因や治療法がないものを指す．具体的には運動ニューロン病（筋萎縮性側索硬化症，脊髄性筋萎縮症など），脊髄小脳変性症（脊髄小脳萎縮症，多系統萎縮症など），多発性硬化症，重症筋無力症，パーキンソン病，進行性核上性麻痺などがあげられ，前述の指定難病としている．

4．小児慢性特定疾病対策

1968（昭和43）年に未熟児養育医療のなかで，フェニルケトン尿症などの先天性代謝異常症に対する医療給付が開始された．次年度には血友病が加えられ，1971（昭和46）年からは小児がんに対して18歳未満までの入院費の公費助成が制度化（小児がん治療研究事業）された．1972（昭和47）年から慢性腎炎・ネフローゼと喘息も治療研究事業が開始され，1974（昭和49）年に対象疾病が大幅に拡大されたのに伴い，「小児慢性特定疾患治療研究事業」として整理・統合された．この時に糖尿病，膠原病，慢性心疾患，内分泌疾患の4疾患群が追加され，さらに1990（平成2）年に神経・筋疾患群が追加されて，合計10疾患群が対象となった．2004（平成16）年に児童福祉法が改正されて，小児慢性特定疾患治療研究事業は同法に根拠をもつ事業となり，さらに慢性消化器疾患群が追加された[3]．

このような状況のなかで，小児慢性特定疾病対策として，3つの提言が出された．第一は公平で安定的な医療費助成の仕組みの構築，第二は患者の社会参加・就労支援，第三は研究の推進と医療の質の向上である．そのことをふまえて，2014（平成26）年に「児童福祉法を一部改正する法律」「難病の患者に対する医療等に関する法律」が成立し，新たな小児慢性特定疾病治療研究事業が開始し，自立支援事業とともに扱われることとなった．実施主体は都道府県，指定都市および中核市である．対象年齢は18歳未満の児童で，引き続き治療が必要と認められる場合は20歳未満が対象となる．

小児慢性特定疾患の対象疾病として，①児童期に発症する疾病であること，②慢性に経過する疾病であること，③生命を長期にわたって脅かす疾病であること，④症状や治療が長期にわたって生活の質を低下させる疾病であること，⑤長期にわたって高額な医療費の負担が続く疾病であること，⑥診断基準，それに準ずるものがある疾病であることなどが定義になっている．現行の514疾病（約11万人が対象）から598疾病に整理し，さらに107疾病を加えて2015年から704疾病（約15万人が対象），2017年から722疾病と増加している[4]．

現在，認定されている14疾患群は下記の通りである．
①悪性新生物，②慢性腎疾患，③慢性呼吸器疾患，④慢性心疾患，⑤内分泌疾患，⑥膠原病，⑦糖尿病，⑧先天性代謝異常，⑨血液疾患，⑩免疫疾患，⑪神経・筋疾患，

⑫慢性消化器疾患，⑬染色体または遺伝子に変化を伴う症候群，⑭皮膚疾患

5. 障害者総合支援法による難病対策
1) 難病患者への福祉サービスの開始

2013（平成25）年4月より，難病等が障害者総合支援法の対象となり，「難病患者等居宅生活支援事業」の対象疾病と同じ範囲（130疾患）とし，これまでに制度の谷間に落ちていた難病患者等についても福祉サービスの給付対象としたものである．本法律での難病の定義は「治療方法が確立していない疾病その他の特殊の疾病であって政令で定めるものによる障害の程度が厚生労働大臣が定める程度である者」とした（表1）．難病の患者に対する医療等に関する法律および児童福祉法の一部改正法（平成27年1月施行）が成立したことに伴う指定難病および小児慢性特定疾病の対象疾病の検討をふまえ，障害者総合支援法の対象となる難病等の範囲を検討するため，「障害者総合支援法対象疾病検討会」を設置して，2017（平成29）年4月より対象疾病を358疾病に拡大した（表2）．これにより，対象者は障害者手帳（身体障害者手帳，療育手帳，精神障害者保健福祉手帳）の交付を受けていない者であっても必要と認められた支援が受けられる．利用できる福祉サービスは，障害者総合支援法および児童福祉法に定める障害福祉サービス・相談支援・補装具および地域生活支援事業（障害児の場合は障害児通所支援と障害児入所支援も含む）となっている．

2) 難病等の特性に配慮した障害支援区分認定調査

障害福祉サービスを利用する際には，障害支援区分の認定を受ける必要がある．難病には，症状の変化が毎日ある，日によって変化が大きい，症状がみえづらいなどの特徴に加え，進行性の症状を有する，大きな周期でよくなったり悪化したりするなどの特有の症状がみられる．これらをふまえて，障害者総合支援法における障害支援区分について「難病患者等に対する認定マニュアル」[5]が作成され，認定調査員に周知

表1　障害者総合支援法の対象疾病の要件

指定難病（医療費助成の対象となる難病）の基準をふまえつつ，障害者総合支援法の対象となる難病等の要件は以下の通りとされている．

指定難病の要件	障害者総合支援法における取扱い
①発病の機構が明らかでない	要件としない
②治療方法が確立していない	要件とする
③患者数が人口の0.1％程度に達しない	要件としない
④長期の療養を必要とするもの	要件とする
⑤診断に関し客観的な指標による一定の基準が定まっていること	要件とする

※ 他の施策体系が樹立している疾病を除く．
※ 疾病の「重症度」は勘案しない．

表2 「特殊の疾病」で異なる疾病名を用いているもの

平成29年4月1日より

障害者総合支援法の対象疾病		難病法の指定難病
10	アミロイドーシス	全身性アミロイドーシス
36	ADH分泌異常症	下垂体性ADH分泌異常症
63	関節リウマチ	悪性関節リウマチ
73	強皮症	全身性強皮症
99	原発性高脂血症	家族性高コレステロール血症(ホモ接合体) 原発性高カイロミクロン血症
118	抗リン脂質抗体症候群	原発性抗リン脂質抗体症候群
124	ゴナドトロピン分泌亢進症	下垂体性ゴナドトロピン分泌亢進症
149	若年性肺気腫	α1-アンチトリプシン欠乏症
175	成長ホルモン分泌亢進症	下垂体性成長ホルモン分泌亢進症
232	TSH分泌亢進症	下垂体性TSH分泌亢進症
245	特発性両側性感音難聴	若年発症型両側性感音難聴
259	膿疱性乾癬	膿疱性乾癬(汎発型)
300	PRL分泌亢進症(高プロラクチン血症)	下垂体性PRL分泌亢進症

注)障害者総合支援法の対象疾病は,指定難病より対象範囲が広くなっています.
(http://www.mhlw.go.jp/file/06-Seisakujouhou-12200000-Shakaiengokyokushougaihokenfukushibu/0000156424.pdf)

されている.

3) 障害者総合支援法による難病対策の課題

現時点での大きな課題としては,難病患者等の障害福祉サービス利用が広がらないことがあげられる.難病の推定患者数は指定難病だけでも約150万人と試算され,手帳交付を受けていないサービス対象患者数は少なくとも数十万人はいると考えられている.しかしながら2014(平成26)年3月の福祉サービス利用状況は実人数で776人ときわめて少ない人数にとどまっている.地方自治体による福祉サービス利用についての啓発を行い,情報不足が原因でサービス利用につながらないことがないよう周知に努めることが求められる.また医療機関においても積極的に制度の案内をすることも有効である.

6. 難病患者の生活環境とライフステージ

難病患者の場合,その疾病の特徴から治療法がなく日常生活上の制限が大きい.そのため,筋ジストロフィーや筋萎縮性側索硬化症などは加齢に伴い,進行的に肢体不自由が重症化し寝たきり状態になる.一方で比較的年齢が高い時期に発症し病状の進行が緩徐な場合,長期間にわたって医療や介護が必要なケースもみられる.

小児慢性特定疾病に指定されている14の疾患群のカテゴリーごとの対応が望ましい.例えば「慢性心疾患」であれば,先天性心疾患に関する医学的管理と生活環境への配慮が必要である.指定難病の予後により,ライフステージの長短に影響する.そ

れぞれの難病のライフステージの後期になるにつれて，疾病の進行や障害の重度化により生活環境への適応が低下してくる．そのためにも，早い段階から障害者総合支援法に基づく福祉サービスの開始を検討することが望ましい．

7．難病患者の口腔ケア

多くの難病患者は疾病の原因が不明であり，口腔内環境が十分に把握できていないのが現状である．そのため，口腔検診にて歯科疾患の有無による口腔ケアの手法やプラン作成を検討する．さらに疾病や障害から起因する口腔機能低下を認める場合は，可及的に口腔機能のリハビリテーションの導入も検討する．

疾病や障害の重症度により，気管切開児・者（Ⅶ-18，p.230），病弱児・者（Ⅶ-19，p.236），重症心身障害児・者（Ⅶ-17，p.223）である場合は，その状態に応じて口腔ケアを行う．さらに，てんかん（Ⅶ-5，p.132）や視覚・聴覚障害（Ⅶ-6，p.138）などを合併している症例もみられるので，口腔ケアの実施にあたってはその障害にあわせた対応も必要である．

口腔衛生の維持を重視した口腔ケアは，いずれの難病にあっても重要なケアである．それぞれの生活環境（Ⅵ．在宅・学校・病院・施設等，p.71）に配慮しながら，専門的な口腔ケアを検討していく．

なお，本書では難病に該当する疾病として，Down症候群（Ⅶ-2，p.111），筋ジストロフィー（Ⅶ-7，p.143），関節リウマチ（Ⅶ-9，p.159），パーキンソン病（Ⅶ-10，p.166），脊髄小脳変性症（Ⅶ-11，p.171），筋萎縮性側索硬化症（Ⅶ-12，p.176）について記載している．口腔ケアの項目はそれぞれを参考にされたい．

玄　景華（朝日大学歯学部口腔病態医療学講座障害者歯科学分野，歯科医師）

文　献

1) 河原仁志：序章　難病はなぜ，むずかしかったか，快をささえる難病ケアスターティングガイド（編集：河原仁志、中山優季），2～12，医学書院，東京，2016．
2) 難病情報センター　http://www.nanbyou.or.jp
3) 小倉加恵子：第1章　増補　小児慢性特定疾病対策の要点と未来への提言，快をささえる難病ケアスターティングガイド（編集：河原仁志、中山優季），30～34，医学書院，東京，2016．
4) 小児慢性特定疾病情報センター　http://www.shouman.jp
5) 難病患者等に対する認定マニュアル　http://www.mhlw.go.jp/file/06-Seisakujouhou-12200000-Shakaiengokyokushougaihokenfukushibu/1_13.pdf

17 重症心身障害児・者

1. 重症心身障害とは

重症心身障害とは，重度の肢体不自由と重度の知的障害が重複している状態をいうが，これは医学的用語ではなく福祉行政上の概念である[1]．

一般的に福祉行政上の診断に，大島の分類がよく用いられる（図1）[2]．これは，縦軸に知能指数（IQ）を横軸に移動機能レベルをとり，1～4を重症心身障害としている[3]（以下，慣用的な用語として重症心身障害児・者を重症児（者）とする）．近年，重症児（者）のなかで，医学的管理下におかなければ呼吸をすることも栄養を摂ることも困難な障害がある状態でも，在宅で生活する人が増加している[4]．

2. 全身状態についての情報収集

重症児（者）の場合，呼吸器疾患や消化器疾患，摂食嚥下障害，難治性てんかんなどの合併が多いといわれている[4]．また多くの場合，本人が症状を訴えることはできない．そのため口腔ケアを行う時は，事前に現況，栄養摂取，むせ，呼吸，姿勢など全身状態および現在の口腔ケアについて保護者や介護者などから情報を得ておくことが必要である．情報収集のために主に全身状態や障害について（表1），口腔所見や口腔ケア時の状況について（表2），最小限必要なアセスメントの例を示した．また，いわゆる寝たきり状態の重症児（者）では，長年にわたる重力の影響や異常な筋緊張のために，年齢とともに二次的な身体の変形が進んでくる[5]ということも理解しておく必要がある（図2）．

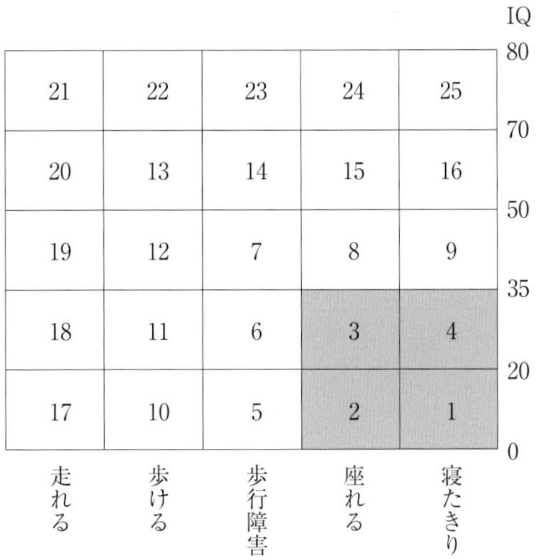

					IQ
					80
21	22	23	24	25	
					70
20	13	14	15	16	
					50
19	12	7	8	9	
					35
18	11	6	3	4	
					20
17	10	5	2	1	
					0
走れる	歩ける	歩行障害	座れる	寝たきり	

（大島一良：公衆衛生，35(11)：1971．より）

図1 大島の分類

表1　重症児（者）全身状態のアセスメントの例

	氏名				
現在の状況	最近入院したことは　（　）あり（　年　　月　　　　　　　の為）　（　）なし				
	外来診療　　（　　　　　　　科）（　　　　か月ごと）・（　　　　　科）（　　　　か月ごと）				
	訪問診療　　医師・看護師・PT　→（　　　　年　　　月頃から　　週・月に　　　　回） 　　　　　　DHによる口腔ケア　→（　　　　年　　　月頃から　　週・月に　　　　回）				
最近の発熱	（　）あり⇒（　　　月　　日頃　　　　℃くらい）　　　（　）なし				
	（　）定期導尿　　（　）血液透析　　（　）人工肛門　　その他（　　　　）				
意思伝達	不可能（　　）　　やや可能（　　）　　　可能（単語・文）（　　）				
経管栄養	（　）胃ろう　　　（　）腸ろう　　　（　）鼻腔チューブ　　（　）口腔ネラトン （　年　月〜）　（　年　月〜）　（　年　月〜）　　　　（　年　月〜）				
経口摂取	（　）なし　　（　）お楽しみ　　（　）経管と併用　　（　）常時				
食事形態	（　）ゼリー状　　（　）ミキサー食　　（　）キザミ食　　（　）軟食　　（　）常食				
水分摂取時のトロミ	（　）常時　　　　（　）物により　　　（　）時に　　　　　（　）なし				
食事中のむせ	（　）頻回　　　　（　）食物により　　（　）飲水時　　　　（　）ほとんどない				
日常のむせ	（　）唾液でむせ　（　）姿勢により　　（　）時々　　　　　（　）ほとんどない				
喘鳴	（　）常時　　　　（　）食事後　　　　（　）時に認める　　（　）ほとんどない				
嘔吐	（　）頻回　　　　（　）食事中,食後　　（　）体調不良時　　（　）ほとんどない				
誤嚥	（　）誤嚥ありVF検査⇒（　年　月頃）　（　）誤嚥疑い　　（　）誤嚥なし				
GER	（　）逆流あり　検査⇒（　年　月頃）　（　）逆流疑い　　（　）逆流なし				
気管切開	（　）勧められているが施行せず　　（　）気管切開　　　（　）喉頭分離術　　　（　）なし 　　　　　　　　　　　　　　　　　　（　年　月〜）　　（　年　月〜）				
人工呼吸器	（　）常時　　　　（　）夜間　　　　　（　）時々　　　　　（　）なし				
気管から吸引	（　）1回以上/h　（　）6回以上/日　　（　）数回以内/日　（　）ほぼなし				
口鼻から吸引	（　）頻回　　　　（　）数回　　　　　（　）時々　　　　　（　）ほぼなし 　　　　回程/日　　　　　回程/日				
SpO₂モニター	（　）常時　　　　（　）夜間　　　　　（　）時々　　　　　（　）装着なし				
値（　〜　）	（　）頻回に80以下に低下　　（　）状態により80台に低下 （　）90以下に低下する事はない　　（　）95以上で安定している				
在宅酸素療法	（　）常時　　　　（　）状態により⇒O₂　　ℓ/分　　（　）なし				
エアウェイ	（　）常時　　　　（　）夜間　　　　　（　）時々　　　　　（　）なし				
ネブライザー等	（　）常時　　　　（　）喘鳴時　　　　（　）時により　　　（　）なし				
呼吸トラブル （過去1年）	（　）心肺停止　　（　）無呼吸　　　　（　）舌根沈下　　　（　）チアノーゼ その他（　　　　　　　　　　　　　　）				
救急搬送の既往	（　）半年以内　　（　）1年以内　　　（　）2〜3年　　　（　）数年以内はない 搬送理由（　　　　　　　　　　　　　　）				
脊柱側彎・胸郭変形	（　）強い　　　　（　）ややあり　　　（　）ない				
日常の姿勢	（　）仰向け　（　）うつ伏せ　（　）右側臥位　（　）左側臥位　（　）座位　　度				
体位変換	（　）頻回　　（　）数回　　（　）2〜3回　　（　）しない				
経口摂取の姿勢	（　）寝かせて　　（　）抱きかかえて　　（　）クッションチェアーで　　（　）椅子・座位				

表2 重症児（者）口腔ケアのアセスメントの例

氏名	S・H　　年　月　日生　　M・F　　カルテNO.

<現状の口腔ケア>　　　　　　　　　　　　　　　　　　平成　　年　　月　　日

高口蓋（−・＋・＋＋） 舌苔（−・＋・＋＋）	◎食渣　　（−・＋・＋＋） ◎出血　　（−・＋・＋＋） ◎歯石　　（−・＋・＋＋） ◎口腔乾燥（−・＋・＋＋） 　・口唇（上・下）・口蓋 　・粘膜・舌 　・剥離上皮膜 ◎流涎　　（−・＋・＋＋）	<栄養摂取> （経管）・経鼻栄養・胃ろう 　　　　・腸ろう・口腔ネラトン （経口）主食　・米飯　・軟飯 　　　　副食　・常食・一口大・軟菜食 　　　　　　　・キザミ食 　　　　　　　・ミキサー食
姿勢	・仰臥位（　　　度）・側臥位（右・左）・車椅子座位・座位保持椅子・座位	
ケア時の頭位	・注意していない・側方位（右・左）・頭部前屈位・問題なし	
ケア時の抵抗	・開口・閉口・口唇緊張・舌押し出し・咬む ・頭を振る・上肢の挙上　　※◎強い，○やや強い	
清掃用具	・歯ブラシ・吸引付き歯ブラシ・粘膜清掃用球状ブラシ・スポンジブラシ	
ケア回数	・朝　・昼　・夕　　　回／1日　　・複数介助あり	

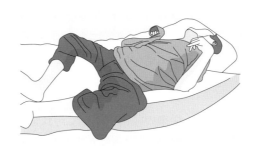

図2 重症児（者）の身体の変形

3. 問題の明確化

　アセスメントで得られた情報（全身や口腔所見，ケアの状態）から本人の口腔ケアにおいて，現状何が問題であるかを明らかにし，その問題に対し原因となっている因子（図3）を考えることがケアプランの立案には不可欠である[6]．下顎の後退，舌根沈下による咽頭狭窄などで呼吸抑制のある重症児（者）の例を示す（表3）[4,5]．

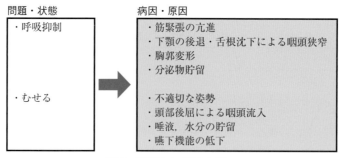

図3 問題から原因を探る

4. 口腔ケアの実施

問題に対する要因，目標を明確にしてケアプランを作成し実施する．家族，介護者が実施する場合も同様に，問題点，目標，そのための日常ケア時の注意点をわかりやすく記載し，情報提供する．またケアプランは一定期間実施後，必ず再評価する．

重症児（者）では，年齢や基礎疾患に応じた全身状態を把握する必要があり，呼吸状態や姿勢などについて，多職種と連携を図り協働で取り組むようにしたい．

5. 困難状況への対処法および注意点

口腔ケア実施時の困難状況への対処法および注意点を表4[4,5,7,8]に示す（図4，5）．

重症児（者）の口腔ケアでは注意しなければならない点が多いが，意思伝達が困難であっても話しかけながら，できるだけコミュニケーションを図り，「歯磨き＝嫌なこと」とならないように，やさしく丁寧な口腔ケアを心がける[7,8]．

6. 口腔ケア時の配慮

重症児（者）の口腔ケアでは，従来の「歯ブラシで汚れを取る」だけのケアではなく，前述のように個々の情報を十分把握し問題に対する科学的なアプローチが必要で，このことは多職種連携には不可欠である．

また重症児（者）の病態はさまざまで，口腔ケアについても一人ひとり対応は異なり，一般によいとされていることがあてはまらない場合もある．個別の支援であると同時に，日常ケアを行う家族や介護者への配慮も忘れてはならない．

松井かおる（愛知県心身障害者コロニー中央病院歯科，歯科衛生士）

表3　ケアプランの事例

問題点	他職からのアドバイス（担当PTより）
開口時　下顎の後退，舌根沈下となりやすいため，呼吸抑制を生じやすい	頭部をやや右にする（側わんの向きに合わせる）
指導目標	モニターでSpO$_2$値を確認する
ネックカラーの取り外しにより呼吸が安定し，開口時間が長くなること （カウント5→8），6か月以内	ケア終了後のネックカラー固定のときもSpO$_2$値で姿勢を確認する

ケア時姿勢	・仰臥位（　度　回転）・側臥位（右・左）　<図> ・㊀車椅子座位・クッションチェアー・座位 ［保持用具］ 　・枕・マット・㊀タオル・クッション 　・その他（ネックカラー） 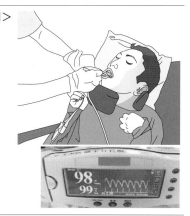
注意事項	・㊀誤嚥・むせ・咳反射・嘔吐・抵抗大　※途中休憩を入れる
頭部の位置	・㊀側方位（㊀右・左）・頭部前屈位・問題なし
過敏・拒否対策	・脱感作・㊀口腔内刺激・㊀口腔マッサージ
清掃用具	・歯ブラシ・㊀吸引付き歯ブラシ・粘膜清掃用球状ブラシ・スポンジブラシ
舌・口蓋・粘膜の清掃	・歯ブラシ・吸引付き歯ブラシ・㊀粘膜清掃用球状ブラシ・スポンジブラシ
清掃剤	・水・㊀洗口剤・その他（　　　　　　　　）
洗口法	・うがい・洗浄ビン→ガーグルベースン・㊀しない
吸引必要性	・なし・状態により・㊀あり
開口保持の方法	・㊀自力・バイトブロック・その他（　　　　　　　　）　※5カウントで休憩を入れる
口腔乾燥への対応	・㊀保湿剤（　　　　　　　　）・プロペト　［塗布部位　㊀口唇・口蓋］
抵抗の理由	・過敏・拒否・その他（　　　　　　　　）
抵抗対策	・短時間・介助者増やす・重点的に行う（1/1日／1/1W） ・不良部位の把握・抵抗理由の検討

VII　疾病・障害別のライフステージに応じた口腔ケア

表4 口腔ケア実施時の困難状況への対処法・注意点

状　況	対応・注意点
口腔ケアを実施するときの状況	・眠いときや体調不良時は避け，覚醒時に行う[7]（異常はないか，呼吸状態，緊張，顔色などを観察する）． ・呼吸が安定し，リラックスできる姿勢で行う（食事姿勢を参考に）．誤嚥を防ぐために，可能であれば側臥位が望ましい．
むせてしまう場合	・吸引付き歯ブラシを使用したり，唾液や水分をこまめに吸引し，途中で休憩を入れる． ・咽頭に流れ込まないように側臥位姿勢をとったり，頭部後屈にならないよう姿勢を調整する．
呼吸抑制を生じやすい場合	・SpO_2モニターを監視しながら途中で休憩を入れる． ・下顎の支持や姿勢を調整する[4,5]． ・緊張を和らげる．　　　　・痰，分泌物の吸引 （中枢性呼吸障害の場合もある）
触覚過敏がある場合	・無理をせず，まず信頼関係を築くことから始め，遊び，入浴など日常生活を通していろいろな感覚に慣れさせていく[7]． ・口腔内では，人差し指を歯肉にあて，指は動かさずに口唇や頬の緊張が緩和するまで一定圧を加える[7]．
口を開けない場合開けるが徐々に閉じてしまう場合	・まず頬側臼歯部から磨く．動作に慣れてくると徐々に開く場合もある[8]． ・下顎歯肉頬移行部をやや圧迫し，ブラシを挿入できるようであれば言葉かけ，カウント法などにより少しずつ慣れさせる． ・どうしても開口困難な時は，臼後三角を圧迫し開口を促す．
咬反射で咬んでしまう場合	・無理に引き抜こうとせず，緊張が緩むのを待つ（図4）． ・歯ブラシの柄を咬まれないように毛束を使って磨く． ・噛みしめて磨けない場合は開口保持具を使用する．使用時は唇，頬の巻き込み，動揺歯に注意する．
口腔乾燥が著しい場合	・唾液腺，口腔周囲，口腔内マッサージを行い唾液分泌を促す． ・舌や口蓋などに剥離上皮膜の付着がみられる場合は保湿剤を使用する（図5）． ・濡れマスクが効果的な場合もある．
摂食嚥下機能の維持	・口腔周囲，口腔内マッサージや歯ブラシによる舌や口腔内への刺激は，摂食嚥下機能の維持にも有用である．
終了後 その他	・唾液や洗浄液などの咽頭残留の有無を確認する．必要に応じて口腔内，気管カニューレの吸引を行う． ・嘔吐物の吸引，酸素など，常に緊急時に備えた準備をしておく．

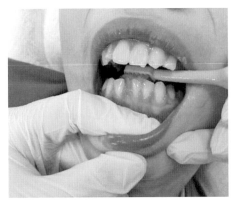
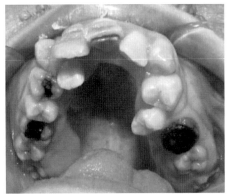

図4　咬反射の例　　　　　　　　　図5　深い口蓋
　　　　　　　　　　　　　　　　　口腔乾燥があると剥離上皮膜が付着しやすい．

文　献
1) 日本障害者歯科学会編：スペシャルニーズデンティストリー　障害者歯科，第2版，63〜65，医歯薬出版，東京，2017．
2) 大島一良：重症心身障害の基本的問題，公衆衛生，35(11)：648〜655，1971．
3) 緒方克也，柿木保明ほか：歯科衛生士講座 障害者歯科学，43〜44，永末書店，京都，2014．
4) 岡田喜篤監修：新版 重症心身障害療育マニュアル，36〜42，143〜155，193〜196，医歯薬出版，東京，2015．
5) 藤岡一郎：重症児のQOL「医療的ケア」ガイド，40〜42，73〜75，クリエイツかもがわ，京都，2005．
6) (社) 日本歯科衛生士会監修：歯科衛生士のための摂食・嚥下リハビリテーション，104〜105，医歯薬出版，東京，2012．
7) 田角　勝，向井美惠編著：小児の摂食嚥下リハビリテーション 第2版，176〜185，医歯薬出版，東京，2014．
8) 沖　高司，熊谷俊幸編：小児・障害児（者）のための在宅医療マニュアル，117〜120，金芳堂，京都，2008．

18 気管切開児・者

1. 気管切開とは

さまざまな疾患により口や鼻から空気が取り込めなくなる状態が継続し，呼吸が困難もしくは不可能と判断されたときに行われる処置である．気管を穿孔させ，気管孔から直接空気の通り道を確保し，気管カニューレといわれるチューブを留置することで肺へ空気を供給する（図1）．近年の医療の進歩にあわせて，痰の吸引や経管栄養などの「医療的ケア」を受ける重症心身障害児・者（Ⅶ-17，p.223）は増加している．重症心身障害児・者（以後，重症児（者））の呼吸障害は多く，気管切開，人工呼吸器による管理が行われていることが多い（図2）．20歳未満での濃厚な医療的ケアが必要とされる児の数は2007年の全国統計で7,350人程度と考えられている[1]．また気管切開や人工呼吸器を使用している重症児（者）の在宅移行が顕著であり，厚生労働省のデータにおいても在宅人工呼吸器管理料の算定者の増加は顕著である[2]．

2. 適　応

以下の3つの場合に行われる．
1）上気道の狭窄や閉塞が認められた場合：鼻腔・口腔から咽頭までの気管上の閉塞
2）下気道分泌物・貯留物の排除，誤嚥防止：気管支部の貯留物の処置のため
3）呼吸困難・不全の管理目的：酸素投与，人工呼吸器使用のため

3. 気管カニューレの種類

気管切開孔から気管までをつなぐチューブで用途によりさまざまな種類のカニューレがあり，材質もシリコン製，テフロン製，金属製などがある（図3）．気管径，年齢，性別はもとより気管や全身の状況によりサイズ，種類などを検討する．

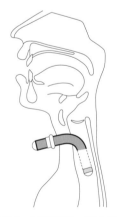

図1　気管切開の模式図

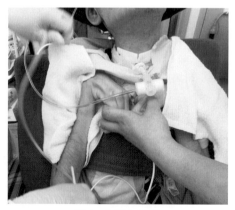

図2　気管切開児

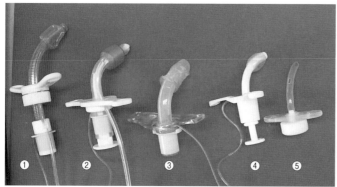

図3 気管カニューレ各種
①折れ曲がり圧迫防止用カニューレ
②成人用カフ付サクション付カニューレ
③成人用カフ付カニューレ　④小児用カフ付カニューレ
⑤スピーチカニューレ

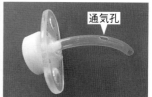

図4 スピーチカニューレ
カニューレに通気孔が付与されており，声帯を震わせ発声が可能となる

1) 単管（一重管）：痰付着による管閉塞の可能性が少ない場合に選択する．
2) 複管（二重管）：内管と外管が分離しており，内管の取り換えが容易であるため，痰の量が多く，管閉塞の危険性が高い場合に選択する．
3) カフ付き：痰の量が多く，嚥下障害がある，気管への分泌物の流れ込みが多い場合に選択される．長期使用の場合はサクション付きのカニューレが選択される．カフ上の貯留物の吸引は可能だが，完全な誤嚥の防止は困難である．
4) カフなし：痰の量が少なく，嚥下障害のない場合に選択される．小児に用いることが多い．
5) スピーチカニューレ（図4）：カニューレに通気孔が付与されており，声帯に空気を送ることで発声および発声訓練が可能となる．ただし通気孔からの誤嚥の危険性があるため，嚥下障害を認めない場合にのみ使用される．スピーチカニューレには単管，複管，カフ付き，カフなしなど各種あり，バルブは一方向弁で吸気は入るが呼気は排出できない．呼気は声帯を震わせ，発声を伴いながら口腔に抜ける．

4. 合併症

気管切開の合併症として挙げられるのは以下の4つである．

1) カニューレ事故抜去

偶発的にカニューレが離脱してしまう状態をいう．事故抜去既往がある児・者はあらかじめ主治医や保護者と対応について相談しておく必要がある．

2）気管肉芽形成

長期気管切開が必要な重症児に多く発現する．カニューレの刺激，気管孔の感染，吸引チューブによる慢性刺激が原因となる．

3）気管内出血

吸引カテーテルの刺激による出血が多い．カテーテル挿入の長さをあらかじめ確認しておく必要がある．

4）気管腕頭動脈ろう

気管の前面を走行している腕頭動脈と気管が交通し，致命的な大量出血を引き起こす重大な合併症である．気管カニューレの刺激により，気管に潰瘍形成することで発生することがある．

5．口腔の特徴

気管切開後の経過が長期にわたる場合は，長期臥床が多くなることから，重力に沿って舌根沈下が認められ，舌と口唇によるバランスが崩れることにより，下顎前歯が舌側に傾斜する（図5，6）．それに伴い咬合が難しくなり，下唇が巻き込まれる形で口唇閉鎖が困難となり，口腔内が外気にさらされ乾燥状態を呈することが多い．さらに重度の場合，経口摂取が長期にわたりされていないと，口腔周囲の機能低下など廃用性萎縮が加速し唾液分泌が減少し，舌の動きもほとんどなくなり，粘調唾液が口腔内を占めることが多くなる．そのため唾液による自浄作用が減少し，口腔内細菌が増加する．

口腔内細菌の増加は主に肺炎球菌などの日和見菌が多くなる傾向にあり[3]，唾液とともに誤嚥すると肺炎を起こしやすくなる．また嚥下機能も低下している可能性が高く，より肺炎を起こしやすい．2013年の厚生労働省の人口動態調査の死因順位では悪性新生物，心疾患に次いで肺炎は第3位に上昇しているのも周知の事実である．重

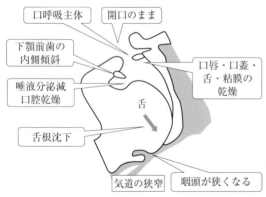

図5　長期仰臥位による口腔・咽頭の変化

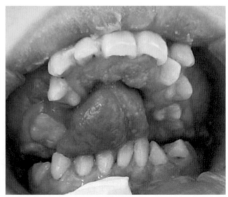

図6　長期気管切開患者の口腔内状況

症児（者）の死因をみてみると折口らは呼吸器感染症が44.1％ともっとも多く，そのなかでも肺炎は37.2％と死因の1位であると報告している[4]．重症児（者）にとってはもっとも注意が必要な疾患といえる．

6. 口腔ケアの手順と注意点

1) 体調の把握：保護者および介助者からの問診，発熱の有無，体調の変化など
2) 口腔ケア環境の把握：口腔ケアの施行者・人数，ケア姿勢，訪問看護師の存在
3) 気管管理の把握：気管カニューレの種類の確認，日常的な吸引回数，気管への流れ込みの状況，喉頭気管分離術施行の有無，酸素の使用状況，呼吸の評価（喘鳴，酸素飽和度の確認）
4) 実際の口腔ケア

(1) 口腔ケアの姿勢（**図7**）

口腔ケアの姿勢は基本的にもっとも呼吸が楽な状態で，体幹のリラックスが得られる姿勢をとることが重要である．経口摂取を行っている場合は，食事時と同様の姿勢が比較的安静の状態である．

(2) 吸引の準備

口腔ケアの途中に気管吸引がすぐにできるよう，あらかじめ日常的に使用している吸引カテーテルの径を聞いておき，吸引器および吸引チューブを用意しておく．気管への流れ込みが多い場合，頻回な気管吸引が必要である．

(3) 口腔周囲の状況確認

口唇の乾燥，痂疲および剥離上皮膜の付着を確認し，それらの症状がみられた場合は保湿剤をあらかじめ塗布し（**図8**），乾燥を緩和するとともに，痂疲および剥離上皮膜を軟化させておく．また重症児（者）では感覚過敏を認める場合があるため，いきなり口腔内を触らず，頰を触るなど，脱感作を行う必要がある．

(4) 歯ブラシによる歯の清掃（**図9**）

1～2本ずつの歯を対象に歯ブラシを小刻みに動かし，プラークを除去する．歯と歯肉の境目にも歯ブラシが当たるように口唇の排除をしっかりと行いブラッシングす

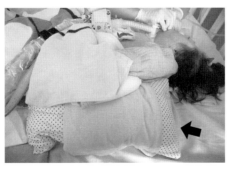

図7　背中に枕（矢印）を挟み，安静姿勢を確保する

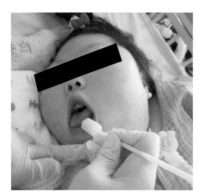
図8 保湿剤の塗布

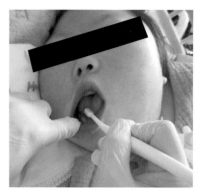
図9 口唇，頬を十分排除してブラッシングする

る．あらかじめ口内炎の有無，動揺歯の有無を確認しておくと口腔ケア時に思わぬ痛みを与えることが少なくなる．口腔ケア時に発生する唾液などの水分は細菌が多量に含まれているので，吸引などで可能な限り回収することが望ましい．気管切開児では気道内圧が低下している可能性があり気管防御機構が働かないことも考えられるので，口腔ケア用ウエットティッシュなどを使用し，痰や唾液などの十分な回収を行う必要がある．口腔ケアの刺激により分泌された唾液が気管に流れこんだ場合は喘鳴，むせを起こすことがあるため，口腔ケアは一時中断し，気管吸引を行う．気管吸引の注意点を図10に示した[5]．

(5) 口蓋，口唇の剥離上被膜の除去

口腔乾燥が著明な場合，口蓋や口唇に剥離上被膜が形成されることがある．剥離上被膜の蓄積は口臭の原因だけでなく，口腔内細菌の異常増殖にもつながる可能性がある．スポンジブラシなどを用いて粘膜を損傷しないよう気をつけながら除去を行う．除去が困難な場合は無理して剥がさずに保湿剤を塗布し，軟化させてから除去すると疼痛や出血などを与えず除去することができる．

(6) 乾燥予防

最後に口唇および口腔内に保湿剤を薄くのばして塗布し，乾燥を防止する．

7．摂食嚥下障害

気管切開児・者にとっては気管切開を行うことによる喉頭拳上の阻害，声門加圧の低下，咳嗽反射の閾値上昇，カフによる食道圧迫という点で嚥下運動に支障をきたすため，多くの場合に嚥下障害を伴う（図11）．またカフ付きカニューレを装着しているからといって，咽頭の運動により貯留物の漏出を完全に防止することは困難であり，誤嚥を防止することはできない．気管切開が長期にわたる重症児（者）では喉頭拳上が不十分なことによる嚥下困難から唾液などの気管流入が多くなり，頻回な吸引を必

- 吸引チューブは気管カニューレの長さ＋1cm
- 吸引チューブの太さはカニューレ内径の1/2程度
- 吸引圧は10～20kPa（150mmHg）カニューレ挿入時から吸引
- 吸引時間　分泌物あり　10秒以内
　　　　　　分泌物なし　5秒以内
- 必ず滅菌操作で行うこと

（医療的ケア研修テキスト, クリエイツかもがわ, p.104～109, 2006より）

図10　気管吸引の注意点

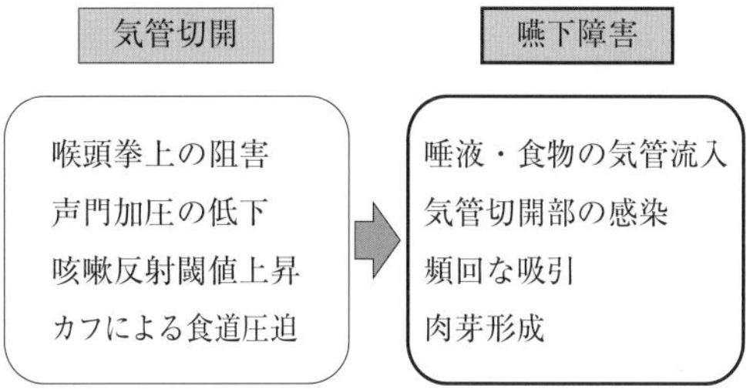

気管切開
- 喉頭挙上の阻害
- 声門加圧の低下
- 咳嗽反射閾値上昇
- カフによる食道圧迫

→

嚥下障害
- 唾液・食物の気管流入
- 気管切開部の感染
- 頻回な吸引
- 肉芽形成

図11　気管切開と嚥下障害

要とすることが多くなる．唾液による気管周囲の感染が肉芽形成を促進するという報告[6～8]もあることから，口腔ケアの重要性はいうまでもない．誤嚥防止術としては，食道と気管を物理的に分離してしまう喉頭全摘術，声門閉鎖術，喉頭気管分離術などがあり，場合によっては気管カニューレから離脱できるケースもある．

　嚥下訓練としては食物を利用する直接訓練よりも，口腔周囲機能の賦活や廃用性萎縮防止の目的で行われる間接訓練が中心となる．特に口腔への刺激が乏しい気管切開児・者では口腔ケアを中心とした口腔周囲マッサージや唾液腺マッサージ，ガムラビングなどの働きかけが重要となる．

加藤　篤（愛知県心身障害者コロニー中央病院歯科，歯科医師）

文　献

1) 日本小児科学会倫理委員会：超重症心身障害児の医療的ケアの現状と問題点―全国8府県のアンケート調査―，2007．
2) 厚生労働省HP医療的ケア児について http://www.mhlw.go.jp/file/06-Seisakujouhou-12200000-Shakaiengokyokushougaihokenfukushibu/0000118079.pdf
3) 内藤浩美，大橋一之ほか：長期経管栄養患者における口腔環境に関する検討，J Jpn Stomatol Soc，52(4)：182～187，2003．
4) 折口美弘，宮野前健：重症心身障害児・者の死亡時年齢からみた死因分析，IRYO，56(8)：476～478，2002．
5) 日本小児神経学会社会活動委員会，北住映二，杉本健郎編：新版 医療的ケア研修テキスト，104～109，クリエイツかもがわ，京都，2015．
6) 高木伸夫，越知康子ほか：乳幼児気管切開の現状，耳鼻臨床，98(6)：493～498，2005．
7) 飯田　覚，細井裕司ほか：気管切開後の後遺症としての気管内肉芽形成，日気食会報，41(2)：140～143，1990．
8) 高松一郎，小河原昇ほか：当院で施行された気管切開症例の合併症の検討，日気食会報，46(3)：266～269，1995．

参考文献

1) 杉本健郎：「医療的ケア」はじめの一歩　介護職の「医療的ケア」マニュアル，第2版，クリエイツかもがわ，京都，2010．

19 病弱児・者

1. 病弱とは

病弱とはもともと医学用語ではなく，主に教育の分野において使用されている用語である．学校教育法施行令第22条の定義では，病弱児・者とは，「慢性の呼吸器疾患，腎臓疾患および神経疾患，悪性新生物その他の疾患の状態が継続して医療または生活規制を必要とする程度のもの．身体虚弱の状態が継続して生活規制を必要とする程度のもの」としている．具体的には小児慢性特定疾患といわれる，悪性腫瘍疾患，循環器疾患，腎疾患，呼吸器疾患，糖尿病・内分泌疾患，膠原病，てんかんなどの疾患を慢性的に有する児・者を示すことが多い．

一方，医療の分野においては病弱児・者の定義は煩雑で著しく多様化しており，小児慢性特定疾患に加えて，筋ジストロフィー，自閉スペクトラム症，重症心身障害などを含める場合もある（図1）．

今回は，厚生労働省における「小児慢性特定疾患治療研究事業の概要」（表1）における対象疾患を中心に述べる．

2. 病弱児・者数の推移

文部科学省の特別支援教育関連資料によれば，1948（昭和23）年から順次増加を認め，1973（昭和48）年で3,463人，1979（昭和54）年で8,313人とピークをむかえ，その後は増減を繰り返しながら減少している．1989（平成元）年で6,107人，1998（平成10）年で4,393人，2003（平成15）年で3,967人となっている．2007（平成19）年以降は18,919人と急増を認めているが，集計手法が変更されたためといわれてい

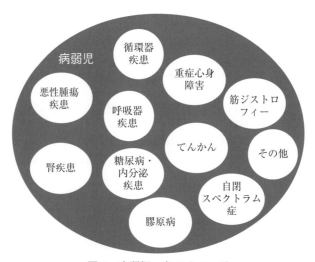

図1 病弱児・者のイメージ

表1 小児慢性特定疾患の対象疾患

疾患区分	疾患名
悪性新生物	白血病, リンパ管腫, 神経芽腫 等
慢性腎疾患	ネフローゼ症候群, 慢性糸球体腎炎, 水腎症 等
慢性呼吸器疾患	気管支喘息, 気管狭窄 等
慢性心疾患	ファロー四徴症, 単室症 等
内分泌疾患	成長ホルモン分泌不全性低身長症 等
膠原病	若年性関節リウマチ 等
糖尿病	1型糖尿病, 2型糖尿病
先天性代謝異常	アミノ酸代謝異常, 骨形成不全症 等
血友病等血液免疫疾患	血友病, 慢性肉芽腫症 等
神経・筋疾患	ウエスト症候群, 結節性硬化症 等
慢性消化器疾患	胆道閉鎖症, 先天性胆道拡張症 等
染色体または遺伝子に変化を伴う症候群	コフィン・ローリー症候群, ソトス症候群 等
皮膚疾患群	眼皮膚白皮症, 先天性魚鱗癬 等

(厚生労働省「小児慢性特定疾患治療研究事業の概要」より)

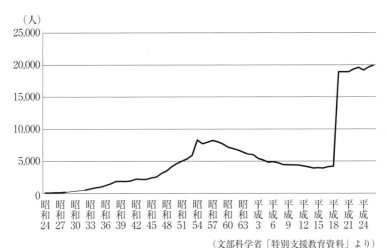

(文部科学省「特別支援教育資料」より)
図2 病弱児・者数の推移

る[1]．それ以降は横ばいの数値を示している（図2）．

3．口腔の特徴

前述した通り病弱児・者というのは定義がさまざまで多様な疾患を含むため，いろいろな口腔内症状を呈するが，原疾患との直接的なかかわりは少なく，そのおかれている環境や継続している全身疾患の治療内容に左右されることが多い．全身疾患に対する管理に主眼がおかれ，口腔内の管理がおろそかになることから，う蝕や歯周病に

罹患するケースが多い．そのため，う蝕や歯周病などへの対応は健常児・者よりもより注意が必要となる．

4．対象疾患と口腔ケア時の注意点
基本的には通法の口腔ケア方法で構わないが，各疾患ごとに注意する点が異なることに気をつける．

1）悪性腫瘍疾患

小児領域では「小児がん」と呼ばれるものを示す．主なものは白血病，悪性リンパ腫・非ホジキンリンパ腫，脳腫瘍である．特に白血病は小児がんの最多数を占め，なかでも急性白血病が多い．その造血機能の障害から，初期症状として歯肉からの出血を認めることがある．自然止血することが少なく，継続的に出血を認めるため，清掃困難となることも多い．また，その治療過程において化学療法を行っている場合は免疫力が低下しており，口内炎の多発や白血球減少における易感染症にも十分留意する必要がある．

2）循環器疾患

主に先天性心疾患において注意が必要となることが多い．先天性疾患でもっとも頻度が高い心室中隔欠損では，抜歯などの観血的処置において感染性心内膜炎などに注意することはいうまでもないが，口腔ケアにおいても重度歯周病を有する場合には，易出血性のことが多い．ブラッシングなどによる感染にも注意し，前投薬の必要性を含めて主治医と十分な情報交換が必要となる．またファロー四徴症などではSpO_2モニタを装着するなど，酸素飽和度や心拍数を観察し，過度に負担をかけないように配慮する．

3）腎疾患

ネフローゼ症候群では，副腎皮質ステロイド剤や免疫抑制剤を使用していることも多く，易感染性や歯周炎の進行には十分注意をする．

4）呼吸器疾患

気管支喘息，過換気症候群といった呼吸器疾患だけでなく，重症心身障害児・者の場合は呼吸自体に問題があるケースも多い．口腔ケア前には呼吸に関する十分な聞き取り（日常的な酸素飽和度，在宅酸素療法の有無，呼吸状態，呼吸トラブル既往など），評価が必要となる．口腔ケア中にも常にSpO_2モニタを装着するなど，その呼吸状態は厳密に観察しながら行う必要がある．

5）糖尿病・内分泌疾患

糖尿病においては歯周病との関連が非常に強く，血糖のコントロール状況（HbA1c，血糖値）を把握しておく必要がある．コントロールが不良の場合は，歯周病の管理も困難であることが多く，その治療に難渋する．また高血糖に伴う口渇を呈する場合，う蝕などにも留意する必要がある．

6）膠原病

若年性特発性関節炎（Juvenile Idiopathic Arthritis：JIA）を有する場合，ステロイドの内服や最近ではメトトレキサート（MTX）や生物学的製剤が使用される場合が多く，全身の免疫力が低下していることが考えられる．歯科治療においても観血的処置が難しくなる場合もあり，歯周病管理には厳重に注意をしなければならない．

7）てんかん

抗てんかん薬による歯肉増殖を認める場合は，相対的に歯周ポケットが深くなっており，口腔管理が不十分になると歯肉炎の悪化や歯周病の進行を認める場合があり，注意を要する．十分な口腔ケアと，ブラッシング指導が必須である．日常的な発作の頻度やコントロール状況を確認しておき，その対処法も聴取しておく．処置中に発作が発現した場合は，落ちついて口腔内から器具を取り出し，様子をみることが必要である（Ⅶ-5 てんかん，p.132）．

8）その他

(1) 筋ジストロフィー

口腔周囲の筋力の低下から巨舌や前歯部の開咬，それに伴う口唇閉鎖困難などの状態を呈す．そのため摂食困難，唾液の嚥下困難など摂食嚥下障害をきたすことも多い．本人によるブラッシングが困難になり，口腔内に食物残渣が停滞しやすい．介助者への十分な指導が必要である．また呼吸機能の低下から気管切開を施行されている場合も多く，呼吸状態を確認（末期では舟漕ぎ呼吸といわれる特徴的な体動が認められることがある），頻回に休憩を入れ呼吸を整えるなど，呼吸の安定を図りながら，口腔ケアを行う必要がある（Ⅶ-7 筋ジストロフィー，p.143）．

(2) 自閉スペクトラム症

口腔内に特徴的な症状は認められないが，幼少期からの慣例化したブラッシング介助が必要となる．家族に対してもブラッシングを拒むため，清掃不良を認めることが多い．幼少期からのブラッシングの練習により，歯磨き習慣の定着化，正しいブラッシング方法などを習得していく必要がある．必要により TEACCH（Treatment and Education of Autistic and related Communication handicapped CHildren）法を利用し，空間の構造化や絵カードの応用などを検討する（Ⅶ-3 自閉スペクトラム症，p.118）．

(3) 重症心身障害

重症心身障害児の口腔内は多様である．その多くが摂食嚥下障害を認めるため，食事形態がペーストや刻み食など口腔内に残存しやすい．また水分に付与する増粘剤により口腔内に食塊の停滞時間が増えるので，日常的に経口摂取を行っている場合は多発するう蝕および歯周炎に注意し，食後の口腔ケアについて介助者への十分な指導が必要である．歯石沈着も特徴的で，歯周病予防のためには頻回な除石を行い，定期的に口腔管理をする必要がある．また胃ろうや経鼻栄養など経管栄養の場合は口腔機能

- 保健師
- 医師
- 家庭児童相談員
- 市町村等の福祉相談担当の職員
- 相談支援事業所の相談支援専門員等
- 福祉サービス事業所の職員
- 地域子どもセンター職員
- 教育相談員，心理学の専門家，理学療法士，作業療法士，言語聴覚士
- 幼稚園教員，保育所の保育士
- 特別支援学校（盲・聾・養護学校）の教員（特別支援教育コーディネーター）
- 小・中学校等の教員（特別支援教育コーディネーター）
- 公共職業安定所の職員

（文部科学省「障害のある子どものための地域における相談支援体制整備ガイドライン」より）

図3　相談支援チームの構成員

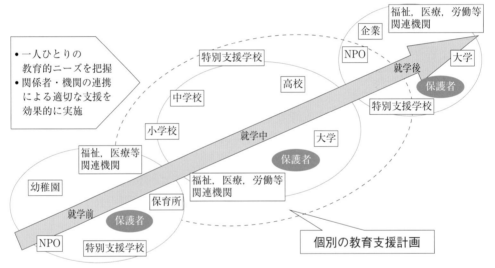

（(独法) 国立特別支援教育総合研究所『「個別の教育支援計画」の策定に関する実際的研究』より）

図4　個別の支援計画と個別の教育支援計画

の廃用性萎縮を防止するため，口腔周囲マッサージなどを行う必要もある．唾液の分泌が減少して口腔乾燥を呈する場合は唾液腺マッサージも考慮する（Ⅶ-17 重症心身障害児・者，p.223）．

5. 多職種連携の重要性

病弱児の生活環境において医療，保健，福祉，教育，労働を考えていくことは非常

に重要なことである．そして病弱児がいかに社会のなかで成長し，生活するうえで日常的な困難を感じているかを知ることがもっとも必要で，それを念頭に支援していくべきである．

　文部科学省は，地域における一貫した相談支援のための連携方策として，多職種の専門チームからなる相談支援チームの設置を提案している（**図3**）．そのなかでは医療だけでなく保健，福祉，教育，労働が連携し総合的評価，情報の共有化をはかりながら，保護者のニーズに応じた適切な関連機関への引継ぎや病弱児・者のライフステージに適した支援を行い，個別の支援計画を確立することが重要である（**図4**）．

加藤　篤（愛知県心身障害者コロニー中央病院歯科，歯科医師）

文　献
1) 日下奈緒美：平成25年度全国病類調査にみる病弱教育の現状と課題，国立特別支援教育総合研究所研究紀要，42：13〜25，2015．

参考文献
1) 宮本信也，土橋圭子：病弱・虚弱児の医療・療育・教育　改訂3版，金芳堂，京都，2015．
2) 厚生労働省　小児慢性特定疾患治療研究事業の概要　http://www.mhlw.go.jp/bunya/kodomo/boshi-hoken05/
3) 独立行政法人国立特別支援教育総合研究所　病弱・心身虚弱教育　http://www.nise.go.jp/cms/keywords/1.-.kwstring.9.html
4) 文部科学省　特別支援教育資料（平成26年度）http://www.mext.go.jp/a_menu/shotou/tokubetu/material/1358539.htm

20 医療的ケアを必要とする児・者

1. 医療的ケアとは

「医療的ケア」とは，家族や看護師が行っている経管栄養注入や痰の吸引などの日常生活に必要な医療的な生活援助行為を指す（**図1**）[1]．治療行為としての医療行為（医行為）とは区別しており，介護や教育などの現場で定着してきた用語である．

「医療的ケア」の内容として，2015（平成27）年度から介護保険法第一部改正法に伴う「社会福祉士及び介護福祉士法の一部改正」により介護福祉士が行う介護の範囲に「喀痰吸引等，日常生活を営むのに必要な行為で，医師の指示のもとに行われるもの」が追加された．これは広く「介護職員等」を対象に研修受講などの一定の条件のもとに喀痰吸引等を認めることになった．現在は医療的ケアとして，痰の吸引（口腔内，鼻腔内），気管カニューレからの吸引，経鼻経管栄養法による栄養注入，胃ろうおよび腸ろうからの栄養注入，自己導尿の補助などがあげられる．

2. 経緯と実態

1）経　緯

（1）教育現場から

「医療的ケア」という用語の発祥は，医療現場からではなく教育現場からであった．医療や看護技術の進歩に伴い，在宅における唾液や痰の吸引，経口摂取困難な場合の胃ろうからの栄養注入，糖尿病の自己インスリン療法および排尿困難な場合の自己導尿療法などが可能になった．これらの行為が病院環境から在宅環境に移行するなかで，小児科領域では従来から家族が代行する形で対応していた．ところが学校環境では，多くの教員が医療系免許をもった者でなければ行えない医療行為であると認識していたため，教育現場では大きな混乱を招いた．

大阪の養護学校校長であった松本嘉一氏が1990（平成2）年1月に開催した全国肢体不自由養護学校会で，「医療的ケア」という用語を初めて使用した[2]．当時は痰の吸引などは，医療に関係するが医療そのものではないことから「医療的ケア」と呼ぶようにした．その後，1998（平成10）年に障害児（者）の療育・医療に携わる関

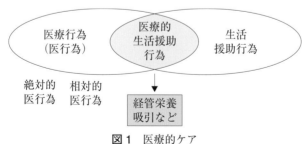

図1　医療的ケア

東地区の医師有志が，一定の条件のもとで教職員などが医療的ケアを行えるかどうかの見解を明らかにするよう厚生省に要望書を提出した．同じく平成10年に文部省「特殊教育における福祉・医療との連携に関する実践研究」が全国の10都道府県の参加で開始され，その実施要綱のなかで「医療的ケア」という用語が使用され，初めて国レベルでの行政文書のなかに登場した．その後，厚生労働省と文部科学省の通知で[3]，2004（平成16）年10月以降，看護師が配置された特別支援学校では，教員が①痰の吸引，②経管栄養，③導尿補助の3つの行為ができるようになった．さらに同年10月に「盲・聾・養護学校における痰の吸引等の取扱いについて」の通知[4]が出された．2005（平成17）年に厚生労働省が「在宅及び養護学校における日常的な医療の医学的・法律学的整理に関する研究会」を設置し，その翌年に「在宅におけるALS以外の療養患者・障害者に対する痰の吸引の取扱いに関する取りまとめ」が報告された[5]．最終的に2005（平成17）年に「養護学校における医療的ケア体制整備事業」で，教員による医療的ケアは「痰の咽頭手前の吸引」，「経管栄養」，「自己導尿の補助」の3つの行為に限定された．

(2) 生活環境から

神経難病の1つである筋萎縮性側索硬化症（ALS，Ⅶ-12, p.176）は，病気の進行に伴い頻回の吸引，気管切開，長期の人工呼吸器管理が必要となる．在宅環境の場合，家族の献身的なケアと多くのボランティアの支援を受けながら生活している．このために日本ALS協会が中心になって厚生労働省や国会に働きかけ，2003（平成15）年2月に「看護師等によるALS患者の在宅療養支援に関する分科会」が厚生労働省内に立ち上がった．非医療職によるケアのあり方を検討した結果，在宅のALS患者に限定して，医師・看護師，家族以外の人（ヘルパーなど）が痰の吸引を行うことを2003（平成15）年7月に通知[6]という形で認めた．

(3) 高齢者施設から

急速な超高齢社会の進展に伴い，2009（平成21）年に「特別養護老人ホームにおける看護職員と介護職員の連携によるケアのあり方に関する検討会」が開催され，翌年にその取りまとめが発表され，厚生労働省通知「特別養護老人ホームにおける痰の吸引等の取り扱いについて」が出された[7]．そのなかで，看護職員との連携のもと，①咽頭手前の吸引，②胃ろうからの栄養注入の2項目について，一定の研修を受けた介護職員によるケアの実施が可能になった．

2) 実　態

医療技術の進歩などにより，従来であれば死に至っていた重症急性期疾患の小児が救命され，急性・重症感染症が減少している．その一方で長期的・慢性的に介護・医療を要する小児や，NICUなどに長期間入院した後，引き続き人工呼吸器や胃ろうなどを使用し，痰の吸引や経管栄養などの医療的ケアが必要な障害児が増加している．NICU長期入院児の年間発生数は，2010（平成22）年以降再び増加傾向を示してい

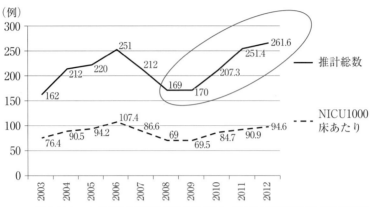

平成23年～25年度厚生労働科学研究費補助金（地域医療基盤開発推進研究事業）
「重症の慢性疾患児の在宅での療養・療育環境の拡充に関する総合研究」（田村正徳）
図2　長期入院児数の推移

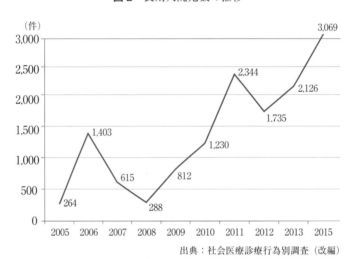

出典：社会医療診療行為別調査（改編）
図3　在宅人工呼吸指導管理料算定件数（0〜19歳）の推移

る（図2）．これは経管栄養，気管切開，人工呼吸器などが必要な児童のうち，約9割がNICU・ICUの入院経験があり，NICU等退院児の約6割以上が吸引や経管栄養を必要としており，約2割が人工呼吸器管理を必要とするなど特に高度な医療を必要としている．

厚生労働省の研究班の報告によると，2005（平成17）年に9,403人であった0〜19歳の医療的ケアを必要とする児（以下，「医療的ケア児」とする）数は，2015（平成27）年には17,078人とほぼ倍増していることが明らかになった．在宅人工呼吸器を必要とする小児患者は急増しており，2005（平成17）年の264人から2015（平成27）年には11.6倍の3,069人にのぼった（図3）[8]．文部科学省の調査では，平成27

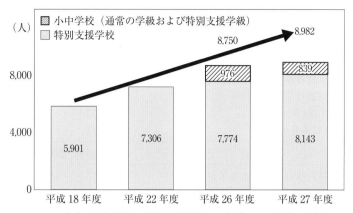

図4 特別支援学校および小中学校における医療的ケアが必要な幼児児童生徒数

年度における医療的ケアが必要な幼児児童生徒数は，全国の公立特別支援学校において5,901人（平成18年度）から1.38倍増加の8,143人（平成27年度）にのぼり，全在籍数の6.1%を占めている（**図4**）[9]．1人の医療的ケア児が複数の医療的ケアを必要とすることも多く，実施している医療的ケアの合計は25,728件であった．これらを医療的ケアの行為別にみると，痰の吸引等呼吸器関係が68.9%，経管栄養等栄養関係が23.5%，導尿等排泄系が2.4%となっている（**表1**）[9]．

胃ろうからの栄養注入である医療的ケアは高齢者にも多く認め，胃ろう造設患者数は，平成22年度の全日本病院協会調査研究によると全国で26万人と推計され，現在は40万人から60万人とも推計されている[10]．NDB（レセプト情報・特定健診等情報データベース）による「胃ろう造設術」の算定件数は，平成26年度の1年間に64,358件あり，一方で「胃ろう抜去術・胃ろう閉鎖術」は2,438件であった．

3）医療的ケアの意義と課題
（1）教職員による医療的ケアの意義と必要性
①教育的意義：第一に教育条件が改善されることが大きい．訪問教育であった生徒が学校での医療的ケアの実施により，通学が可能になることが多い．また学校での医療的ケアが家族に委ねられている場合は，家族の都合や体調によって生徒が欠席せざるを得なくなるが，教職員によって医療的ケアが実施されれば，このような状況が回避される．教職員が医療的ケアに関わることにより，教育内容が深まる，教職員と生徒との関係性が深まるなどの本質的な意義も実践を通して認識される．教育効果として，子どもの精神的成長がみられ母子分離ができる，生活リズムが確立し欠席日数が減少する，さまざまな活動に参加できるようになり表情が豊かになる，発達に応じた自立心が芽生えるなどがあげられる．

表1 行為別の対象児童生徒数（公立特別支援学校）

医療的ケアの項目		H27(人)	(H26)	割合（%）
栄養	●経管栄養（鼻腔に留置されている管からの注入）	1,996	(1,957)	
	●経管栄養（胃ろう）	3,796	(3,414)	
	●経管栄養（腸ろう）	144	(139)	
	経管栄養（口腔ネラトン法）	37	(43)	
	IVH 中心静脈栄養	71	(76)	
	小　計	6,044	(5,629)	23.5%（24.1%）
呼吸	●口腔・鼻腔内吸引（咽頭より手前まで）	4,068	(3,682)	
	口腔・鼻腔内吸引（咽頭より奥の気道）	2,484	(2,291)	
	経鼻咽頭エアウェイ内吸引	167	(169)	
	●気管切開部（気管カニューレ内）からの吸引	2,273	(1,958)	
	気管切開部（気管カニューレ奥）からの吸引	1,237	(1,121)	
	気管切開部の衛生管理	2,605	(2,388)	
	ネブライザー等による薬液（気管支拡張剤等）の吸入	1,891	(1,905)	
	経鼻咽頭エアウェイの装着	170	(153)	
	酸素療法	1,505	(1,371)	
	人工呼吸器の使用	1,333	(1,113)	
	小　計	17,733	(16,151)	68.9%（69.0%）
排泄	導尿（介助）	628	(539)	2.4%（2.3%）
その他		1,323	(1,077)	5.1%（4.6%）
合計（延人数）※		25,728	(23,396)	100.0%（100.0%）
●認定特定行為業務従事者が行うことを許容される医療的ケア項目		12,277		47.4%
医療的ケアが必要な幼児児童生徒数		8,143	(7,774)	

※1名が複数の行為を要する場合は，それぞれ該当する項目に1名分ずつ計上．延人数となる．
●は認定特定行為業務従事者が行うことを許容されている項目

（文部省科学調査結果より）

②医療的意義：医療的ケアが学校現場でも必要に応じて実施されることにより，誤嚥や脱水を予防したり，呼吸困難の防止や軽減が可能になり，健康・生命が維持できる直接的な意義が見い出せる．また教職員が医療的ケアに関わることで，適切な医療的配慮とその対応能力が向上する．結果的に生徒の急変や死亡が減少したとの報告[11]もある．

③福祉的意義：学校への通学が可能になり，家族の負担による医療的ケアが教職員によって実施されることにより，家族の負担軽減が得られる．また兄弟姉妹を含めた

家族のQOLも担保される．障害児・者のライフサイクルのなかで学齢期における福祉的機能を学校現場でも担っている．兄弟姉妹の問題（特に心理的負担）は大きく，心理カウンセリングなどが必要になる場合もあり，学校関係者の対応が重要である．

(2) 医療的ケアの課題

文部科学省の2006（平成18）年5月調査では，医療的ケアが必要な生徒が在籍する全国の特別支援学校642校のうち，4割に看護師が配置されていない．東京都や徳島県などでは全校に配置されている一方で，配置されている学校が1割に満たない県があるなど，地域格差がみられる．また医療的ケア児の約6割が障害福祉サービスなどを利用していない現状もある．育児や療育，在宅生活等の全般に関する相談先としては，医療機関の職員が8割弱，福祉サービス事業所等の職員が約3割であるなど，多くの保護者が複数の相談先をあげている[12]．

高齢者では胃ろうによる栄養注入する人も急増しており，高齢者施設での大きな介護負担になっている．一方で（社）日本老年医学会が実施主体となり，厚生労働省平成23年度老人保健健康増進等事業「高齢者の摂食嚥下障害に対する人工的な水分・栄養補給法の導入をめぐる意思決定プロセスの整備とガイドライン作成」[13]が提示された．胃ろうの是非についても，生死観も含めた議論が求められる．

3. 法律上の問題点

1) 違法性阻却（そきゃく）

医療的ケアは本来，医師の指導のもとに保護者や看護師が日常的・応急的に行っている経管栄養，痰の吸引などの医行為にあたる．日常的な生活援助行為とは別に医療的生活援助行為に該当するが，現在でもこれらの行為は医療行為（医行為）として国は判断している[11]．

医師法第17条で「医師でなければ，医業をなしてはならない」と規定されている．この医業とは，当該行為を行うにあたり，医師の医学的判断および技術をもってするのでなければ人体に危害を及ぼし，または危害を及ぼすおそれのある行為（医行為）を，反復継続する意思をもって行うことであると解している．また保健師助産師看護師法第37条で「保健師，助産師，看護師又は准看護師は，主治の医師又は歯科医師の指示があった場合の外，診療機械を使用し，医薬品を授与し，又は，医薬品について指示をなし，その他医師もしくは歯科医師が行うのでなければ衛生上危害を生じるおそれのある行為をしてはならない」と規定されている[11]．そのために看護師による医療的ケア実施については，医療機関以外での場所や保険診療の枠外の場合でも主治医の指示があれば差し支えない．絶対的医行為とは医師でなければ行うことができない行為で診断，手術，処方などがあげられる．相対的医行為は看護師や診療放射線技師等が診療補助として採血，X線撮影など多くの医療行為が認められている．

「違法性阻却」とは形式的には法律に抵触するが，実質的には違法性を問われない，

処罰されないことを意味する．実質的違法性阻却の条件として，目的の正当性，手段の相当性，法益衡量＊，法益侵害の相対的軽微性＊＊，必要性・緊急性＊＊＊があげられる．厚生労働省は医療的ケアについて，2004（平成16）年に看護師の適正な配置など医療安全の確保が確実になされるような一定の条件のもとで，特別支援学校においては教員による「痰の吸引等の限定された医療的ケア」を許容することはやむを得ないとして，実質的違法性阻却と判断した[11]．

2）医療的ケアに対する法制化

（1）医療的ケアにおける特定行為の認定

前項までに医療的ケアが「違法性阻却」の考えに基づいて，医療的生活援助行為として実施していることを説明した．これはあくまでもさまざまな医療的ケアの行為が「医行為」として国は判断しており，その観点からグレーゾーンの要素を含んでいた．医師や看護師等の免許を持たない者は医行為を反復継続する意思をもって行うこと（業）はできないが，2012（平成24）年の社会福祉士および介護福祉士法の一部改正により看護師等の免許を有しない者も，医行為のうち痰の吸引等の5種類の特定行為に限り，研修を修了し都道府県知事に認定された場合には「認定特定行為業務従事者」として，一定の条件のもとで制度上実施できることとなった[14]．この法制化により医療的ケアが介護職などの「業」として対応することが可能になり，さらに広く研修を修了した場合には学校教員もその対象となり，完全に合法化された（**表2**）[15]．

学校における医療的ケアは，5種類の特定行為を認定された教員等が登録特定行為事業者において実施可能である[15]．特定行為は①口腔内の喀痰吸引，②鼻腔内の喀痰吸引，③気管カニューレ内の喀痰吸引，④胃ろうまたは腸ろうによる経管栄養，⑤経鼻経管栄養である．なお特定行為以外の学校で行われている医行為については，看護師等で実施することになる．本人や家族の者が医療的ケアを行う場合は，実質的違法性阻却とされる．

（2）喀痰吸引等の研修制度

介護保険法等一部改正法により，2015（平成27）年度以降は介護福祉士がその業務として喀痰吸引等を行うことが可能となった．そのために介護福祉士養成施設の養成課程においても，医療的ケア（喀痰吸引等）に関する教育を行うことが必要になった[16]．教育内容と時間数については，不特定多数の者対象の第1号研修および第2号研修では基本研修として講義形式で実時間50時間以上で，演習として喀痰吸引は口腔（5回以上），鼻腔（5回以上），気管カニューレ内部（5回以上），経管栄養は胃ろうまたは腸ろう（5回以上），経鼻経管栄養（5回以上），救急蘇生法（1回以上）が求め

＊　　特定の行為による法益侵害と，その行為を行うことにより達成されることとなる法益とを比較した結果，相対的に後者の法益の方が重要であること
＊＊　 当該行為による法益侵害が相対的に軽微であること
＊＊＊　法益侵害の程度に応じた必要性・緊急性が存在すること

表2 教員が行う痰の吸引等に関する法制化前後の比較

	法制化前	法制化後
法的根拠	なし （違法性阻却の考え方）	あり
対象範囲	口腔，鼻腔内 経鼻経管，胃ろう，腸ろう	口腔，鼻腔内， 気管カニューレ内吸引 経鼻経管，胃ろう，腸ろう
実施要件	研修修了	研修修了（認定） 特定事業者
看護師との関係	常駐	連携
実施場所	原則校内	限定なし

られる[16]．第1号研修と第2号研修の違いは，第1号はすべての特定行為を含んだ実地研修があり，第2号は気管カニューレ内の喀痰吸引と経鼻経管栄養の実地研修が除外されている．特定の者対象は第3号研修で基本研修（講義と演習）は9時間で，実地研修は該当者に対するそれぞれの特定行為に限定して，その知識と技能を習得する．

上記の喀痰吸引等の研修を行う施設は登録研修機関であり，登録事業者や養成施設もその機関となる．それぞれの研修が修了した場合，認定特定行為業務従事者として登録する．

(3) 研修施設および認定特定行為業務従事者認定の実態

2016（平成28）年4月現在の登録事業者数は18,284か所（老人13,886か所，障害4,037か所，生活保護5か所）で，登録研修機関数は807か所（第1号研修：231か所，第2号研修：322か所，第3号研修：254か所），認定特定行為業務従事者認定件数は第1号研修5,660件，第2号研修24,043件，第3号研修62,331件である[17]．介護福祉士養成施設での教育体制も整備され，医療的ケアを学んだ介護福祉士が毎年4万人程度誕生している．

3) 障害者総合支援法および児童福祉法に関わる医療的ケアの位置づけ

平成30年4月から施行する障害者総合支援法および児童福祉法の一部改正によって，障害者が自らの望む地域生活を営むことができるよう，生活と就労に対する支援の一層の充実や高齢障害者による介護保険サービスの円滑な利用を促進するための見直しを行う．さらに障害児支援のニーズの多様化にきめ細かく対応するための支援の拡充を図るほか，サービスの質の確保・向上を図るための環境整備等を行うこととした．同法の第56条の6第2項に，「地方公共団体は，人工呼吸器を装着している障害児その他の日常生活を営むために医療を要する状態にある障害児が，その心身の状況に応じた適切な保健，医療，福祉その他の各関連分野の支援を受けられるよう，保

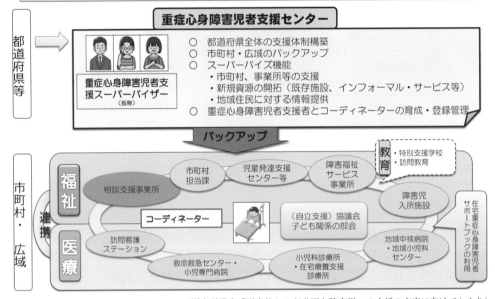

（厚生労働省「医療的ケアが必要な障害児への支援の充実に向けて」より）
図5　重症心身障害児等の地域支援に関するモデル事業の概要（平成27年度〜）

健，医療，福祉その他の各関連分野の支援を行う機関との連絡調整を行うための体制の整備に関し，必要な措置を講ずるように努めなければならない」と規定され，地方自治体に医療的ケアに関する支援体制作りの努力義務が課せられた．今回の法改正で，初めて医療的ケアを要する障害児・者への適切な支援体制に言及した（図5）．

4）医療的ケアに該当しない日常的ケアの範疇

医療機関以外の高齢者や障害者の介護現場などにおいて判断に疑義が生じることの多い行為で，原則として医行為ではないと考えられるものを2005（平成17）年に厚生労働省より下記の通り通達した[18]．

①水銀体温計・電子体温計により腋下で体温を計測すること，および耳式電子体温計により外耳道で体温を測定すること，②自動血圧測定器により血圧を測定すること，③新生児以外の者であって入院治療の必要がないものに対して，動脈血酸素飽和度を測定するため，パルスオキシメータを装着すること，④軽微な切り傷，擦り傷，やけど等について，専門的な判断や技術を必要としない処置をすること（汚物で汚れたガーゼの交換を含む），⑤皮膚への軟膏の塗布（褥瘡の処置を除く），皮膚への湿布の貼付，点眼薬の点眼，一包化された内用薬の内服（舌下錠の使用も含む），肛門からの坐薬挿入または鼻腔粘膜への薬剤噴霧を介助することなどがあげられた．そのほかのケアとして，①爪そのものに異常がなく，爪の周囲の皮膚にも化膿や炎症がなく，

かつ糖尿病等の疾患に伴う専門的な管理が必要でない場合に，その爪を爪切りで切ることおよび爪ヤスリでやすりがけすること，②重度の歯周病等がない場合の日常的な口腔内の刷掃・清拭において，歯ブラシや綿棒または巻き綿子などを用いて，歯，口腔粘膜，舌に付着している汚れを取り除き，清潔にすること，③耳垢を除去すること（耳垢塞栓の除去を除く），④ストマ装具のパウチにたまった排泄物を捨てること（肌に接着したパウチの取り替えを除く），⑤自己導尿を補助するため，カテーテルの準備，体位の保持などを行うこと，⑥市販のディスポーザブルグリセリン浣腸器を用いて浣腸することなどである．特に②に関する日常的な歯ブラシなどによる口腔ケアは大きな制約はなく，医療関係者が行う専門的口腔ケアとは分けて対応する．

なお介護職員が行ってはいけない医行為として，摘便，褥瘡の処置（消毒，薬塗り），インスリンの自己注射，血糖測定などがある．

4．医療的ケアの対象となる児・者

喀痰の吸引や経管栄養などの医療的ケアの対象となる障害の多くは，重度の呼吸障害や摂食嚥下障害などを合併している．そのために原因疾患は多様であり，複数の疾患にまたがり重症化しているケースが多い．本書では脳性麻痺（Ⅶ-4, p.124），脊髄損傷（Ⅶ-8, p.153），パーキンソン病（Ⅶ-10, p.166），脊髄小脳変性症（Ⅶ-11, p.171），筋萎縮性側索硬化症（Ⅶ-12, p.176）などの疾患が医療的ケアに該当する．さらに対象となる状態像として，内部障害（Ⅶ-15, p.192），難病（Ⅶ-16, p.217），重症心身障害児・者（Ⅶ-17, p.223），気管切開児・者（Ⅶ-18, p.230），病弱児・者（Ⅶ-19, p.236）などがあげられ，それぞれの項目に該当する障害の対応に医療的ケアが必要となる．中途障害の重度脳血管障害や交通事故などによる頭部外傷後遺症では，気管切開や胃ろうによる栄養管理がなされているケースも多い．

呼吸機能と摂食嚥下機能をコントロールする口腔機能は重要であり，口腔機能の障害や低下をきたす疾患や障害が直接，医療的ケアにつながっている．その観点から医療的ケアに対する歯科医療関係者による役割は大変重要である．

医療的ケアのひとつである導尿の適応となる疾患や障害は，二分脊椎，脊髄損傷，脳血管障害などの神経因性膀胱や高齢者の前立腺肥大症による下部尿路通過障害があげられる．

5．医療的ケア児・者のライフステージ

医療的ケア児・者への対応において，どんなに重い障害があっても十分な在宅支援が実施できる体制が望ましい．在宅ではケアの担い手は家族が主体となるが，医師や看護師をはじめ多くの人が関わるので，多職種連携と情報の共有化が求められる．在宅支援では生活の質を高めることやレスパイト（一時的な休息）を含めた家族を支える体制，重症化を予防するなどの視点が重要である．

表3 医療的ケア児・者のライフステージ・生活場所

出産	乳幼児期	学齢期	卒後　成人期	…高齢期（死）
新生児 超低出生体重児 奇形，低酸素性脳症 病院・NICU 300人 新生児医師	退院 在宅へ 家族介護 （一部小児科入院，重症児施設へ） 3,000人 小児神経や小児科医師	学校へ 学校内 通学 放課後 長期休暇 教員，看護師，家族 7,000人 同左，学校医も	入所施設（療養施設，病院入院） すべて地域で介護＋医療？ 家族の高齢化 病態の重症化 3,000人（障害） ＋1万人（難病） ＋1万人（中途障害） 同左，神経内科，脳外科	家庭で最後？ 病院：医療療養病床（医療保険）＋介護療養病床 介護施設：老健（介護保険） 特別養護老人 胃ろうで40万人 訪問医師 老人科
気管軟化症 栄養障害 肺の未成熟 児童家庭局	退院後も医療的ケアを継続する 児童家庭局	新たな医療的ケアが体格の向上とともに急増する 文科省 社会援護局	事故後遺症 成人発症難病 自死後遺症 社会援護局	ねたきり 嚥下障害 逆流現象から胃ろうへ 老健局

　以上のような生活をつなげる在宅支援のなかで，医療的ケアを必要とする障害児・者のライフステージごとの課題を概説する（**表3**）[19]．

1）乳幼児期（0～3歳）

　出生後の医療機関での入院生活から在宅生活への移行が行われる時期で，家族を中心としてさまざまな支援が必要な時期である．現時点では，乳幼児期に関わる医療的ケアを十分に支援する体制はほとんどないのが現状である．病院内での医療を中心とした生活環境から家庭での生活に移行するにあたり，家庭内の環境整備や家族による介護や医療的ケアを覚えて習熟することにサポートの重点がおかれる．可能であれば，ケアプランに訪問看護を組み入れる．また介護する家族の職場復帰や就労に関する支援も今日的な課題となっている．そのほかに在宅生活の環境整備，支援体制の確保，医療的ケアや在宅リハビリテーションの導入と指導，介護や医療的ケアの負担軽減，仲間づくり，家族の心理面のサポート，健康管理と急性疾患対応（入院を防ぐ予防的医療）などが課題としてあげられる．

2）未就学期（4～5歳）

　障害児地域療育センターの利用が始まる．重度の医療的ケアが必要な場合は，母子通園が求められることがある．通園バスが利用できない時は療育センターまでの移動

手段の確保が課題になる．障害が安定期に入り，家族自身の生活が確立しつつある時期になる．そのほかの課題としては健康管理と急性疾患対応（入院を防ぐ予防的医療），定期的なレスパイト利用，介護する家族の就労支援，障害児保育などがあげられる．

3）学齢期（6〜17歳）

学齢期での支援には，特別支援学校での看護師や信頼関係にある教員が医療的ケアを担っている．通学困難な児童では，家族が医療的ケアを担っている．特別支援学校への通学は学校からの送迎はあるが，バスポイントまでの移動は保護者が行うことになる．また障害や医療的ケアの状況によっては送迎バスが利用できず，家族が送迎せざるを得ないことがある．登校時間中も校内での付き添いが必要になったり，容態の変化によって家族が学校に駆けつけなければならないこともある．本人の成長に伴い，介護負担が増加したり，医療的ケアの内容に変化が生じることもある．そのほかの課題として放課後の活動の場や居場所の確保，健康管理と急性疾患対応（入院を防ぐ予防的医療），定期的なレスパイト利用，学校との生活面や医療面での連携，進路先の確保，介護する家族の就労支援などがあげられる．

4）成人期（18歳以降）

卒業後の進路として，日中の活動の場を確保していくことが重要になる．医療的ケアの必要により，通所先やサービスの選択の障壁となる場合がある．本人が多様な経験をする機会を広げていく時期でもあり，同時に高齢化する家族の介護負担の軽減のためにも，適切で計画的な障害福祉サービスなどの導入が必要である．通所先やグループホーム，短期入所などを利用するための移動手段の確保も課題となる．そのほかの課題として，健康管理と急性疾患対応（入院を防ぐ予防的医療），定期的なレスパイト利用，生活の場の確保，加齢に伴う身体状況の変化などへの対応，家族の高齢化に伴う対応，成年後見制度の導入に関する検討などがあげられる．

5）高齢期（65歳以上）

高齢化に伴う内科疾患の増加やサルコペニアなどの筋力低下によるさまざまな機能低下をきたし，結果的に胃ろうによる栄養管理や呼吸不全などによる喀痰の吸引など多くの医療的ケアが必要となる．一方で障害が重い人の高齢期はさらに障害が重度化し，生活全般にわたる介護が継続される．障害者を支えてきた家族自身も高齢による要介護状態になったり，または死亡により介護支援が困難な状況に陥ることもある．現在，高齢障害者への対応や支援のあり方などが，大きな社会問題として注目されている．

65歳以上の障害者も介護保険の被保険者に該当するが，サービスの内容や機能からみて障害福祉サービスに等しい介護保険サービスがある場合は，基本的に介護保険サービスを優先して受けることになる．ただし介護保険サービスに相当するものがない障害福祉サービス固有のものとして，行動援護，自立訓練（生活訓練），就労移行支援，就労継続支援などについては，障害者総合支援法によるサービスを受けること

ができる．さらにそのほかのサービスについても，介護保険によるサービスを特定し，一律に当該介護保険サービスを優先的に利用するものとはせず，障害福祉サービスの利用に関する具体的な内容を聴き取りにより把握したうえで，申請者が必要としている支援内容を介護保険サービスにより受けることが可能か否かを適切に判断することになる．障害者総合支援法では障害者支援区分の認定を受けるが，介護保険法では要介護認定を受けて介護サービス計画の作成が必要になる．

6. 医療的ケアの内容

現在，医療的ケアに関する手技については，介護福祉士養成施設の養成課程において医療的ケア（喀痰吸引等）に関する教育を行うことになっており，さまざまな手引きやマニュアルが作成されている．法制化された医療的ケアは非医療職が実施することもあり，その内容に一定の制限が加わっている．一方で医師や看護師をはじめ，歯科医師，歯科衛生士および言語聴覚士の医療職については，鼻腔や口腔からの喀痰の吸引では咽頭までの吸引が可能である．さらに気管切開における喀痰の吸引でも気管カニューレ内を超えた気管内までの吸引も必要に応じて行うことができる．これは医療行為としての口腔ケアや摂食嚥下リハビリテーション（摂食機能療法）を実施するにあたり，口腔・鼻腔からの吸引やさまざまな経管栄養が求められるためである．ただし歯科衛生士および言語聴覚士に関しては，主治医の指示のもとで一定の研修を研鑽した者が実施することが望ましい．

1）痰の吸引

痰は，気管，気管支，肺胞における分泌物で，滲出液，細菌・ウイルス・塵埃（じんあい）などからなり，気管支粘膜の上皮細胞の線毛により絶えず口腔の方へ送り出されている．痰の喀出は生体防御機構の1つであり，吸い込まれた塵埃や細菌，ガスなどが肺胞に達する前に除去している．気管支腺や気道の細胞から分泌される粘液は，気管支表面を覆い，吸入された外気に適切な湿度を与え，温度を調節する．

痰の喀出には，①粘性の調整（移動しやすい適度な粘性），②重力，③咳嗽力が必要である．下記の状況になって痰が気道に貯留すると，吸引・排痰ケアが必要となる．

①痰の粘性が高くなり痰が移動しにくい状態
②寝たきりで重力による痰の移動がなされない状況
③疼痛などによって咳嗽が行えない状況

気道感染，肺水腫などで気道が刺激され，粘液生成が増加することで痰の量は増える．

痰の貯留によって，窒息，無気肺，肺炎，気道や肺の損傷などが生じるため，これらを予防する目的で吸引・排痰ケアを積極的に行う．

(1) 口腔からの吸引（図6）

鼻腔や気道粘膜から出血がみられる場合，あるいはその危険性がある場合は十分に

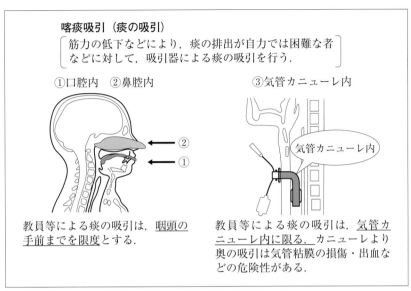

(文部科学省「学校における医療的ケアの必要な児童生徒等への対応について」より)
図6　教員等が行うことのできる医療的ケア（喀痰吸引）

注意をはらう．また食後や栄養剤の注入直後の吸引はなるべく避ける．食後2時間以内の吸引は嘔吐するリスクがある．

　吸引カテーテルは適切な太さを選択する．太すぎると過度な陰圧がかかり無気肺の原因となり，細すぎると効果的な吸引ができない．

　最初にバイタルサインを確認し，次いで聴診を行って呼吸状態を確認する．吸引器に吸引用チューブをセットし，吸引圧は20 kPa（150 mmHg）を超えないように設定する．カテーテル挿入の長さは耳たぶから鼻の先端までの距離を測り，この長さが鼻腔内吸引の際の挿入の長さとする．一般的には成人で口腔内が10～13 cm，鼻腔内が15～20 cmであり，口腔内吸引では鼻腔内吸引で設定した長さより5～6 cm短めを目安とする．ゆっくりとカテーテルを口腔内に挿入し，適切な吸引圧をかけながら，カテーテルを回しながら吸引する．1回の吸引操作で10秒以上の吸引圧はかけない．挿入開始から終了までは15秒以内とする．挿入時に不必要に口蓋垂や咽頭後壁を刺激しないよう注意する．また深く挿入しすぎないようにし，成人の場合，挿入する長さの上限は13 cmである．嘔吐した場合は顔を横に向けて，誤嚥を防ぐ処置をとる．連続吸引する場合は必ず間隔をしっかりあけて実施する．再挿入ごとにカテーテルの外側をアルコール消毒綿で消毒し，カテーテル内腔には水道水で通水して，吸引状態を確認する．

　最後は呼吸音を聴取し，呼吸苦や気分不快がないか確認する．

(2) 鼻腔からの吸引（図6）
基本的には口腔からの吸引と同様の対応を行う．

鼻腔からの吸引では挿入の長さは上限20 cmである．鼻腔内への挿入は，カテーテルを鼻孔からまっすぐ静かに挿入し，最上部まできたら顔の外側に向かって弧を描くように進めるとスムーズに入りやすい．鼻中隔湾曲や鼻粘膜肥厚などがあると，カテーテルの挿入が困難なことがある．無理な挿入は鼻出血や痛みを伴うことがあるので，注意しながら対応する．吸引圧は20 kPa以下で対応する．1回の吸引操作で，10秒以上の吸引圧はかけない．挿入後はカテーテルを回しながら吸引する．口腔内吸引と同時に行う場合は，吸引の必要性が高い方（分泌物の貯留が多い方）から吸引する．一般的には，苦痛が少ないとされている口腔内から先に行うことが多い．

(3) 気管カニューレからの吸引（図6）
気管吸引の際の合併症に十分に注意する．気道粘膜の損傷・出血などの生命に危険を及ぼす有害事象が生じたり，病態悪化をきたすことがある．

気管吸引カテーテルの選択法は，気管チューブの内径の1/2～1/3を選択する．通常は10Fr，12Frを使用する．滅菌カテーテルを使用し，1回ごとに廃棄する．口腔・鼻腔内吸引に使用したカテーテルは気管吸引には使用しない．

パイロットバルーンにカフ圧計を接続し，気管チューブのカフ圧が適切（20～30 cmH$_2$O）かどうか確認する．またパルスオキシメータなどで呼吸状態を把握しながら気管吸引を行う．先に口腔・鼻腔内吸引を行うことによって，咽頭部の分泌物を事前に吸引し気道への分泌物の流れ込みを未然に防ぐ．

人工鼻が装着されている場合は取り外す．カテーテルの通水は滅菌蒸留水で行い，カテーテルの滑りをよくする．挿入するカテーテルの長さは気管切開チューブで5～11 cm，気管分岐部に当たらない位置まで外に出ているカテーテルの長さは17～20 cmである．なお経鼻気管チューブで23～26 cm，経口気管チューブで19～24 cmである．吸引圧は20 kPa以下とする．1回の吸引操作で10秒以上の吸引圧はかけない．なお医療的ケアで認められている気管内吸引は気管カニューレ内の吸引で，気管カニューレを超えて気管分岐部までの吸引は認められていない．

最後に体位を整えカフ圧を確認し，呼吸状態を観察し，人工鼻を再装着する．気管切開児・者（Ⅶ-18, p.230）を参考にする．

2) 栄養注入
さまざまな障害や疾患により摂食嚥下機能が障害され，経口摂取困難で栄養障害を引き起こしたり誤嚥により肺炎や発熱などの全身状態が悪化することがある．特に重症心身障害児・者ではさまざまな摂食嚥下障害の要因が考えられる（図7）[20]．また，それが栄養障害の悪循環を引き起こすため，経管栄養による管理が必要になる（図8）[20]．

(1) 経鼻経管からの栄養注入（図9）
経鼻経管の挿入方法：挿入予定のチューブの長さ［眉間からみぞおちまでの長さ＝

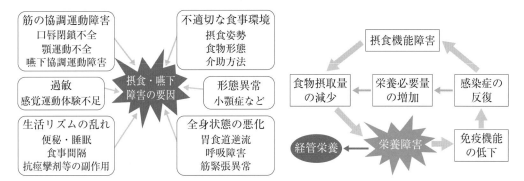

図7 摂食嚥下障害の要因

図8 栄養障害の悪循環

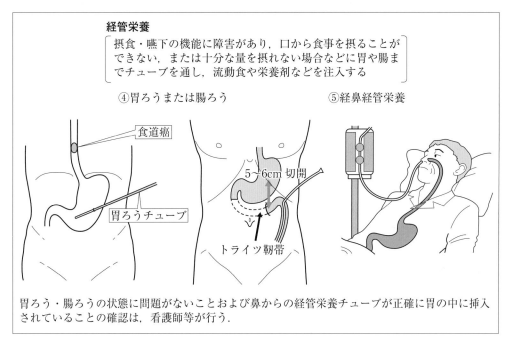

経管栄養
摂食・嚥下の機能に障害があり，口から食事を摂ることができない，または十分な量を摂れない場合などに胃や腸までチューブを通し，流動食や栄養剤などを注入する

④胃ろうまたは腸ろう　　　⑤経鼻経管栄養

胃ろう・腸ろうの状態に問題がないことおよび鼻からの経管栄養チューブが正確に胃の中に挿入されていることの確認は，看護師等が行う．

(文部科学省「学校における医療的ケアの必要な児童生徒等への対応について」より)

図9 教員等が行うことのできる医療的ケア（経管栄養）

（身長/4＋5）cm］を測定し，マジックでチューブに印をつける．口腔・鼻腔内は事前にしっかりと吸引しておく．鼻孔からゆっくりとチューブを挿入し，5～7 cm のところ（鼻腔の奥）で当たる感じがしたら，咽頭部の方向（内下方）に向きを変えて進める．鼻孔から10～15 cm のところで咽頭部から食道にチューブを挿入するが，つかえたり咳込んだりすることがあるので，少しチューブを戻して落ち着いたら唾液を飲み込むタイミングに合わせてチューブをさらに進める．チューブが印の位置まで挿入したら，テープでしっかりと固定する．

チューブ先端位置の確認：チューブから胃内容を引いて確認する．透明な胃液が少

量引けてくる．その次にシリンジに空気を5ml（小児），もしくは10ml（成人）程度入れ，聴診器で腹部上部（みぞおち）に当て，音（ゴボ，ボコ）のエア確認を行う．栄養注入前には再度，鼻からチューブをたどって栄養剤のボトルまで確認する．チューブの先端位置の確認が不十分な場合は，胸部X線撮影を行うこともある．

　栄養注入の手順：経鼻経管のチューブより前吸引を行い，胃内容を確認する．姿勢を整えて，食事の雰囲気を作る．注入する栄養剤を適当な温度にしてチューブに接続する．注入速度を調節する．標準的には成人で1時間に200ml程度とされている．個人差があり，少し注入速度が速いと下痢やダンピング症候群*に陥る人もいるので，その人に合わせた注入速度を設定する．注入中は十分な観察を行う．注入開始直後に顔色が悪く呼吸状態が不良な場合は，チューブが口腔内に戻り栄養剤が肺に誤嚥した可能性があるので，すぐに注入は中止して救急対応を行う．注入して数分から30分の間に少し苦しそうな場合は早期ダンピング症候群か，消化管運動による腹痛の可能性が高いので，注入速度を確認して落ち着いたらゆっくりと再開する．注入中に喘鳴がする場合は，唾液の貯留や胃食道逆流症などの可能性があるので，口腔内吸引を行い姿勢を整える．注入が終了したら，チューブの中に微温湯を通して，チューブ内を詰まらせないようにする．最後にチューブのキャップも忘れないように行う．

　経口経管栄養とは間欠的にチューブを挿入し，飲食するときだけの経管栄養であり，口腔ネラトン法（OE法）ともいわれる．

（2）胃ろうからの栄養注入（図9）

　胃ろうの適応：長期間の経口摂取困難な場合や経鼻経管が挿入困難な場合で，さらに経鼻経管栄養による不快感や苦痛が非常に強い人が対象となる．

　胃ろう造設術：小児では全身麻酔で手術を行う．側弯が強い人や以前に腹部手術の既往がある人の場合は，開腹手術により胃ろう造設を行う．最近，経皮内視鏡的胃ろう造設術（Percutaneous endoscopic gastrostomy：PEG）は胃カメラを利用して胃ろう造設を行う．この術式の特徴は手術侵襲が少なく，傷口も小さく入院期間も短縮できることである．長期寝たきりの人や側弯が強い人の場合は，胃食道逆流症（GERD）を合併することがある．このGERD治療の目的で噴門形成術と同時に行うこともある．

　胃ろうのタイプ：大きく4つのタイプに分類される．胃側の形状で「バルン型」と「バンパー型」があり，腹部の外側の形状で「ボタン型」と「チューブ型」に分けられる．バルン・ボタン型胃ろうは注入口にボタン状の蓋があり，栄養剤を注入する際に別の接続チューブをつなぐ．胃の内側にあるストッパーはバルン状になっており注入口から水を入れてバルンを膨らませて固定する．バルン・チューブ型胃ろうは外側

---

*　主に胃切除を受けた人が，食後に吐き気，嘔吐，めまい，脱力感，発汗，心悸亢進などの症状を示す症候群である．主因は食物の急速な小腸内への移動で，経管栄養の速い注入などでも生じる．

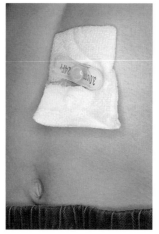
図10 ボタン型胃ろう

表4 経腸栄養剤の種類（窒素源からみた分類）

	消化態経腸栄養剤 窒素源がアミノ酸 または低分子ペプチド	半消化態経腸栄養剤 窒素源が蛋白質
液状	ツインライン	ラコール エンシュア・リキッド エンシュア・H ハーモニック-M ハーモニック-F
粉末	エレンタール エレンタールP	クリニミール

（2007年2月各製品添付文書より）

の胃ろうがチューブ状になっており，直接栄養セットに接続ができる．バンパー・ボタン型胃ろうは胃の内側のストッパーはバンパー状の形態になっている（図10）．バンパー・チューブ型胃ろうは胃の内側がバンパーのストッパーで，栄養セットに接続するところはチューブ状になっている．

経腸栄養剤について：経腸栄養剤は，消化態経腸栄養剤と半消化態経腸栄養剤に分類される（表4）．注入する栄養剤の種類や1回の注入量，注入速度は主治医の指示に従って対応する．白湯やジュースなどの水分はそのまま胃ろうから注入できるので，水分の追加補給は可能である．なお，この経腸栄養剤は薬剤として処方され，食品の分類に該当しない．最近はGERD予防のために半固形化する増粘剤やゲル化剤が開発されて，注入時間の短縮などにつながっている．

胃ろうの取り扱い：胃ろう造設術後の創傷が安定すれば，痛みが生じることはない．

入浴やプールなども可能で，胃のなかに湯や水が侵入することはない．胃ろう周辺の消毒は不要で,周辺の皮膚は石鹸などでよく洗って清潔にする．経口摂取も併用でき，栄養状態が改善し経口摂取が十分にできるようになれば,胃ろうの抜去が可能になる．その際，胃ろう抜去後のろう孔は数日で自然に閉鎖する．

　胃ろうの交換：胃ろうは長期間の使用で，胃ろう本体や接続チューブ，栄養セットが劣化する．そのために胃ろうは定期的に交換する必要がある．バルン型胃ろうはバルンのエアを抜くことで簡単に抜去でき，新しいバルン型胃ろうを同じろう孔から挿入する．このタイプのものは1～2か月ごとに交換する．バンパー型胃ろうは特別な器具を用いて胃ろうを抜き取り,新しいバンパー型胃ろうを同じろう孔から挿入する．このタイプのものは4～6か月ごとに交換する．

　胃ろうの合併症：①下痢：栄養剤の注入が早すぎたり，栄養剤が冷えていたりすると起こしやすい．決められた注入速度を守る．②腹部膨満：胃にガスが貯まることによって生じる．症状が進むと嘔気や嘔吐をきたす．胃のなかの残留量を確認し，いつもよりゆっくりと注入する．ボタン型胃ろうでは，減圧チューブを接続して胃内のガスを抜く．チューブ型胃ろうでは，チューブの蓋を開放して胃内のガスを抜く．③嘔気，嘔吐：この症状が出現した場合は，胃ろうのボタンやキャップ（チューブの蓋）を開放する．噴門形成術を施行していない場合は,栄養注入時は必ず上半身を起こし，注入終了後も1時間ぐらいはその姿勢を保つ．バルン型胃ろうでは，胃内にあるバルンが十二指腸に入り込んで嘔気，嘔吐が出現することがある．そのためにバルンの水を抜くことにより胃ろうの先端が胃に戻り，再度水を注入して先端を胃のなかに固定する．嘔気，嘔吐が出現した時は，しばらく栄養注入を中止して経過観察する．それでも嘔気が続いたり，血液や胆汁（濃い黄色から緑色）を嘔吐した時は主治医に連絡する．④栄養剤の漏れ：胃内が栄養剤やガスで充満すると，その圧で胃ろうチューブの周囲から栄養剤や消化液が漏れ出すことがある.その際にはチューブ型胃ろうでは，チューブ先端の蓋を開放して内部の空気を抜く．ボタン型胃ろうでは，逆流防止弁が付いているので減圧用チューブを使用して胃内のガスを抜く．筋緊張が強い場合や栄養剤の注入速度が早すぎるときも，栄養剤が漏れ出すことがある．⑤スキントラブル（皮膚のただれ）：胃ろう周囲の皮膚は石鹸などで洗って清潔を保つ．栄養剤や胃液の漏れを放置すると，びらん（ただれ）の原因になる．ボタンやチューブのストッパーは長時間必要以上に皮膚が強く締まりすぎていると皮膚に潰瘍を作ることがある．胃ろうと皮膚の間に適度な緩みがあることを確認する．肉芽形成が認めた際には，消毒よりも洗浄が効果的である．副腎皮質ホルモン（ステロイド）剤や抗真菌剤などの軟膏療法で改善する．⑥胃ろうの抜去：胃ろうチューブが抜けてしまうと自然に閉鎖してしまうので,主治医に連絡して再挿入してもらう．再挿入までに時間がかかる場合,バルン型ではバルンの水を抜いてから再挿入し，ろう孔が閉鎖しないようにする．バンパー型胃ろうは抜けにくい反面，再挿入が難しいので，抜けてしまった場合には代

用品(柔らかい接続用チューブなど)を挿入して,ろう孔が閉鎖しないようにする.⑦胃ろうの浮き上がり:浮き上がった胃ろうを胃内に押し戻せるかどうか確認する.抵抗なく押し戻せて,栄養剤の注入も問題なくできればそのまま使用できる.逆に押し戻せない場合や栄養剤の注入で周りから漏れ出てくる場合は,バンパー埋没症候群の可能性もあるので,主治医に連絡する.

　なお中心静脈栄養による点滴での栄養法は感染のリスクがあり,長期間の栄養管理は困難である.胃ろう栄養では,その操作中の消毒や滅菌操作が不要でほとんどすべての操作を自宅で行うことができる.

　(3) 腸ろうからの栄養注入(図9)

　腸ろうは,胃ろうと同様に嚥下障害や認知症によって経口摂取が難しい場合に腸にろう孔を開け,そこから栄養を直接入れる経管栄養法の1つである.誤嚥や窒息などを防ぎつつ,栄養や水分を摂取できるようにすることで,健康状態を回復させる目的がある.

　腸ろう用カテーテルの種類は胃ろうと同様に4種類に分けられる.

　腸ろうの長所は,胃ろうに比べて栄養剤の逆流が少ない,胃がんなどで胃切除したり,何らかの原因で胃ろうができない場合など幅広く適応が可能である.欠点はチューブの交換が自宅で行えず入院が必要で,胃ろうよりチューブが細いため注入する内容物が詰まりやすい,大腸に直接栄養を入れるため下痢をしやすい,ろう孔がふさがりやすい,特別養護老人ホームや老人保健施設といった施設での受け入れ困難などがあげられる.また注入速度も胃ろうよりもゆっくりと入れる必要がある.腸ろうからの栄養注入は主に消化態栄養剤が使用される.

　3) 導　尿

　導尿法については,無菌的導尿(一時的処置),無菌的間欠導尿法(急性期尿路管理),清潔間欠導尿法(在宅慢性期尿路管理)の3つがあげられる[21].間欠(自己)導尿の適応は,上部尿路障害の危険性を有する症例,高度の尿排出障害のためQOLが低下している症例,高度の残尿が尿失禁や尿路感染の原因となっている症例などである.この方法は長期尿道留置カテーテル管理を回避できる.

　清潔間欠(自己)導尿の方法は,1. 石鹸で手を洗う,2. 外尿道口を消毒液を含む不織布で拭く,3. カテーテルを取り出して潤滑油を付ける,4. カテーテルを持ち外尿道口から膀胱に挿入する,5. 落差をつけて膀胱内の尿を出す,6. カテーテルを回転するなどして残尿を減らす,7. カテーテルを抜いて水洗い後消毒液に漬ける,8. これらの操作を2～3時間毎に行う.

　清潔間欠導尿法の課題として,最適な状態で教育を受けるために学校で教育の一環として清潔間欠導尿法が必要であること,本人・保護者・教員・看護師・医師の連携による共同管理が不可欠であること,教員が行うことが許容される現在の標準的な範囲の拡大を検討すること,一定の医療管理のもとで学校で安全性を確立することなど

があげられる．

7．口腔環境とその問題点

　喀痰の吸引や経管栄養などの医療的ケア児・者は脳血管障害後遺症，重度認知症，脳性麻痺（Ⅶ-4，p.124），脊髄損傷（Ⅶ-8，p.153），パーキンソン病（Ⅶ-10，p.166），脊髄小脳変性症（Ⅶ-11，p.171），筋萎縮性側索硬化症（Ⅶ-12，p.176）などの疾患を有している．対象となる状態像として，内部障害（Ⅶ-15，p.192），難病（Ⅶ-16，p.217），重症心身障害児・者（Ⅶ-17，p.223），気管切開児・者（Ⅶ-18，p.230），病弱児・者（Ⅶ-19，p.236）などのカテゴリーに該当する．

　重度知的能力障害を合併した脳性麻痺児・者では，強度の咬耗やエナメル質形成不全，開咬，上顎前突などの特有の口腔環境があり，さらに舌突出や転倒による歯の破折や脱臼，てんかんの合併症による薬物性歯肉肥大など，二次的障害により口腔環境に影響を受けやすい．また脳性麻痺による筋緊張などで呼吸，摂食嚥下機能や口腔機能の障害が進行した場合は，気管切開および胃ろう造設が施行されることが多い．このようなケースは医療的ケア児・者の範疇にあたる一方で，重症心身障害児・者のカテゴリーにも該当する．

　医療的ケア児・者の口腔環境の状況は，その疾患や障害特性から影響を受けることが多い．乳歯や永久歯の萌出遅延，永久歯交換期障害，先天欠如歯，歯の形態異常，歯列不正などがみられるため，X線撮影検査などを含めて十分な口腔診査を行い，可能な限り口腔環境を把握することが望ましい．さらに知的能力障害などを合併している場合には，歯磨きを行う際の開口困難やセルフケアの困難性などがみられ，口腔ケアへの適応性が低いことに起因するう蝕や歯周疾患などの歯科疾患が発症しやすい．そのために歯磨き介助などの支援を含めた積極的な日常的口腔ケアの導入とその維持が重要である．医療的ケア児・者の全身の成長や発達に伴う口腔顔面の成長や機能獲得の予測は困難な面もあるが，可能な限り予後や将来への見通しを立てることにより，口腔ケアに対する意義や内容が充実したものになる．このことは特に低年齢児になればなるほど，その判断が求められる．

　高齢者の場合，脳血管障害後遺症や重度認知症などに喀痰吸引や経管栄養による医療的ケアが必要な症例が多くみられる．長期の療養生活で多発う蝕（根面う蝕）や重症歯周炎などの口腔環境が悪化している場合が多く，事前に口腔環境の把握は重要であり，歯科治療のニーズに対する判断とともに日常的口腔ケアの導入が医療的ケアを支援するうえでも求められる．

　ここで口腔環境の把握とその問題点を有した11歳女児の症例を供覧する[22]．症例はミトコンドリア病の一病型のLeigh脳症で，本症は小児期に死の転帰をとる難治性慢性進行性疾患で難病指定になっている．本児は出生時より重度の肢体不自由と知的能力障害，てんかんを合併していた．8歳時に胃ろう造設，9歳時に気管切開および

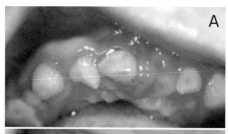
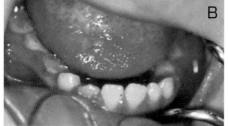

図11 初診時の口腔内写真
A:上顎の乳歯に咬耗を認めた
B:下顎の乳歯に咬耗を認めた

表5 初診時の口腔内状況

6 E D C B A	B C D E 6
6 E D C 2 1	1 B C D E 6

初診時の萌出歯

7 ✕ ✕ 3 2 1	1 ✕ 3 4 ✕ 7
7 ✕ 4 3	2 3 4 ✕ 7

萌出遅延歯(埋伏)および先天欠如歯(✕)

喉頭気管分離術を受けた．主訴は歯石除去の希望で来院した．開口困難で常時流涎を認め，初診時の口腔環境を図11および表5に示す．乳歯の晩期残存や永久歯萌出遅延，多数の先天欠如歯，重度の咬耗，全顎にわたる歯肉炎を認めた．重度の障害と医療的ケアのために，治療内容として積極的な歯科治療は望まず，吸引チューブ付き歯ブラシ（図12）を用いた口腔ケアを主体とした対応となった．15歳時に気管カニューレのトラブルにより死亡した．パノラマX線撮影を含めた精査による口腔環境への把握で，介護者とともに口腔ケアに対する方針や内容に関して十分に検討し，理解と協力を得ることができた．

8．口腔ケアと注意点

　医療的ケア児・者はさまざまな疾患や重度障害による口腔機能の獲得不全や低下が顕著であり，その結果として喀痰吸引や経管栄養によるケアが必要になる．そのため医療的ケア児・者への口腔ケアは必須である．さらに誤嚥性肺炎の要因に食物誤嚥や唾液中の細菌の誤嚥などがあげられるが，肺炎の発症前後には痰の分泌物が増加する（図13）[23]．そのために喀痰吸引が必要であるが，誤嚥があっても肺炎を悪化させない対応として口腔ケアが重要になる．また誤嚥性肺炎の予防策に医療的ケアとしての経管栄養の導入があげられるが，これだけでは完全に誤嚥性肺炎の予防は困難であり，やはり専門的口腔ケアの実施が求められる．

1）喀痰吸引における口腔ケア
　喀痰吸引が必要な医療的ケア児・者の多くは，知的能力障害を合併しており重症心

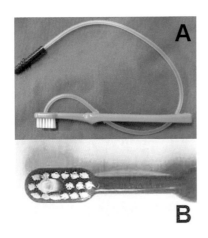
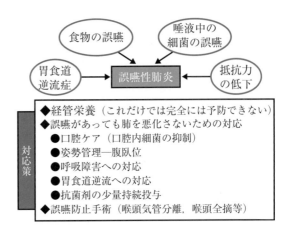

図12　吸引付き歯ブラシ
　A：歯ブラシの全体像
　B：ヘッド部の拡大図

図13　誤嚥性肺疾患の予防・軽減

身障害児・者のカテゴリーにも該当する．そのために口腔ケア時の対応として，自発的な開口が可能かどうか，口腔内の過敏の有無，口腔内状況などから判断して，その内容を検討する．特に口腔ケア実施に伴い痰や唾液分泌が増加するため，それらの十分な吸引が必要である．経管栄養により経口摂取がされていない場合においては，介助者等による口腔ケアの実施時間をあらかじめ決めて定時的にケアを行う．ただし経管による栄養注入直後は胃食道逆流症が生じることがあるので，その前後は避けた方が望ましい．

　口腔ケアを実施するにあたり，口唇部の炎症や口腔乾燥による痂皮（剝離上皮膜）の有無，口内炎や口腔内の褥瘡の有無，口腔乾燥や舌苔の状態，口臭などを評価し確認する．これらの所見は口腔ケアを実施することにより一定の改善がみられるので，必ず口腔ケアの効果を確認するうえで評価することが必要である．

　具体的な口腔ケアとしてはガーゼによる清拭，スポンジブラシや手用歯ブラシなどを用いたケアになるが，それぞれの手技を介護者等に指導し，実施可能かどうか確認することが重要である．唾液誤嚥や痰によるむせが多い場合は，吸引チューブ付き歯ブラシ（図12）などの導入も検討する．これは歯ブラシのトップの部分に10Fr（黒）の吸引カテーテルの先端を装着して，一方の吸引口は吸引器に接続する．市販の既製品もあるので，現場での使用も検討する．なお介護者等による口腔および鼻腔からの吸引は咽頭手前までになるため，口腔ケア時に関わる吸引の指導についてもその点に留意する．

　基本的には口腔内の汚れを除去するための器質的口腔ケアが主体であり，このケアを十分に行うことで痰の貯留や分泌増加を減少させる．さらに，う蝕や歯周疾患など

の歯科疾患の予防になり，結果的に歯科疾患の重症化予防につながる．最終的には器質的口腔ケアが誤嚥性肺炎の予防や軽減に有用である．

　日常的口腔ケアを中心に，専門的口腔ケアを積極的に導入する．専門的口腔ケアは歯科医師，歯科衛生士あるいは看護師などの医療職が行うケアであり，日常的口腔ケアで困難であったプラークや歯石の除去を徹底的に行い，口腔環境を良好な状態に整えることが大きな目的になる．日常的口腔ケアの実施が困難な場合には，訪問診療による専門的口腔ケアにより介護者等の負担軽減も検討する．本来の医療的ケアに喀痰吸引があり，これを口腔ケアとつなげていきながら喀痰吸引への負担を軽減していく．

　気管切開からの吸引を行う児・者の口腔ケアについては，気管切開児・者（Ⅶ-18，p.230）を参考にする．喉頭気管分離術や喉頭全摘術などの誤嚥防止手術を行った症例では，肺への唾液や食物の流れ込みは認めないが大部分の症例では唾液嚥下の障害などを合併しており，唾液の口腔内貯留や流涎が目立つために口腔および鼻腔から咽頭部にかけて吸引が必要な場合が多い．

2）経管栄養における口腔ケア

　経管栄養による医療的ケア児・者では，摂食嚥下機能障害による口腔機能獲得不全や低下を認める．そのために経管栄養児・者に対する口腔ケアは，摂食嚥下リハビリテーションにつながる機能的口腔ケアが重要である．乳幼児期では唾液嚥下や楽しみ程度の嚥下食の摂取などの機能獲得ができれば，痰や唾液の吸引は減少する可能性も高い．小児の場合は経鼻経管栄養が多いが，発達成長に伴う摂食嚥下機能の評価を定期的に行い，その機能獲得を促すことが求められる．摂食嚥下機能獲得に時間がかかるが，最終的に経口摂取可能になり経管栄養から離脱できる症例もある．一方で摂食嚥下機能獲得が困難な場合は，成長に伴う栄養管理の面からも胃ろう造設が検討されることもある．経鼻経管栄養チューブの固定により咽頭への刺激があり，唾液や痰の分泌物が増加するために，胃ろう造設により咽頭部のチューブフリーの状態になれば喀痰吸引が軽減する．

　脳血管障害後遺症や重度認知症などの要介護高齢者では，摂食嚥下機能障害により胃ろう造設者が急増している．長期間の経管栄養の場合は，口腔機能低下が著明であり，口腔乾燥，舌苔の付着，流涎などがみられる．また多量の歯石沈着，多発う蝕（根面う蝕），歯肉炎，歯周炎の歯科疾患を認めることが多い．経管栄養注入時の胃食道逆流症による酸蝕症や口腔粘膜の炎症，誤嚥性肺炎などを引き起こすこともある．さらには加齢に伴うサルコペニアの進行や低栄養状態から免疫力の低下をきたし，結果的に誤嚥性肺炎を罹患しやすいなどの問題がみられる．

　経管栄養児・者の口腔ケアは，日常的口腔ケアのみならず専門的口腔ケアの導入が重要である．特に施設や病院環境では多くの看護・介護職などの多職種が関わるため，専門的に摂食嚥下機能の評価を行うことが望ましい．胃ろうや腸ろうなどの高齢者でサルコペニアや廃用萎縮による摂食嚥下機能低下の場合は，摂食嚥下リハビリテー

ションを含めた専門的口腔ケアにより経管栄養から離脱できる可能性もある．
　専門的口腔ケアでも，認知面を高めるケアや食物を用いない間接訓練を中心にした摂食嚥下力をつける機能的口腔ケアを導入することが必要である．
　3）医療的ケア児・者に対する安全面への配慮
　医療的ケアの喀痰吸引や経管栄養は，いずれも生命維持のために重要なケアである．しかしながら喀痰吸引が十分にできない場合や経管栄養注入時のトラブルは，窒息や誤嚥性肺炎などの致命的な結果をもたらす．そのためには前述した医療的ケアの実施にあたっての注意事項を遵守し，医療的ケアに対する安全性を担保することが必要である．そのうえで口腔ケアに関する安全については，唾液や器質的口腔ケア時の洗浄液などの吸引をしっかりと行い，極力誤嚥をさせないよう配慮する．発熱などの体調不良時の場合でも，可能な限り誤嚥などに注意を払いながら器質的口腔ケアを中心とした日常的口腔ケアを継続するのが望ましい．専門的口腔ケアに関しては，何らかの侵襲が加わることもあるので，体調不良時には無理に行わない．
　医療安全は医療関係者からみた専門的な対応が中心になる．一方で医療的ケア児・者本人にとって，口腔ケアがリラックスしてストレスのない安楽したケアであり，介護者等にも口腔ケアが信頼でき安心できるケアであることが求められる．このことがすべての安全面に配慮した環境を作り出すことにつながる．本書のⅢ「6. 口腔ケアに関わる安全の確保」(p.22) を参考にする．

9. ライフステージに応じた口腔ケア

　医療的ケア児・者のライフステージは，本章「5. 医療的ケア児・者のライフステージ」(p.251) で概説している．乳幼児期（0〜3歳），未就学期（4〜5歳），学齢期（6〜17歳），成人期（18歳以降），高齢期（65歳以上）のそれぞれのライフステージにおいて，生活環境と医療的ケアへの支援のあり方が異なり，成長・発達に応じた対応も必要になる．また口腔環境の変化に応じた口腔ケアも求められる．
　一方で本書のⅤ「ライフステージ別の口腔ケア」(p.37) で，出生後から乳児期まで，幼児期，学童期，成人期，高齢期，ターミナル期のそれぞれにおける口腔ケアについて記載している．医療的ケアを有する場合に，乳幼児期の口腔ケアは歯科疾患の予防がベースになるとともに，口腔機能獲得への働きかけが重要な時期でもある．まだ生命予後が安定していない時期でもあり，慎重かつ安全に配慮した対応が求められる．学童期の医療的ケアと口腔ケアは学校環境での教育的な配慮が必要であり，成長と発達を促すさまざまな機能発達を支援していく．医療的ケアを必要とする成人期では，そのニーズにあった福祉サービスを享受することが困難である．高齢障害者の場合も同様にその受け皿が少ないのが現状である．いずれもライフステージに合わせた一貫した対応や支援が求められる．胃ろう高齢者については，可能な限り口腔環境を整えながら摂食嚥下機能の維持を図ることが大きな目標となる．在宅環境下では歯科医師

および歯科衛生士による訪問対応での口腔ケア導入を制度として確立する必要がある．

　　　　玄　　景華（朝日大学歯学部口腔病態医療学講座障害者歯科学分野，歯科医師）

文　献

1) 北住映二：第1章 医療的ケアとは 医療的ケア研修テキスト，日本小児神経学会社会活動委員会，松石豊次郎，北住映二，杉本健郎編，8，クリエイツかもがわ，京都，2006.
2) 松本嘉一：医療的ケア断章―私史的観点から 医療的ケア あゆみといま，そして未来，大阪養護教育と医療研究会編，74～85，クリエイツかもがわ，京都，2006.
3) 文部科学省：特別支援学校における医療的ケア実施体制について　http://www.mext.go.jp/b_menu/shingi/chousa/shotou/087/shiryo/attach/1313159.htm
4) 文部科学省：盲・聾・養護学校におけるたんの吸引等の取扱いについて（医政発第1020008号厚生労働省医政局長通知）　http://www.mext.go.jp/b_menu/shingi/chousa/shotou/087/shiryo/attach/1313155.htm
5) 厚生労働省：在宅におけるALS以外の療養患者・障害者に対するたんの吸引の取扱いについて（医政発第0324006号厚生労働省医政局長通知）　http://www.mhlw.go.jp/shingi/2005/02/s0207-6a.html
6) 全国障害者介護制度情報：ALS（筋萎縮性側索硬化症）患者の在宅療養の支援について（医政発第717001号厚生労働省医政局長通知）　http://www.kaigoseido.net/kaigohoken/k_document/ALSkyuintutatu.htm
7) （公社）日本看護協会：特別養護老人ホームにおけるたんの吸引等の取扱いについて（医政発0401第17号厚生労働省医政局長通知）　http://www.nurse.or.jp/nursing/zaitaku/tuchi/pdf/230606-2.pdf
8) 平成28年3月16日厚生労働省社会・援護局障害保健福祉部障害福祉課障害児・発達障害者支援室：医療的ケア児について　http://www.mhlw.go.jp/file/06-Seisakujouhou-12200000-Shakaiengokyokushougaihokenfukushibu/0000118079.pdf
9) 文部科学省初等中等教育局特別支援教育課：学校における医療的ケアの必要な児童生徒等への対応について　http://www.mhlw.go.jp/file/06-Seisakujouhou-12200000-Shakaiengokyokushougaihokenfukushibu/0000147112.pdf
10) （社）全日本病院協会：胃瘻造設高齢者の実態把握及び介護施設・住宅における管理等のあり方の調査研究 報告書　https://www.ajha.or.jp/voice/pdf/other/110416_1.pdf
11) 北住映二：第1章 医療的ケアとは．医療的ケア研修テキスト，日本小児神経学会社会活動委員会，松石豊次郎，北住映二，杉本健郎編，8～28，クリエイツかもがわ，京都，2006.
12) 山田初美，野坂久美子，津島ひろ江：養護学校における医療的ケアの必要な児童生徒と看護師配置の動向，川崎医療福祉学会誌，17：195～201，2007.
13) （社）日本老年医学会：高齢者の摂食嚥下障害に対する人工的な水分・栄養補給法の導入をめぐる意思決定プロセスの整備とガイドライン作成　https://www.jpn-geriat-soc.or.jp/josei/pdf/h22_jigyousaitaku.pdf
14) 厚生労働省：介護職員等による喀痰吸引等の実施のための制度について（「社会福祉士及び介護福祉士法」の一部改正）　http://www.mhlw.go.jp/seisakunitsuite/bunya/hukushi_kaigo/seikatsuhogo/tannokyuuin/dl/1-1-1.pdf
15) 文部科学省：特別支援学校等における医療的ケアへの今後の対応について　http://www.mext.go.jp/b_menu/shingi/chousa/shotou/087/houkoku/1314048.htm
16) 厚生労働省：喀痰吸引等研修～研修課程（1）～　http://www.mhlw.go.jp/seisakunitsuite/bunya/

hukushi_kaigo/seikatsuhogo/tannokyuuin/dl/4-1-1-1.pdf
17) 厚生労働省：喀痰吸引等制度の実施状況　http://www.mhlw.go.jp/stf/seisakunitsuite/bunya/hukushi_kaigo/seikatsuhogo/tannokyuuin/01_seido_02.html
18) 厚生労働省：医師法第17条，歯科医師法第17条及び保健師助産師看護師法第31条の解釈について（通知）　https://www.mhlw.go.jp/stf2/shingi2/2r9852000000g3ig-att/2r9852000000iiut.pdf
19) 杉本健郎：16 障害が重くても地域で安心して暮らせるために—医療的ケアをめぐる最近の動向と課題．介護職の「医療的ケア」マニュアル「医療的ケア」はじめの一歩，NPO法人医療的ケアネット，杉本健郎編，166，クリエイツかもがわ，京都，2009．
20) 石井光子：第4章 摂食嚥下障害，経管栄養，栄養管理　医療的ケア研修テキスト　日本小児神経学会社会活動委員会，松石豊次郎，北住映二，杉本健郎編，72，クリエイツかもがわ，京都，2006．
21) 塩見　努：第6章 間欠導尿法，医療的ケア研修テキスト，日本小児神経学会社会活動委員会，松石豊次郎，北住映二，杉本健郎編，116〜135，クリエイツかもがわ，京都，2006．
22) 片川吉尚，橋本岳英，安田順一，玄　景華：姉妹にみられた Leigh 脳症の2例について，障歯誌，37(2)：163〜168，2016．
23) 石井光子：第4章 摂食嚥下障害，経管栄養，栄養管理，医療的ケア研修テキスト，日本小児神経学会社会活動委員会，松石豊次郎，北住映二，杉本健郎編，82，クリエイツかもがわ，京都，2006．

21 口唇口蓋裂

1. 口唇口蓋裂とは

　口唇口蓋裂は先天異常疾患における外表奇形でもっとも多く発生するといわれ，日本人の発生率は約500人に1人とされている．胎生期の口唇部や口蓋部の癒合不全により発症する疾患である．口唇裂・口唇口蓋裂と口蓋裂単独で発生要因は異なると考えられているが，現在，遺伝的要因と環境的要因が重なり，口唇口蓋裂が発生する「多因子しきい説」が有力視されている．

　口唇口蓋裂は，成長段階に応じて治療が行われる．口唇口蓋裂の一般的な治療方針について概略を示す（表1）[1]．口唇口蓋裂児は哺乳がうまくできないことが多いため，早期に哺乳床を装着し，哺乳指導が行われる．生後3〜6か月，体重6kgを目安に口唇形成術が行われ，生後1歳6か月〜2歳，体重10kgを目安に口蓋形成術が行われる．さらに4歳頃から言語訓練を開始し，必要に応じて口唇外鼻再形成術が行われる．最近では早期の矯正治療の介入が上顎裂成長の治療に効果的であるという考えから，この時期から矯正治療を開始する施設もある．9歳頃，体重20kg，顎の発育を目安に，顎裂部骨移植術が行われる．さらに16歳以降の成長終了時期に，外科的矯正や口唇外鼻再形成術が行われる．

　このように，口唇口蓋裂児は成長発育による変化だけではなく，手術などの治療によっても口腔内環境の変化を伴うため，口唇口蓋裂児の特徴をふまえた適切な口腔ケアが必要とされる．

2. 本症の特徴

1）口唇裂（図1，2）

　口唇裂とは，口唇のみに披裂が存在する状態である．口唇の披裂位置により裂型が分類されており，右側または左側のどちらか一方の鼻孔から上唇にかけて披裂を認める状態を片側性口唇裂，左右両方の鼻孔から上唇にかけて披裂を認める状態を両側性口唇裂という．発生頻度は左側口唇裂が多いとされている[2]．また上唇の披裂が鼻孔と連続している口唇裂は完全型，上唇の披裂が鼻孔底まで達していない口唇裂は不完全型と分類される．

　口唇裂児は，披裂の存在により口唇閉鎖ができないため，口腔内を陰圧にすることが困難となり，乳児期には哺乳障害を生じることがある．したがって，口唇裂児の哺乳状態の確認が必要となるが，口蓋裂を伴わない口唇裂児の場合は，比較的哺乳障害を伴うことは少なく，健常児と同様の哺乳状態であることが多い．

　口唇裂の治療は，体重6kg，生後6か月を目安に口唇形成術が行われる．また施設によっては，術前外鼻矯正（PNAM：Presurgical nasoalveolar molding）を行うために，手術までの期間中にステント付き哺乳床を使用する場合がある．

表1 口唇口蓋裂の治療方針

時期	診療内容	診療科
妊娠前	遺伝相談，食事指導（口唇口蓋裂発現の予防） 遺伝子検査	口腔外科，産婦人科，小児科，栄養科
出生前 （妊娠中）	カウンセリング	口腔外科，産婦人科，小児科，臨床心理士
初診	オリエンテーション，哺乳状態の診査・指導，Hotz 床用印象，鼻孔矯正（鼻孔レチナ）など	口腔外科
	発達検査，カウンセリング	言語治療外来
	Hotz 床装着・管理，哺乳状況，鼻孔レチナ診査 （外鼻形態矯正装置　nasal stent 付き Hotz 床）	口腔外科
	合併症診査・治療	小児科
	栄養指導（低体重児）	栄養科，小児科
約6か月， 6 kg 以上	口唇形成術（術前検査，手術，術後管理）	口腔外科，小児科，麻酔科
	術前・術後言語評価	言語治療外来
	口腔衛生管理	小児歯科
	中耳炎診査・治療	耳鼻科
1.5～2歳， 10 kg 以上	口蓋形成術（術前検査，手術，術後管理） （2回法の1回目）　粘膜弁法など	口腔外科，小児科，麻酔科
	術前・術後言語評価	言語治療外来
4歳頃（4歳～）	言語・発達評価・訓練（鼻咽腔ファイバー使用） （スピーチエイド，パラタルリフト）	言語治療外来
	再口唇，口蓋形成術（術前検査，手術，術後管理）	口腔外科，小児科，内科，麻酔科
	術前・術後言語評価	言語治療外来
5歳頃	咬合，歯列診査・矯正治療開始 口蓋形成術2回法の2回目　口蓋瘻孔閉鎖術 ※	矯正歯科
8～10歳頃 ※最近は顎裂部骨移植術まで待って同時に行われることが多い	顎裂部骨移植（瘻孔閉鎖）術（術前検査，手術，術後管理） （口蓋形成術2回法の2回目　口蓋瘻孔閉鎖術）※ 外科的顎矯正術（骨延長法） 術前・術後言語評価 咬合，歯列，顎発育診査	口腔外科，小児科，麻酔科 言語治療外来 矯正歯科，補綴科，保存科
16歳～	外科的顎矯正術（術前検査，手術，術後管理） 再口唇鼻翼形成術（術前検査，手術，術後管理）	口腔外科 内科，麻酔科，矯正歯科，補綴科，保存科
	術前・術後言語評価	言語治療外来

（夏目長門編著：口唇口蓋裂Q&A140，p.20，医歯薬出版，東京，2015より改変）

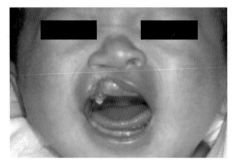

図1　右側不完全口唇裂

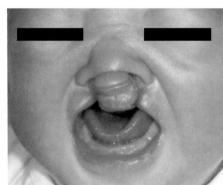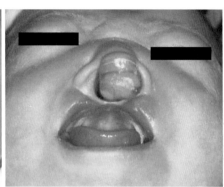

図2　両側性完全口唇裂

　口唇形成術後は，成長に伴って変形を認めた場合には就学前の時期に口唇再形成術を行う．また二次成長の完了を目安に，16～18歳時に口唇再形成術を行う場合もある．
　2) 口唇顎裂（図3）
　口唇顎裂とは，口唇裂と上顎歯槽骨の披裂（顎裂）を認める状態である．口唇顎裂児は口唇裂児と同様に，口唇の披裂による哺乳障害を生じることは比較的少なく，健常児と同様の哺乳状態であることが多い．ただし顎裂部が存在するため，側切歯や犬歯の先天欠如や萌出位置異常が生じることにより，歯列不正（図4）を認める．
　口唇顎裂の治療は，口唇裂に対する治療と顎裂に対する治療が行われる．口唇裂に対する治療は口唇裂児と同様である．顎裂に対する治療としては，顎裂部の補整のために，6歳前後から矯正治療が行われ，9歳前後に顎裂部骨移植術が行われる．術後も矯正治療を行い，歯列の改善を図る．さらに顎裂の存在により歯の欠損や形成不全を認めることが多く，補綴治療を必要とする場合がある．歯の形成不全に対しては歯冠補綴治療を行い，欠損歯に対しては義歯やインプラントによる治療が行われる．
　3) 口唇口蓋裂（図5，6）
　口唇口蓋裂とは，口唇裂に口蓋部の披裂を伴うものである．通常，口唇裂部から口蓋にかけて連続的に披裂を認める．まれに，口唇裂あるいは口唇顎裂と口蓋後方部の

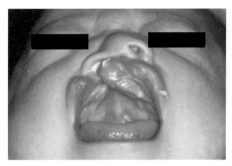

図3　右側完全口唇顎裂

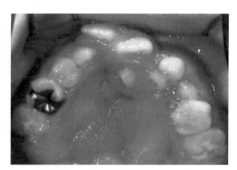

図4　歯の異所萌出・歯列不正（鏡像）
前歯の異所萌出および著明な歯列不正を認める

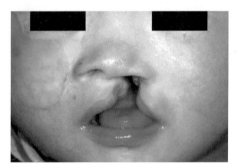

図5　左側完全口唇口蓋裂

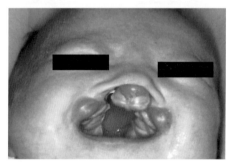

図6　両側性完全口唇口蓋裂

みに披裂を伴う口唇口蓋裂もある．

　口唇口蓋裂児は，口蓋裂を伴うことにより口腔内を陰圧にして哺乳することができないため，哺乳床を使用する．さらに口唇裂・口唇顎裂児とは異なり哺乳障害を生じやすいため，哺乳指導は不可欠となる．口唇口蓋裂児は吸綴力が弱いため，口蓋裂児用に開発された乳首（ピジョン社製口唇口蓋裂児用乳首）を使用するとよい．患児によっては，流量が調節される乳首（ジェクス社製チュチュ）や細長い乳首が適している場合もある．「体重（g）×0.15 = 1日量」を哺乳量の目安とし[3]，哺乳指導では1日哺乳量の確認や哺乳状態などの確認，および哺乳時の呼吸状態などについても確認し，適切な体位や乳首の選択について指導を行う必要がある．

　口唇口蓋裂の治療は，口唇裂に対する治療，口蓋裂に対する治療，顎裂に対する治療が行われる．口唇裂や顎裂に対する治療は口唇裂や口唇顎裂と同様である．口蓋裂の治療として，生後，可及的速やかに哺乳床（図7）[4]を装着し，哺乳の補助および口蓋や顎の成長誘導を行い，体重10 kg，生後1歳6か月〜2歳を目安に口蓋形成術を行う．口唇口蓋裂児は滲出性中耳炎を伴う場合があり，口蓋形成術に併せて鼓膜チュービング術を行うこともある．口蓋形成術後は口蓋前方部に瘻孔が残存するため，閉鎖床を装着する．口唇口蓋裂児は，口蓋形成術の施行により口蓋部に瘢痕が形成さ

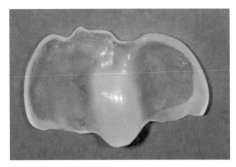

(井村英人ほか:愛院大歯誌,54(3):2016より)
図7　哺乳床

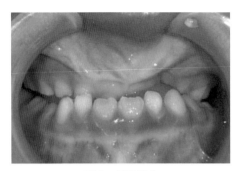

図8　反対咬合
上顎劣成長により反対咬合を認める.

れるため，上顎の劣成長を生じ，多くの場合反対咬合（**図8**）を認める．また口唇顎裂児と同様に歯列不正も認める．5歳前後より矯正治療を開始し，反対咬合の改善や歯列不正の改善を図る．さらに口蓋前方の瘻孔は，顎裂部骨移植術と併せて瘻孔閉鎖術が行われることが多い．ただし口蓋部の骨欠損が著しく瘻孔が大きい場合には，舌弁による口蓋瘻孔閉鎖術を行う場合がある．口唇口蓋裂患者は口腔と鼻腔を分ける機能が不十分である鼻咽腔閉鎖機能不全を伴うことがある．原因として，口蓋部の筋の活動性が不十分である場合や，口蓋が短い場合がある．鼻咽腔閉鎖機能不全の治療として口蓋部の筋の賦活化をはかる訓練や，スピーチエイドなどの口腔内装置の使用，咽頭弁形成術が行われる．

また16～20歳頃に上顎劣成長に伴う反対咬合の改善のため，外科的矯正術が適応される場合もある．

4）口蓋裂（**図9**）

口蓋裂とは，口蓋部のみに披裂を認める状態である．硬口蓋から軟口蓋に披裂を認めるもの，軟口蓋部にのみ披裂を認めるものなど，披裂の程度は患児によって異なる．口唇口蓋裂児と同様に哺乳障害を伴うことが多く，哺乳床の装着や哺乳指導が必要となる．

口蓋裂の治療は，口唇口蓋裂児の口蓋裂に対する治療と同様である．ただし口蓋形成術術後に残存した前方部の瘻孔（**図10**）[4]に関しては，就学前に瘻孔閉鎖術が行われることが多い．口蓋裂児は欠損歯や歯の形成不全を伴うことは少ないが，口蓋形成術後の瘢痕拘縮により上顎の劣成長，反対咬合を生じるため，5歳前後より矯正治療が必要となる．また鼻咽腔閉鎖機能不全を伴う場合には，口唇口蓋裂児と同様に鼻咽腔閉鎖機能不全に対する治療が行われる．

また口唇口蓋裂と同様に，16～20歳頃に上顎劣成長に伴う反対咬合の改善のため，外科的矯正術が適応される場合もある．

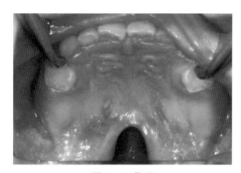
図9 口蓋裂

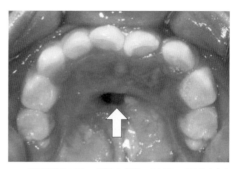
（井村英人ほか：愛院大歯誌, 54(3)：2016 より）
図10 口蓋瘻孔
硬口蓋部に瘻孔（矢印）を認める．

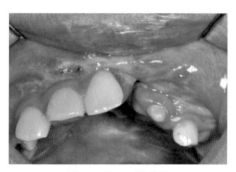
図11 狭い口腔前庭
口唇形成術後の瘢痕により付着歯肉幅が狭くなっており，歯磨きの障害になりやすい．

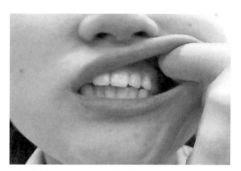
（夏目長門編著：口唇口蓋裂Q&A140, p.158, 医歯薬出版, 東京, 2015 より）
図12 上唇の排除方法

3. 口腔ケア時の留意点
口腔ケアを実施する上での留意点について，裂型別に解説する．
1）口唇裂
（1）口唇形成術まで（生後3～6か月頃まで）
口唇裂児は，乳児期には披裂部にミルクかすがたまりやすいため，湿らせたガーゼや綿棒で丁寧に口腔内の清掃を行う．
（2）乳幼児期（口唇形成術後～6歳）
口唇形成術後は口腔前庭が狭くなりやすく（**図11**），前歯部の歯垢の除去が困難になるため，**図12**のように[1]，指で奥から持ち上げるように口唇を排除するとよい．口唇裂児の口腔内の状態は健常児とほぼ同じと考えてよい．乳歯の萌出が1～2本の時期は，ガーゼで歯面清掃を行い，乳前歯が4本はえた頃を目安に歯ブラシの使用を開始する．1歳6か月頃より，う蝕予防としてフッ素配合歯磨剤の使用や歯科医院にてフッ化物歯面塗布を行うことが望ましい．

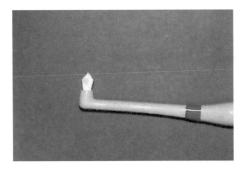
図13 ワンタフトブラシ

(3) 学童期以降（6歳〜）

学童期以降も口腔内環境は健常児とほぼ同じと考えてよい．6歳頃から患児自身も歯磨きを開始する時期であり，食後の歯磨きを習慣づけるようにする．患児が歯磨きをした後に，保護者による仕上げ磨きを行う．歯は萌出初期にう蝕になりやすいため，仕上げ磨きは永久歯がはえそろうまで行うのが理想的である．歯磨きの後に，デンタルフロスを用いて歯間の清掃も行うようにする．特に学童期においては，間食の回数や時間を決めておくことも重要な口腔ケアの1つである．

2) 口唇顎裂

(1) 口唇形成術まで（3〜6か月頃）

口唇裂児と同様に，披裂部の汚れに留意して清掃を行う．

(2) 乳幼児期（口唇形成術後〜6歳）

口唇形成術後の清掃方法は口唇裂児と同じである．口唇顎裂児の場合，歯の欠損，エナメル質形成不全，歯列不正を伴うため，顎裂部付近の清掃が困難となる．顎裂部の歯に歯ブラシの毛先がうまく届かない場合は，ワンタフトブラシ（**図13**）[1]を用いるとよい．ワンタフトブラシは顎裂部の歯面に毛先を当て，歯面の汚れをぬぐうように動かすとよい．

(3) 学童期（6〜12歳）

乳歯から永久歯にはえ代わる時期であり，歯列不正に対して矯正治療を開始する時期である．矯正装置の装着により口腔内清掃がより困難になるため，本人にも口腔ケアの必要性を理解してもらい，十分なブラッシング指導を行う必要がある．患児自身が適切な歯磨きを習得できるように，歯垢染め出し剤などを用いるとよい．また，う蝕予防としてフッ化物歯面塗布やシーラントなどの処置を適宜行う．

9歳前後には，顎裂部骨移植術が施行される．術後約1か月は骨移植部の保護としてシーネを使用することが多い．移植骨の感染予防としてブラッシングは重要であり，術後に創部周囲の歯の清掃方法を指導する必要がある．口唇側・口蓋側の創部に歯ブラシが当たらないよう鏡を見ながら，丁寧にブラッシングするよう指導する．ワンタフトブラシの使用も有効である．またシーネは食後に外して流水で清掃する．

(4) 学童期以降（12歳～）

学童期以降の口腔ケアは健常児とほぼ同じと考えてよい．口腔ケアの主体は本人になるため，この頃までに適切なブラッシング方法を指導しておく必要がある．永久歯列期の矯正治療ではマルチブラケット装置を用いるため，より歯の清掃が困難になる．マルチブラケット装置使用中は歯間部の清掃は不十分になりやすいため，ブラッシング後に含嗽剤を併用するとよい．

3）口唇口蓋裂

(1) 口唇形成術まで（生後3～6か月頃まで）

口唇裂，口唇顎裂児と同様に，口唇口蓋裂児も披裂部にミルクかすがたまりやすいため，口腔内の清掃が必要となる．ただし口唇口蓋裂児の場合には，披裂部が鼻腔と交通しており，清掃時に鼻腔粘膜を傷つける恐れがあるため，汚れを拭き取る際は湿らせたガーゼや綿棒で奥から手前に優しくぬぐうようにする．さらに清掃時には口腔粘膜や鼻腔粘膜の傷や潰瘍の有無についても，観察しながら行うとよい．清掃の補助として，哺乳後に白湯や番茶を飲ませることも有効である．また口唇口蓋裂児は哺乳床（図7）の使用をしていることが多く，哺乳床の清掃も必要となる．哺乳床は哺乳後に取り外し，付着した汚れや安定剤（哺乳床の装着の補助として用いた場合）を流水下で歯ブラシなどで取り除く．哺乳床の臭いや着色が気になる時は，哺乳瓶の消毒剤に浸漬するとよい．さらに口腔内装置を使用している場合，装置内面部よりも装置が接している口蓋粘膜部に多くの細菌の増殖が認められたことが報告されている[4]．したがって，口腔内装置を使用している場合には，装置の洗浄だけでなく，十分に口蓋部の清掃も行う必要がある．また哺乳床の装着の補助として安定剤を使用した場合，口腔内に残留した安定剤は窒息の原因にもなりかねないため，ガーゼで丁寧にぬぐい取る必要がある．

(2) 口蓋形成術まで（口唇形成術後から生後1歳6か月～2歳頃まで）

乳歯が萌出してくる時期であり，口唇形成術後の口腔内清掃方法は口唇顎裂児とほぼ同じである．ただし鼻腔との交通があるため，口蓋裂部の粘膜を歯ブラシで傷つけないように注意する．また口蓋形成術までは哺乳床を使用するため，哺乳床の清掃も行う．歯の萌出に伴い哺乳床の維持が不十分になりやすく，安定剤を使用することも多いため，口腔ケア時には湿らせたガーゼを用いて口蓋部の安定剤の除去を行う必要がある．

(3) 口蓋形成術後～幼児期（口蓋形成術後から6歳まで）

口蓋形成術後は前方に瘻孔を生じるため，閉鎖床（図14）[4]を使用する．したがって，哺乳床と同様に閉鎖床の清掃および口蓋部の清掃が必要となる．閉鎖床の装着においても安定剤を使用した場合は，口腔内に残留した安定剤はガーゼで除去する．口腔内の清掃方法や留意点については口唇顎裂児とほぼ同じである．

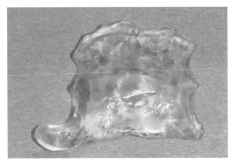
（井村英人ほか：愛院大歯誌，54(3)：2016 より）
図14　閉鎖床

(4) 学童期（6～12歳）

　乳歯から永久歯にはえ代わる時期であり，口唇顎裂児と同様に歯列不正に対して矯正治療を開始する時期である．矯正装置の装着によって口腔内清掃がより困難になるため，本人にも口腔ケアの必要性を理解してもらい，十分なブラッシング指導を行う．患児自身が適切な歯磨きを習得できるように，歯垢染め出し剤などを用いるとよい．う蝕予防としてフッ化物歯面塗布やシーラントなどの処置を適宜行う．

　口唇顎裂児と同様に，9歳前後には顎裂部骨移植術が施行される．口腔内清掃の重要性や清掃方法，シーネの取り扱いについては口唇顎裂児と同じである．両側性口唇口蓋裂児は口蓋部の欠損範囲が大きく，顎裂部骨移植術後に瘻孔が残存する場合がある．小さな瘻孔の場合は瘻孔閉鎖術を行うが，大きな瘻孔の場合には舌弁を用いた瘻孔閉鎖術が施行される．術後は口蓋部の一部が舌に置き換わるため，舌弁部は舌苔が付着しやすく，舌ブラシやガーゼで清掃する必要がある．

(5) 永久歯列期（12歳～）

　口腔ケアの主体は本人になるため，この頃までに本人に適切なブラッシング方法を指導しておく必要がある．口唇口蓋裂児や口蓋裂児は鼻咽腔閉鎖機能不全を伴うことがあり，その場合，発音補助装置としてスピーチエイドなどの口腔内装置を使用することがある．口腔内装置は食事の際に口腔内より外し，ブラシで流水下で清掃する．就寝時にも外し清掃後，水中保管する．装置を清潔に保つために，義歯洗浄剤を使用することが望ましい．義歯洗浄剤を使用した際は装着前，十分に水洗する．また哺乳床や閉鎖床と同様に，装置が接触する口蓋部の清掃も十分に行う必要がある．装置を外した後，水や含嗽剤にて数回含嗽するとよい．

　さらに鼻咽腔閉鎖機能不全に対して，咽頭弁形成術が行われることがある．咽頭弁形成術は咽頭後壁の粘膜を軟口蓋とつなぐ手術であり，術後感染の予防として口腔ケアは重要となる．食品の形状によっては咽頭弁部に滞留する恐れがあり，その際には本人による除去は困難であるため，歯科や耳鼻咽喉科を受診し，吸引除去してもらう．永久歯列期の矯正治療ではマルチブラケット装置を用いるため，より歯の清掃が困難になる．マルチブラケット装置使用中は歯間部の清掃は不十分になりやすいため，ブ

ラッシング後に含嗽剤を併用するとよい．口唇口蓋裂児は上顎の劣成長を伴うため，外科的矯正治療を必要とする場合がある．術後の感染予防にも口腔ケアは重要である．また矯正治療が長期間に及ぶため，う蝕予防や歯周病予防としても十分な口腔内清掃指導が必要となる．

　4）口蓋裂
　(1) 口蓋形成術まで（生後1歳6か月～2歳頃まで）
　口唇口蓋裂児と同様に，歯の未萌出の時期においても口蓋の披裂部にミルクかすなどの汚れが付きやすいため，湿ったガーゼや綿棒でぬぐう必要がある．また硬口蓋まで披裂を認める場合には哺乳床が必要となるため，哺乳床の清掃も行う．ただし披裂が軟口蓋のみの軽度の場合は哺乳床の使用は不要であり，健常児とほぼ同じと考えてよい．歯の清掃については，口唇口蓋裂児と同様である．
　(2) 口蓋形成術後～幼児期（口蓋形成術後から6歳まで）
　口唇口蓋裂児と同様に口蓋形成術後に前方に瘻孔を生じた場合は，閉鎖床を使用する．したがって，閉鎖床の清掃も必要となる．歯の清掃方法などの口腔ケアの留意点は口唇口蓋裂児と同じである．
　(3) 永久歯列期（12歳～）
　口腔ケアの主体は本人になるため，この頃までに本人に適切なブラッシング方法を指導しておく必要がある．鼻咽腔閉鎖機能不全に対する治療や永久歯列期の矯正治療に関しては口唇口蓋裂児と同様であり，口腔ケアの留意点も同様である．
　5）口腔ケア時の配慮
　特に乳幼児の口腔ケアを行う際には，安全に行うことを心がけ，体位，使用器具，介助の必要性などを考慮する．口蓋形成術や顎裂部骨移植術などの手術直後は口腔内の傷を恐れて，口腔内清掃が不足しがちであるが，術後感染の予防の観点からすると，特に口腔ケアが重要な時期である．歯科医師や歯科衛生士による積極的な介入・指導も十分に行う必要がある．
　また口唇口蓋裂の病態や手術を理解することで，より適切な口腔ケアを実施することができる．術前・術後の状態や，口腔内装置の使用の有無を考慮して口腔内や装置の清掃・指導を行うようにする[5]．

　さらに詳しくお知りになりたい方のための機関を紹介する．

```
　　　日本口唇口蓋裂協会（国連認定法人：ロスター）
　　　　　ホットライン：(052) 757-4312
　　　　　ホームページ：http://www.aichi-gakuin.ac.jp/~jcpf/
```

　夏目長門，井村英人，佐久間千里（愛知学院大学歯学部口腔先天異常学研究室，歯科医師）

文　献

1) 夏目長門編著：口唇口蓋裂Q&A140, 20, 158, 医歯薬出版, 東京, 2015.
2) Ono M, Natsume N：Epidemiological research on Van der Woude syndrome among Japanese, Aichi-Gakuin Dent Sci, 27：9〜15, 2014.
3) 井村英人：今日の治療指針2011年版　私はこうして治療している（山口　徹ほか総編集）26　歯科・口腔外科疾患　哺乳障害, 1310〜1311, 医学書院, 東京, 2011.
4) 井村英人, 夏目長門：口唇口蓋裂児の口腔ケアに関する研究—口腔内装置の細菌数と口蓋の細菌数の比較—, 愛院大歯誌, 54(3)：235〜239, 2016.
5) 夏目長門, 鈴木敏夫：口唇口蓋裂の理解のために, 第2版, 187, 医歯薬出版, 東京, 2004.

〈付表〉 身体障害者障害程度等級表（身体障害者福祉法施行規則別表第 5 号）

級別	視覚障害	聴覚または平衡機能の障害		音声機能，言語機能または咀嚼機能の障害	肢体
		聴覚障害	平衡機能障害		上肢
1級	両眼の視力（万国式視力表によって測ったものをいい，屈折異常のある者については矯正視力について測ったもの，以下同じ）の和が 0.01 以下のもの				1. 両上肢の機能を全廃したもの 2. 両上肢を手関節以上で欠くもの
2級	1. 両眼の視力の和が 0.02 以上 0.04 以下のもの 2. 両眼の視野がそれぞれ 10 度以内でかつ両眼による視野について視能率による損失率が 95％以上のもの	両耳の聴力レベルがそれぞれ 100 dB 以上のもの（両耳全ろう）			1. 両上肢の機能の著しい障害 2. 両上肢のすべての指を欠くもの 3. 一上肢を上腕の 1/2 以上で欠くもの 4. 一上肢の機能を全廃したもの
3級	1. 両眼の視力の和が 0.05 以上 0.08 以下のもの 2. 両眼の視野がそれぞれ 10 度以内でかつ両眼による視野について視能率による損失率が 90％以上のもの	両耳の聴力レベルが 90 dB 以上のもの（耳介に接しなければ大声語を理解し得ないもの）	平衡機能のきわめて著しい障害	音声機能，言語機能または咀嚼機能の喪失	1. 両上肢の親指および人指指を欠くもの 2. 両上肢の親指および人指指の機能を全廃したもの 3. 一上肢の機能の著しい障害 4. 一上肢のすべての指を欠くもの 5. 一上肢のすべての指の機能を全廃したもの
4級	1. 両眼の視力の和が 0.09 以上 0.12 以下のもの 2. 両眼の視野がそれぞれ 10 度以内のもの	1. 両耳の聴力レベルが 80 dB 以上のもの（耳介に接しなければ話声語を理解し得ないもの） 2. 両耳による普通話声の最良の語音明瞭度が 50％以下のもの		音声機能，言語機能または咀嚼機能の著しい障害	1. 両上肢の親指を欠くもの 2. 両上肢の親指の機能を全廃したもの 3. 一上肢の肩関節，肘関節または手関節のうち，いずれか一関節の機能を全廃したもの 4. 一上肢の親指および人指指を欠くもの 5. 一上肢の親指および人指指の機能を全廃したもの 6. 親指または人指指を含めて一上肢の三指を欠くもの 7. 親指または人指指を含めて一上肢の三指の機能を全廃したもの 8. 親指または人指指を含めて一上肢の四指の機能の著しい障害
5級	1. 両眼の視力の和が 0.13 以上 0.2 以下のもの 2. 両眼による視野の 1/2 以上が欠けているもの		平衡機能の著しい障害		1. 両上肢の親指の機能の著しい障害 2. 一上肢の肩関節，肘関節または手関節のうち，いずれか一関節の機能の著しい障害 3. 一上肢の親指を欠くもの 4. 一上肢の親指の機能を全廃したもの 5. 一上肢の親指および人指指の機能の著しい障害 6. 親指または人指指を含めて一上肢の三指の機能の著しい障害
6級	一眼の視力が 0.02 以下，他眼の視力が 0.6 以下のもので，両眼の視力の和が 0.2 を超えるもの	1. 両耳の聴力レベルが 70 dB 以上のもの（40 cm 以上の距離で発声された会話語を理解し得ないもの） 2. 一側耳の聴力レベルが 90 dB 以上，他側耳の聴力レベルが 50 dB 以上のもの			1. 一上肢の親指の機能の著しい障害 2. 人指指を含めて一上肢の二指を欠くもの 3. 人指指を含めて一上肢の二指の機能を全廃したもの
7級					1. 一上肢の機能の軽度の障害 2. 一上肢の肩関節，肘関節または手関節のうち，いずれか一関節の機能の軽度障害 3. 一上肢の手指の機能の軽度の障害 4. 人指指を含めて一上肢の二指の機能の著しい障害 5. 一上肢の中指，薬指および小指を欠くもの 6. 一上肢の中指，薬指および小指の機能を全廃したもの

不自由			乳幼児期以前の非進行性の脳病変による運動機能障害		心臓, じん臓もしくは呼吸器または膀胱もしくは直腸, 小腸, ヒト免疫不全ウイルスもしくは肝臓の機能による免疫の機能の障害						
	下肢	体幹	上肢機能	移動機能	心臓機能障害	腎臓機能障害	呼吸器機能障害	膀胱または直腸機能障害	小腸機能障害	ヒト免疫不全ウイルスによる免疫機能障害	肝臓機能障害
	1. 両下肢の機能を全廃したもの 2. 両下肢を大腿の½以上で欠くもの	体幹の機能障害により坐っていることができないもの	不随意運動・失調等により上肢を使用する日常生活動作がほとんど不可能なもの	不随意運動等により歩行が不可能なもの	心臓の機能の障害により自己の身辺の日常生活活動が極度に制限されるもの	腎臓の機能の障害により自己の身辺の日常生活活動が極度に制限されるもの	呼吸器の機能の障害により自己の身辺の日常生活活動が極度に制限されるもの	膀胱または直腸の機能の障害により自己の身辺の日常生活活動が極度に制限されるもの	小腸の機能の障害により自己の身辺の日常生活活動が極度に制限されるもの	ヒト免疫不全ウイルスによる免疫の機能の障害により日常生活がほとんど不可能なもの	肝臓の機能の障害により日常生活活動がほとんど不可能なもの
	1. 両下肢の機能の著しい障害 2. 両下肢を下腿½以上で欠くもの	1. 体幹の機能障害により座位または起立位の保持が困難なもの 2. 体幹の機能障害により立ち上がることが困難なもの	不随意運動・失調等により上肢を使用する日常生活動作が極度に制限されるもの	不随意運動等により歩行が極度に制限されるもの						ヒト免疫不全ウイルスによる免疫の機能の障害により日常生活が極度に制限されるもの	肝臓の機能の障害により日常生活活動が極度に制限されるもの
	1. 両下肢をショパール関節以上で欠くもの 2. 一下肢を大腿の½以上で欠くもの 3. 一下肢の機能を全廃したもの	体幹の機能障害により歩行が困難なもの	不随意運動・失調等により上肢を使用する日常生活動作が著しく制限されるもの	不随意運動等により歩行が家庭内での日常生活活動に制限されるもの	心臓の機能の障害により家庭内での日常生活活動が著しく制限されるもの	腎臓の機能の障害により家庭内での日常生活活動が著しく制限されるもの	呼吸器の機能の障害により家庭内での日常生活活動が著しく制限されるもの	膀胱または直腸の機能の障害により家庭内での日常生活活動が著しく制限されるもの	小腸の機能の障害により家庭内での日常生活活動が著しく制限されるもの	ヒト免疫不全ウイルスによる免疫の機能の障害により日常生活活動が著しく制限されるもの（社会での日常生活活動が著しく制限されるものを除く）	肝臓の機能の障害により日常生活活動が著しく制限されるもの（社会での日常生活活動が著しく制限されるものを除く）
	1. 両下肢のすべての指を欠くもの 2. 両下肢のすべての指の機能を全廃したもの 3. 一下肢を下腿の½以上で欠くもの 4. 一下肢の機能の著しい障害 5. 一下肢の股関節または膝関節の機能を全廃したもの 6. 一下肢が健側に比して10 cm以上または健側の長さの1/10以上短いもの		不随意運動・失調等による上肢の機能障害により社会での日常生活活動が著しく制限されるもの	不随意運動・失調等により社会での日常生活活動が著しく制限されるもの	心臓の機能の障害により社会での日常生活活動が著しく制限されるもの	腎臓の機能の障害により社会での日常生活活動が著しく制限されるもの	呼吸器の機能の障害により社会での日常生活活動が著しく制限されるもの	膀胱または直腸の機能の障害により社会での日常生活活動が著しく制限されるもの	小腸の機能の障害により社会での日常生活活動が著しく制限されるもの	ヒト免疫不全ウイルスによる免疫の機能の障害により社会での日常生活活動が著しく制限されるもの	肝臓の機能の障害により社会での日常生活活動が著しく制限されるもの
	1. 一下肢の股関節または膝関節の機能の著しい障害 2. 一下肢の足関節の機能を全廃したもの 3. 一下肢が健側に比して5 cm以上または健側の長さの1/15以上短いもの	体幹の機能の著しい障害	不随意運動・失調等による上肢の機能障害により社会での日常生活活動に支障のあるもの	不随意運動・失調等により社会での日常生活活動に支障のあるもの	備考 1. 同一の等級について2つの重複する障害がある場合は1級上の級とする．ただし2つの重複する障害が本表中に特に指定されているものは，該当等級とする． 2. 肢体不自由においては，7級に該当する障害が2つ以上重複する場合は，6級とする． 3. 異なる等級について2つ以上の重複する障害がある場合については，障害の程度を勘案して当該等級より上の級とすることができる． 4. 「指を欠くもの」とは，親指については指骨間関節，その他の指については第一指骨間関節以上を欠くものをいう． 5. 「指の機能障害」とは，中手指節関節以下の障害をいい，親指については，対抗運動障害をも含むものとする． 6. 上肢または下肢欠損の断端の長さは，実用長（上腕においては腋窩より，大腿においては坐骨結節の高さより計測したもの）をもって計測したものをいう． 7. 下肢の長さは，前腸骨棘より内くるぶし下端までを計測したものをいう．						
	1. 一下肢をリスフラン関節以上で欠くもの 2. 一下肢の足関節の機能の著しい障害		不随意運動・失調等による上肢の機能の劣るもの	不随意運動・失調等により移動機能の劣るもの							
	1. 両下肢のすべての指の機能の著しい障害 2. 一下肢の機能の軽度の障害 3. 一下肢の股関節，膝関節または足関節のうち，いずれか一関節の機能の軽度の障害 4. 一下肢のすべての指を欠くもの 5. 一下肢のすべての指の機能を全廃したもの 6. 一下肢が健側に比して3 cm以上または健側の長さの1/20以上短いもの		上肢に不随意運動・失調等を有するもの	下肢に不随意運動・失調等を有するもの							

索　引

▶あ

アート　3
愛の手帳　6
アセスメント　73, 177, 223, 225
アダムスストークス発作　193
アテトーゼ型　126
アフタ性口内炎　212
アブフラクション（楔状欠損）　156
アルコール性肝（機能）障害　196, 214
安全管理対策　22
安全の確保　22

医学的管理　221
医学モデル　6, 9
医科歯科連携　151, 165
易感染性　32
育成医療　198
医行為　242
意識混濁　205
意思疎通　13
萎縮　179
胃食道逆流症　210, 258
胃食道静脈瘤　195, 215
遺伝的因子　150
いのち　3
違法性阻却　247
医療安全　10
医療安全管理　23
医療行為　242
医療事故　22
医療的ケア　71, 230, 242
医療保険　20
胃ろう　258
胃ろう造設術　245
咽頭狭窄　225, 226
咽頭残留　228
咽頭貯留　178, 181
咽頭流入　177
院内学級　192
インフリキシマブ　161

ウイルス性肝機能障害　214
う蝕　144
う蝕管理　33
う蝕好発部位　43
うつ病　188
埋め込み式除細動器　201
運動機能　26
運動ニューロン病　219
運動発達遅滞　111

エイズ　211
栄養注入　256
絵カード　118, 121, 122
壊死性潰瘍性歯周炎　212
壊死性腸炎　194
エナメル質形成不全　32, 275
嚥下　151
嚥下機能　177, 179
嚥下障害　56, 176
嚥下促通訓練　33

横隔神経　156
オストメイト　193, 207
汚染物の回収　181

▶か

ガーゼ　274
開口　177, 178, 180
開咬　147
開口維持　32
開口障害　162
開口保持具　32
介護負担　72
介護保険　20
介護保険サービス　253
介護療養型医療施設　22
介護老人福祉施設　22
介護老人保健施設　22
介助者による口腔ケア　30
咳嗽訓練　33

解離性障害　134
顎関節痛　162
喀痰吸引等の研修制度　248
学童期　47
顎裂　271
顎裂部骨移植術　271
鵞口瘡　212
仮性歯周ポケット　135
仮性肥大　147
顎骨壊死　207
活動　6
過敏の除去　128
カフ圧　179，181
簡易酸素マスク　203
肝炎　196，214
肝炎ウイルス　215
感覚過敏　42
環境的因子　150
肝硬変　196，214
看護師　85
環軸椎不安定性　112
カンジダ症　211
肝腎症候群　215
肝性糖尿病　215
肝性脳症　215
関節炎　160
間接訓練　211
関節リウマチ　159
感染性心内膜炎　18，115，202
感染性心内膜炎の予防と治療のガイドライン
　　202
完全大血管転位症　200
肝臓移植　215
肝臓移植術　198
肝臓がん　196，214，215
肝臓機能障害　192，195，214
間代発作　133
冠動脈バイパス手術　201
肝不全　215
γ-GTP値　214
顔面肩甲上腕型　143
緩和ケア　215

キーパーソン　25
機械的歯面清掃　22

気管カニューレ　178，181，230
気管カニューレからの吸引　256
気管切開　203，230
気管内出血　232
気管肉芽　232
気管腕頭動脈ろう　232
起坐呼吸　202，204
器質的口腔ケア　2，16，32
機能・形態の異常　5
機能的口腔ケア　16，32，202
気分障害　8
偽膜性カンジダ症　212
虐待　14
吸引　177，178，181
急激退行　115
臼歯部交叉咬合　147
吸入ステロイド薬　204
教育・研修システム　86
驚愕反射てんかん　134
狭心症　193
狭心症症状　193
共生社会　13
矯正治療　149
強直間代発作　133
強直発作　133
胸部聴診　178，181
虚血性心疾患　193
拒否の要因　32
起立性低血圧　61
筋　179
筋萎縮　176
筋萎縮性側索硬化症　85，176，219，221，243
筋強直現象（ミオトニー）　143
筋強直性ジストロフィー（MyD）　143
筋刺激訓練　33
筋ジストロフィー（Muscular dystrophy）　143，
　　221

偶発症　22
クローン病　194

経管栄養　62，209
経管栄養注入　242
経口抗血栓症予防薬　191
経口摂取　209

索引　283

経済的虐待　14
経静脈栄養　209
経腸栄養剤　259
痙直型　125
経鼻経管　256
経皮的動脈血酸素飽和度（SpO_2）　157, 203
頸部聴診　178
けいれん（痙攣）　132
血液浄化　193
血小板数　195
欠神発作　133
血清アルブミン値　195
血清アルブミン濃度　194
血清クレアチニン濃度　193
血清総ビリルビン値　195
血中アンモニア濃度　195
血友病　219
幻覚　183, 184, 190
言語　2, 13
健康　9
健康管理　17
健康支援　18
言語聴覚士　89
原始反射　30
原発性肝がん　195
原発性肺高血圧症　193

抗うつ薬　188, 190
抗HIV療法　198
構音障害　176
口角口唇炎　212
後期高齢者　58
抗菌性洗口薬　164
口腔衛生管理　18
口腔衛生管理加算　22
口腔衛生管理体制加算　22
口腔衛生実地指導料　20
口腔外傷　146
口腔潰瘍　213
口腔からの吸引　254
口腔乾燥　211, 225, 227, 228
口腔乾燥症　60, 156, 162, 200, 206
口腔機能　2
口腔機能獲得不全　2
口腔機能管理　18

口腔機能低下　25, 222
口腔ケア　16, 25
口腔ケアセット　88
口腔ケアの体制　85
口腔ケアのチームアプローチ　85
口腔ケアプラン　74
口腔健康管理　2, 17
口腔健康支援　2, 18
口腔周囲筋　179
口腔清掃　145
口腔清掃器具　148
口腔内カンジダ症　194
口腔内マッサージ　228
口腔ネラトン法　258
口腔保健支援センター　22
高血圧　205
抗血栓療法ガイドライン　202
膠原病　159, 205
咬合床　149
口呼吸　30
抗コリン作用　183, 188
抗シトルリン化ペプチド抗体（抗CCP抗体）　159
口臭　206
口唇口蓋裂　269
更生医療　198
抗精神病薬　183, 188
咬舌　136
抗てんかん薬　133
後天性免疫不全症候群　211
喉頭気管分離術　265
喉頭全摘術　265
行動調整　4, 10
行動変容　122
口内炎　164
咬反射　30, 227, 228
紅斑性カンジダ症　212
広汎腸管無神経節症　194
公費負担医療制度　198
抗リウマチ薬　161
合理的配慮　13, 14
高齢者虐待防止法　14
誤嚥　31, 176, 177, 178
誤嚥性肺炎　16, 25, 56, 191
誤嚥防止術　235
呼吸　2

呼吸器機能障害　192，193，202
呼吸機能　177
呼吸機能障害　176
呼吸困難　204
呼吸状態　177，178，181
呼吸慢性気管支炎　193
呼吸抑制　225，226，227，228
呼吸リハ　198
国際障害分類　5
国際人権法　13
国際生活機能分類　5
黒毛舌　156
こだわり　119，120，121
骨粗鬆症　206
困り感　8
コミュニケーション　118
昏睡　205
根面う蝕　53，60，200

▶さ

サイエンス　3
在宅経腸栄養　209
在宅酸素療法　203
在宅静脈栄養　209
作業療法士　89
左心低形成　200
サポーティブペリオドンタルセラピー　33
サルコペニア　2，59，211，253
参加　6
酸蝕症　43，210
酸素吸入　204
酸素分圧　204
酸素飽和度　202，204
酸素ボンベ　196

仕上げ磨き　275
シームレスな支援　2
シーラント　33，277
シェーグレン症候群　162
歯科医師介護予防居宅療養管理指導　22
歯科医師居宅療養管理料　22
歯科衛生士　85
歯科衛生士等介護予防居宅療養管理指導　22
歯科衛生士等居宅療養管理料　22
視覚支援　122

視覚障害　138
視覚的情報　118
歯科口腔保健法　22
歯科疾患管理料　20
歯科保健　10
糸球体腎炎　193，205
自己免疫性肝疾患　214
自己免疫性肝障害　196
四肢麻痺　153
歯周疾患　131
歯周病　144
歯周病管理　33
歯周病罹患率　54，55
自浄作用　30
ジストロフィー変化　143
施設見学会　98
肢帯型　143
肢体不自由　221
肢体不自由児　48
湿性嗄声　177
失調型　126
質の担保　24
指定難病　217
児童虐待　96
児童相談所　6
児童福祉法　7
歯肉縁下デブライドメント　33
歯肉切除術　136
歯肉肥大　135
自閉症スペクトラム障害　48，118
自閉スペクトラム症　118
脂肪肝　214
社会的不利　5
社会福祉士及び介護福祉士法の一部改正　242
社会モデル　6
視野の確保　180
周術期口腔機能管理　18
周術期口腔機能管理料　20
重症化予防　2
重症筋無力症　219
重症心身障害　223
重症心身障害児（者）　49，232
終末期　18，64
就労移行支援　199
就労継続支援　199

出血傾向　215
情意機能　26
障害　1
障害児　7
障害支援区分　7
障害支援区分認定調査　220
障害児地域療育センター　252
障害者基本法　6
障害者虐待防止法　14
障害者権利条約　13
障害者差別解消法　13
障害者歯科　1，8，10
障害者総合支援法　7，199，220
障害者総合支援法対象疾病検討会　220
障害者白書　57
障害程度区分　7
障害特性　16
障害年金　99
障害のある人　4
障害の受容　157
障害福祉サービス　253
消化管ストーマ　193
消化器ストーマ　207
消化態経腸栄養剤　259
笑気吸入鎮静法　205
症候性てんかん　132
常染色体優性遺伝形式　143
常染色体劣性遺伝形式　143
上腸間膜血管閉塞症　194，209
小腸機能障害　192，193，209
小腸軸捻転症　194
小児がん　219
小児慢性特定疾患治療研究事業　219
小児慢性特定疾病対策　219
情報収集　25
触覚過敏　31，61，103，228
自律神経過反射　156
自律神経障害　153
自立的口腔ケア　143
自立度　27
自立度判定　27
歯列周囲軟組織　146
歯列不正　146，275
腎移植後　193
心因性発作　134

腎盂炎　193，205
侵害刺激　154，157
心筋梗塞　193，202
神経性障害　8
神経難病　176，219
人権条約　13
腎硬化症　193，205
人工肛門　193，207
人工呼吸器　153，156，176，182，193，203
人工呼吸器関連肺炎　18
人口推計　57
進行性　176
進行性核上性麻痺　219
人工透析　196，205
人工透析療法　198
人工ペースメーカ　193，201
人工弁移植　193
人工膀胱　193，208
心室中隔欠損　200
心身機能・身体構造　6
腎性骨異栄養症　206
人生の質　10
腎臓移植術　198
心臓機能障害　192，193，199
腎臓機能障害　192，193，205
心臓リハ　198
腎臓リハ　198
身体虚弱を含む病弱　192
身体障害者　6
身体障害者障害程度等級　192
身体障害者手帳　6，8，192，220
身体障害者福祉法　6，192
身体的虐待　14
心内膜床欠損症　200
心不全　193
心不全症状　193
身辺自立　96
心房中隔欠損　200
信頼関係　182
心理的圧迫　182
心理的虐待　14

錐体外路症状　183，188
睡眠時無呼吸症候群　162
睡眠障害　188

スケーリング 33
スケーリング・ルートプレーニング 33
スタンダードプリコーション 23, 215
ステージ段階 143
ステロイド性骨粗鬆症 164
ストーマ 193
ストーマ管理 207
ストレッチ 180
スピーチエイド 273
スピーチカニューレ 231
スペシャルニーズ 1, 4
スペシャルニーズデンティストリー 1, 8
スペシャルニーズのある人 4
スモン 217

生活援助行為 242
生活環境 221
生活機能 6
生活支援者 2
生活しづらさ 8
生活習慣病 52, 59, 114
生活の質 10
生活モデル 9
精神障害 188
精神障害者 7
精神障害者保健福祉手帳 132, 220
精神病質 7
精神保健及び精神障害者福祉に関する法律 7
精神保健福祉法 7
性的虐待 14
成年後見制度 99
生命の質 10
生命予後 3
世界保健機構（WHO） 5
脊髄小脳萎縮症 219
脊髄小脳変性症 219
脊髄性筋萎縮症 219
脊髄損傷 87, 153
赤沈 159
赤痢アメーバ症 194
舌 179
舌萎縮 176, 177
摂食嚥下 2
摂食嚥下機能 3, 202
摂食嚥下障害 234

摂食嚥下リハビリテーション 3
摂食機能療法 22, 87, 254
舌突出型嚥下 112
舌ブラシ 277
セルフケア 16, 26
洗口 26
線状歯肉紅斑 212
全身管理 22
全身状態 223, 226
全身状態の確認 178
全身性エリテマトーデス 205
全人的 3
全人的苦痛 65
喘息 219
先天欠如 271
先天性小腸閉鎖症 194
先天性心疾患 111, 200, 201, 204
先天性代謝異常症 219
専門職 97
専門的ケア 16
専門的口腔ケア 2, 16, 24, 202, 207

総たんぱく値 214
総ビリルビン値 214
咀嚼回数 149
咀嚼筋機能 149
咀嚼効率 149
咀嚼の5段階 149

▶た
ターミナル期 64
体位の調整 179
第1号研修 248
退行現象 111
第3号研修 249
代謝性疾患 205
帯状歯肉紅斑 212
帯状疱疹 194
大腸がん 193, 207
第2号研修 248
多因子性疾患 55
唾液腺マッサージ 30
多系統萎縮症 219
他者依存的口腔ケア 143
他職種 77

多職種連携 95, 226, 241
脱感作 31
脱感作療法 62
他動的 177, 180
多発性硬化症 219
団塊の世代 59
単純部分発作 133
単純ヘルペスウイルス感染症 194
単心室症 200
痰の吸引 242, 254
ダンピング症候群 258

チアノーゼ 200, 204
地域包括ケアシステム 11, 59
地域リハビリテーション 59
窒息 190
知的障害者 6
知的障害者更生相談所 6
知的障害者福祉法 6
知的能力障害 47, 101, 111
知的発達症 101
中心静脈 193
中心静脈栄養 209
中心静脈栄養法 198
聴覚障害 138
腸管ベーチェット病 194
腸結核 194, 209
聴診 177, 181
腸閉塞 193, 194, 207, 209
腸ろう 210, 260
沈黙の臓器 214

痛風 205

低栄養状態 211
定期管理 35
定期受診 131
ディマンズ 4
デュシェンヌ型筋ジストロフィー（DMD） 143
てんかん 132
てんかん重積発作 133
転換性障害 134
てんかん発作 132
点頭てんかん 133
電動歯ブラシ 149

動機づけ 26
統合失調症 7, 8, 183
動静脈シャント 205
透析液供給装置 205
透析器 205
透析療法 205
糖尿病 205
糖尿病性腎症 205
頭部保護帽 135
動脈管開存 200
動脈血酸素分圧 193, 203
登録特定行為事業者 248
特発性仮性腸閉塞症 194
特発性細菌性腹膜炎 195
特発性てんかん 132
特別支援学校 192

▶な

内因性クレアチニンクリアランス値 193
内斜切開法 136
内部障害 8, 16, 192
内部障害児 192
難治性カンジダ症 213
難治性てんかん 133
難病 16, 217
難病対策 220
難病対策要綱 217
難病のライフステージ 222
難病法 217

ニーズ 4
二次障害 52, 54
二次性全般化発作 133
日常生活障害 1
日常生活自立支援事業 99
日常生活動作 10, 26
日常的ケア 16
日常的口腔ケア 2, 24
二分脊椎 193, 207
乳児期難治性下痢症 194
尿毒症 205
尿路ストーマ 193, 207
認知機能 26, 185
認知障害 183

ネットワーク　11
ネブライザー　204
ネフローゼ　219
ネフローゼ症候群　193, 205

能力不全　5
ノーマライゼーション　12

▶は
パーキンソン病　219
肺炎　232
肺血栓塞栓症　193
肺性心　205
廃用　180
廃用症候群　59
廃用予防　161
パウチ　208
剥離上皮膜　225, 228
発声の評価　178
発達障害　7
発達障害者支援法　7
発達促進　27
発達段階　27
発達年齢　26
鼻カニューレ　203
歯の形成不全　273
歯ブラシの改良　158
歯磨き行動　26
バリアフリー　14
パルスオキシメータ　164, 202, 204
瘢痕拘縮　273
半消化態経腸栄養剤　259
反対咬合　273

非アルコール性脂肪肝炎　214
鼻咽腔閉鎖機能の評価　178
光過敏てんかん　133
鼻腔からの吸引　256
鼻呼吸　205
非侵襲的陽圧換気療法　156
ビスフォスフォネート　162
非チアノーゼ性心疾患　200
非定型抗精神病薬　185
非特異性小腸潰瘍　194
ヒト免疫不全ウイルス　211

ヒト免疫不全ウイルス（HIV）による免疫機能障害　192, 194, 211
病気　9
病弱児・者　236
標準予防策　23
日和見感染症　211
披裂　269

フェニルケトン尿症　219
複雑性部分発作　133
腹水　215
腹膜透析　206
福山型筋ジストロフィー（FCMD）　143
不随意運動　30, 184
不正咬合　146
不整脈　193
フッ化物歯面塗布　33, 275
フレイル　60
プロテクター　134
プロトロンビン時間　195
プロフェッショナルケア　25

米国脊髄損傷協会（American Spinal Injury Association：ASIA）の評価法　154
閉鎖床　277
ペースメーカー　198
ヘッドギア　134
ヘルシンキ宣言　13
ヘルプマーク　196
ヘルペス性疾患　213
偏食　121
弁置換　193
弁置換術後　201

膀胱・直腸機能障害　192, 193, 207
膀胱がん　193, 207
報告書　76
萌出位置異常　271
放置　14
訪問学級　192
ホームケア　25
ポジションペーパー　164
哺乳指導　269
哺乳指導・訓練　39
哺乳床　272

哺乳瓶う蝕　42

▶ま

慢性気管支炎　202
慢性呼吸不全　193, 202
慢性腎炎　219
慢性心疾患　221
慢性腎不全　205
慢性肺気腫　193, 202
慢性閉塞性肺疾患（COPD）　202

みえない障害　196
ミオクロニー発作　133
味覚障害　206
未熟児養育医療　219
緑の手帳　6

無菌的間欠導尿法　261
無菌的導尿　261

メトトレキサート　161, 162
メビウス症候群　103
免疫機能　207
免疫調節療法　198
免疫力の低下　32

毛状白板症　212
妄想　183, 184, 185, 190
モニタリング　157
物しゃぶり　40
門脈圧亢進症　215

▶や

薬物性肝（機能）障害　196, 214
薬物性歯肉増殖症　55, 134, 201

有痛性筋けいれん　196
ユニバーサルデザイン　13
ユニバーサルプリコーション　213
指しゃぶり　40

養育医療　198
養護学校　192
抑うつ気分　188
抑うつ症状　183

▶ら

ライフサポートブック　96
ライフステージ　2, 11, 26
ラテックスアレルギー　209

リウマトイド因子（RF：Rheumatoid factor）　159
リウマトイド結節　160
リザーバー付酸素マスク　203
リスク管理　22, 177
リスクファクター　32
離乳食準備　41
リハビリテーション　11
リハビリテーション医療　58
療育　96, 126
療育医療　198
療育手帳　6, 8, 101, 220
療育手帳制度要綱　6
両下肢麻痺（対麻痺）　153
倫理　12
倫理規範　13

レスパイト　251
レディネス　47

瘻孔　272
老年症候群　18

▶わ

ワンタフトブラシ　275

▶欧文

ACPA：Anti-cyclic citrullinated peptide antibody　159
Acquired immunodeficency syndrome：AIDS　211
ACR/EULAR　160
ADL（日常生活動作）　156
ALP値　214
ALS　243
ALS：Amyotrophic lateral sclerosis　176
ASD　118, 119, 122
Bacterial translocation　209
B・C型肝炎　215
BDR指標　27

B型肝炎　196
CD4陽性Tリンパ球　194
Chiari（キアリ）奇形　207
Child-Pugh分類　195
CO_2ナルコーシス　205
CRP　160
C型肝炎　196
Disability　5
DSM-5　102
EBM　3
Fallot四徴症　200
Frankelの分類　154
GERD　258
GOT（AST）値　214
GPT（ALT）値　214
Handicap　5
HIV　211
HIV/エイズ治療拠点病院　214
HIV感染症　194, 211
HIV歯周疾患　212
HIV歯肉炎　212
Home elemental entenal hyperalimentation：HEEH　209
Home oxygen therapy：HOT　203
Home parenteral nutrition：HPN　209
Human immunodeficiency virus：HIV　211

ICF　5
ICIDH　5
Impairment　5
Leigh脳症　262
Lennox-Gastaut症候群　133
Linear gingival erythema：LGE　212
MRI検査　201
MRONJ　164
NASH　214
NBM　3
Necrotizing ulcerative periodontitis：NUP　212
NPPV　148, 156
NYHA分類　201
OE法　258
PEG　258
PMTC　33
Porphyromonas gingivalis　159
Professional mechanical tooth cleaning　33
QOL　3, 10, 16, 25, 76, 158
Steinbrocker分類　160
TEACCH　122
Total parenteral nutrition：TPN　209
Treat to target：T2T　162
West症候群　133
X染色体連鎖　143

執筆者一覧 （五十音順）

◎編集代表　　○編集

安藤　千晶（静岡県社会福祉士会，社会福祉士）
井村　英人（愛知学院大学歯学部口腔先天異常学研究室，歯科医師）
岩沼　智美（東京都立心身障害者口腔保健センター，歯科衛生士）
江草　正彦（岡山大学病院スペシャルニーズ歯科センター，歯科医師）
岡崎　好秀（国立モンゴル医学科学大学歯学部，歯科医師）
長田　　豊（長崎県口腔保健センター，歯科医師）
加藤　　篤（愛知県心身障害者コロニー中央病院歯科，歯科医師）
加藤　光剛（静岡県立こども病院歯科，歯科医師）
栗木みゆき（多治見口腔ケアグループはねっと，歯科衛生士）
◎玄　　景華（朝日大学歯学部口腔病態医療学講座障害者歯科学分野，歯科医師）
小松　知子（神奈川歯科大学大学院全身管理医歯学講座障害者歯科学分野，歯科医師）
佐久間千里（愛知学院大学歯学部口腔先天異常学研究室，歯科医師）
柴田　享子（名古屋医健スポーツ専門学校，歯科衛生士）
鈴木　　聡（鈴木歯科医院，歯科医師）
鈴木　大路（豊田厚生病院，医師）
○鈴木　俊夫（鈴木歯科医院，歯科医師）
高原　　牧（花ノ木医療福祉センター歯科，歯科衛生士・保育士）
寺田ハルカ（おがた小児歯科医院，歯科衛生士）
永田　千里（藤田保健衛生大学七栗記念病院歯科，歯科衛生士）
中村　廣一（元国立精神・神経センター武蔵病院歯科，歯科医師）
中村　全宏（東京都立東部療育センター歯科・全国重症心身障害児(者)を守る会，歯科医師）
○夏目　長門（愛知学院大学歯学部口腔先天異常学研究室，歯科医師）
二宮　静香（福岡リハビリテーション病院歯科，歯科衛生士）
服部　直樹（豊田厚生病院，医師）
平塚　正雄（福岡リハビリテーション病院歯科，歯科医師）
福本　　裕（国立精神・神経医療研究センター病院歯科，歯科医師）
松井かおる（愛知県心身障害者コロニー中央病院歯科，歯科衛生士）
溝口理知子（豊田市こども発達センターのぞみ診療所小児歯科，歯科衛生士）
村上　旬平（大阪大学歯学部附属病院障害者歯科治療部，歯科医師）
森主　宜延（もりぬし小児歯科医院，歯科医師）
安田　順一（朝日大学歯学部口腔病態医療学講座障害者歯科学分野，歯科医師）
樂木　正実（大阪急性期・総合医療センター障がい者歯科，歯科医師）

編 集
（一社）日本口腔ケア学会

鈴木俊夫　1973 年　愛知学院大学歯学部卒業
　　　　　1977 年　名古屋市にて開業　鈴木歯科医院　院長（1999 年〜理事長）
　　　　　1992 年〜日本口腔ケア研究会（2004 年〜日本口腔ケア学会）会長（2010 年〜
　　　　　　理事長）

夏目長門　1986 年　愛知学院大学大学院歯学研修科修了　歯学博士，1995 年　医学博士
　　　　　1994 年　日本口腔外科学会指導医，2005 年　日本障害者歯科学会指導医
　　　　　1999 年　愛知学院大学歯学部教授，2008 年　日本口腔ケア学会指導医
　　　　　2009 年　日本口腔ケア学会副理事長，2011 年　日本有病者歯科医療学会指導医

編集代表
玄　景華　1981 年　岐阜歯科大学卒業
　　　　　1985 年　岐阜歯科大学大学院修了　歯学博士（顎顔面外科学専攻）
　　　　　1989 年　アメリカ NY 州立大学バッファロー校留学（2 年間）
　　　　　1996 年　朝日大学歯学部障害者歯科　准教授（2011 年〜教授）

スペシャルニーズのある人へ　ライフステージを考えた口腔ケア

2018 年 3 月 14 日　第 1 版・第 1 刷発行

　　　　　　編集　　一般社団法人　日本口腔ケア学会
　　　　　　　　　　鈴木俊夫，夏目長門
　　　　　編集代表　玄　景華
　　　　　　発行　　一般財団法人　口腔保健協会
　　　　　　　　　〒170-0003　東京都豊島区駒込 1-43-9
　　　　　　　　　振替　00130-6-9297　Tel. 03-3947-8301 ㈹
　　　　　　　　　　　　　　　　　　　Fax. 03-3947-8073
　　　　　　　　　http://www.kokuhoken.or.jp/

乱丁・落丁の際はお取り替えいたします．　　　　　　　印刷／教文堂・製本／愛千製本
Ⓒ Keika Gen, et al. 2018. Printed in Japan〔検印廃止〕

本書の内容を無断で複写・複製・転載すると，著作権・出版権の侵害となることがあります．
JCOPY〈（社）出版者著作権管理機構　委託出版物〉
　本書の無断複写は著作権法上での例外を除き禁じられています．複写される場合は，そのつど事前に，（社）出版者著作権管理機構（電話 03-3513-6969，FAX 03-3513-6979，e-mail：info@jcopy.or.jp）の許諾を得てください．